智慧医疗与现代护理丛书

急诊智慧分诊
与急救技术

主　编　张小红　程宝珍

副主编　孙立琴　林文风

　　　　邵　军　陆　卉

U0257021

中国科学技术大学出版社

内 容 简 介

本书是一本集急诊智慧预检分诊和急救技术于一体的关于患者抢救的专门著作，分为上、下两篇。上篇主要介绍急诊智慧预检分诊，通过临床真实案例进行拓展分析，旨在培养急诊护士多元化的分诊思维，提高对于疑难及急危重症的识别能力，同时阐述新型冠状病毒肺炎的预检分诊、急救护理、转运与终末处理以及鉴别分诊等。下篇主要介绍体外心肺复苏术(ECPR)、改良瓦氏(Valsalva)动作转律术、除颤心电监护术等新技术及常用技术。

本书融急诊护理的专业性、智慧性和科学性于一体，内容深入浅出，通俗易懂，实用性强，可作为在职、在岗医护工作者专业进修、技术培训、技术考核与管理指南用书，也可作为医学院校相关专业的教学参考用书。

图书在版编目(CIP)数据

急诊智慧分诊与急救技术/张小红,程宝珍主编. —合肥:中国科学技术大学出版社,2020.8

ISBN 978-7-312-05032-9

Ⅰ.急… Ⅱ.① 张… ② 程… Ⅲ.① 急诊 ② 急救 Ⅳ.R459.7

中国版本图书馆 CIP 数据核字(2020)第 132113 号

JIZHEN ZHIHUI FENZHEN YU JIJIU JISHU

出版	中国科学技术大学出版社 安徽省合肥市金寨路 96 号,230026 http://press.ustc.edu.cn https://zgkxjsdxcbs.tmall.com
印刷	安徽省瑞隆印务有限公司
发行	中国科学技术大学出版社
经销	全国新华书店
开本	710 mm×1000 mm 1/16
印张	19
字数	373 千
版次	2020 年 8 月第 1 版
印次	2020 年 8 月第 1 次印刷
定价	42.00 元

前　言

随着急诊医学的发展以及急诊就诊患者疾病谱系的演绎和变化，急诊分诊不仅是急救医疗服务体系中的首要环节和急诊护理工作中一项重要的专业技术，而且更是抢救危急重症患者关键的效率和质量指标。分诊护士作为急诊患者的首次医疗接触者，不仅要具备丰富的专业知识，更需要不断总结临床经验，培养多元化急诊分诊思维。同时，伴随着5G时代的来临，智慧医院、智慧急救正在兴起，智慧分诊应运而生，智能判断分诊级别，有利于分诊更加系统化和科学化，确保急诊患者抢救的效率和救治质量。

目前急诊分诊相关专业书籍很少，导致急诊护士分诊专业知识滞后，对急诊潜在危重症患者的早期识别能力不足。本书以急诊临床一线工作人员，尤其是护理人员的专业需求为出发点，借鉴国内外急诊医学研究的新进展、新成果、新技术，梳理、提炼出急诊预检分诊的技能与技巧，并以临床真实案例进行拓展分析，用以打破一线急诊医护人员惯用的思维定式，培养以全新的视角评估疑难复杂疾病、非典型临床症状的危急重症的早期病情识别能力。同时规范急救技术操作标准，提升急救服务能力。全书分为上、下两篇，共22章。上篇为"急诊智慧分诊"，共4章，主要介绍智慧分诊的理念和应用以及常见急症的鉴别分诊、创伤分诊、新型冠状病毒肺炎鉴别分诊等，并通过临床真实案例进行鲜活解析，加深读者的理解与记忆，使读者全面掌握急诊智慧预检分诊的技能、技巧，提高急诊急救效能与救治质量。下篇为"急救技术"，共18章，深入细致地介绍了体外心肺复苏术(ECPR)、改良瓦氏(Valsalva)动作转律术、除颤心电监护术、超声引导下中等长度导管置管术、骨髓腔输液术、紧急气道开放、气道异物梗阻急救等新技术及常用技术,并附有操作规程和路径,融急诊护理的专业性、智慧性和科学性于一体。内容深入浅出,通俗易懂,实用性强。全书可作为在职、在岗医护人员专业进修、技术培训、技术考核与管理指南用书,也可作为医学院校相关专业的教学参考用书。

本书是集体智慧和力量的结晶,全体编者通力合作,对编写的书稿内容反复斟酌,不断完善,力求使之成为国内急诊智慧分诊与急救技术方面最好的善本之作。但限于编者知识视野和技术水平,书中难免有疏漏与不足之处,恳请同行专家和广大读者不吝赐教,欢迎批评指正。

此外,我们在编写本书的过程中,参阅了大量的国内外文献,并且得到了中国科学技术大学第一附属医院(安徽省立医院)领导和急救中心专家、教授的大力支持,在此向相关文献的作者、相关领导、专家、教授一并表示衷心的感谢!

编　者

2020 年 4 月

目　录

下篇　急救技术

上篇

急诊智慧分诊

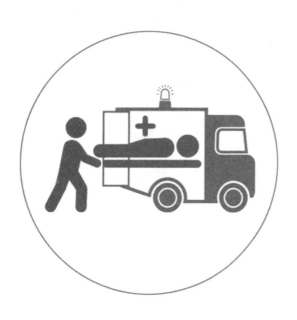

第一章　急诊分诊概述

　　2009年5月,卫生部(今国家卫生健康委员会,下同)颁发了《急诊科建设指南(试行)》,其中,第二十条明确规定:"急诊科应当制定并严格执行分诊程序及分诊原则,按患者疾病危险程度进行分诊,对可能危及生命安全的患者应当立即实施抢救。"2011年9月,卫生部公布《急诊患者病情分级试点指导原则(征求意见稿)》,拟将急诊科分为红、黄、绿"三区",将患者的病情分为"四级",提出急诊患者病情的严重程度决定患者就诊及处置的优先次序。2013年卫生行业标准《医院急诊科规范化流程》(WS/T 390—2012)实施,正式规范了我国急诊四级分诊系统。2015年,中华护理学会急诊专业委员会主任委员金静芬等起草并完成了《急诊预检分诊标准》,正在全国部分医院试点实施,并取得了显著的成效。随着信息化的发展,5G时代的到来,智慧急救正在兴起,信息化预检分诊应运而生,智能判断分诊级别,有利于分诊更加系统化和科学化,确保急诊患者抢救的效率和救治质量,实现了急诊预检分诊的数字化和智能化。

第一节　急诊分诊的目的及意义

　　急诊分诊是指患者到达急救中心后,由分诊护士根据急诊患者的主诉、主要症状和体征进行初步判断,分清疾病的轻、重、缓、急及隶属专科,及时安排救治程序及指导专科就诊,使急诊患者尽快得到救治,即在正确的时间、正确的地点,合理利用急诊医疗资源,对正确的患者及时给予正确的医疗及护理。

　　国际上通常把急诊分诊的含义表述为:优先救治病情危重的患者;减少患者等

待救治时间；使急诊工作有计划、有秩序地高效进行，做到"忙而不乱，既快又准"；科学、合理地分配有限的急诊医疗资源；改善患者的救治效果；为临床科研提供理论依据。

一、急诊分诊的目的

（1）应用分诊技术，评估患者病情的轻、重、缓、急，给患者进行正确病情分级，合理分区，有效分流，维护急诊就医秩序。

（2）合理安排患者就诊次序，优先处理危急重症患者，提高抢救的时效性。

（3）正确指引患者到适当的诊治区域诊治。

（4）尽快提供初步的急救程序及适当的护理措施，提高抢救的成功率。

（5）迅速与患者及其家属进行及时有效的沟通，安抚及稳定患者的紧张情绪，并提供适当的健康指导，建立良好的护患关系。

二、急诊分诊的意义

急诊分诊是患者进入急诊科得到正确救治的首要关键环节，它的合理性和准确性直接影响急诊医疗服务的秩序和质量。而急诊分诊管理的难点在于病情危急复杂、疑难病例多、短时间内患者可提供的信息少，如果不能正确分诊，那么不仅会影响专科救治的时效，而且还容易导致患者分流不畅、患者在急诊室滞留时间长等问题。做好对急诊患者病情严重程度正确评估和分诊指导，合理分配有限的急诊医疗资源，缩短急诊患者就诊等候时间，确保绿色生命通道的通畅，就能够提高急诊患者救治的质量和安全性，提升急诊服务的品质，提高患者对医院服务质量的满意度和医院的社会信誉度。

第二节　分　诊　思　维

急诊分诊不是以器官系统，而是以患者症状、发病缓急、严重程度等来界定分诊的范围，是对急危重症患者快速分诊、有效抢救的首要环节。急诊患者具有突发性、随机性、不可预见性，分诊护士是接诊急诊患者的第一人，这就要求分诊护士具有较强的应急能力、快速反应能力和组织协调能力。及时接诊、快速分诊、即刻救治是急诊护理的精髓。因此，急诊分诊护士除了具备丰富的专业知识和临床经验外,还必须具备科学的急诊分诊思维。

一、降阶梯思维

首都医科大学附属北京朝阳医院知名心血管专家王佩燕教授首先提出的降阶梯临床思维方法,是对急诊医学思维的创新,其主要观点是:在患者病情突然变化时,依病情危重程度,按照迅速致命到进展较慢的顺序对患者的症状和体征进行排查和处理,综合推理、评估、判断、决策,以满足不同患者的身心健康需求①。预检分诊作为急诊工作的第一步,作用至关重要,分诊护士必须运用降阶梯思维抓住重中之重,快速分诊,快速处置,分秒必争,为接下来的急诊抢救工作赢得时间和机会。例如,对于急性胸痛、胸闷、晕厥患者就诊,分诊护士首先考虑是否是急性冠状动脉综合征、肺栓塞、主动脉夹层等高危胸痛,逐一降级排除。降阶梯思维就是要把抢救患者生命摆在第一位,强调在接诊患者时首先抓住威胁患者生命的主要因素,分清轻重缓急,争分夺秒地进行分诊、抢救和各项诊疗,以挽救急诊患者的生命。

二、整体性思维

整体性思维,是由各个局部按照一定的秩序组织起来的思维方式,要求以整体和全面的视角把握对象。急诊科是医院急危重症患者救治的最前沿,不仅患者发病急、病情严重,而且急诊病情几乎囊括临床各专科急症。这就要求分诊护士对患者病情具有整体把控和综合判断的能力,不能根据单一的症状简单分诊,应由局部而联想至全身,运用整体护理程序,采用视、触、问、听的诊断学方法,通过自己的眼、耳、鼻、手等感觉器官感受患者的症状、体征,综合分析病情,迅速提出分诊诊断。去除先入为主的定式思维,避免主观性、片面性、狭隘性,分诊思路要宽广、全面,坚持整体观,例如,对于主诉头晕的患者,分诊护士除考虑脑部、五官科疾病外,还应考虑是否由心肺疾病引起。

三、敏捷性思维

急诊工作是医院综合救治水平的缩影,突发事件、应急事件多,突出体现一个"急"字,眼急、手急、脚急,最关键的是思维要急,要敏捷。急诊思维是先救命、边治疗、边查病、时间紧、病情重(急)、灵活多变、患者(家属)没有心理准备、期望值高。

① 王佩燕. 独特的急诊临床思维:降低梯式鉴别诊断[J]. 世界急危重病医学杂志,2007,4(3):1828.

急危重症患者的救治都有黄金"时间窗"：呼吸、心跳骤停急救黄金时间为 4 分钟内；胸痛患首次接触医疗（FMC）至心电图完成时间是 10 分钟内；急性心肌梗死溶栓治疗"时间窗"是 FMC 至溶栓 30 分钟内；急性心肌梗死介入治疗是 FMC 至 PCI 血管开通时间在 120 分钟内；急性脑梗塞溶栓治疗时间窗是 3～4 小时；创伤急救是"白金十分钟""黄金一小时"；严重感染与感染性休克的救治同样有黄金时间，要求 6 小时内完成早期的容量复苏。因此，急诊分诊护士必须思维敏捷、反应快速、灵活应用急诊专业知识、技能，在救治黄金"时间窗"内，实施确定性救治，保障患者生命安全，提高救治的质量。

四、预见性思维

预见性思维是提前预知患者最有可能出现的病情及潜在危险的发生，观察重视患者预警征象，决定患者救治的程序。急诊科就诊患者病情复杂，多为高危情势，患者就诊时处于疾病的早期，不确定因素多，病情不断变化，不可预见性强，给急诊分诊带来极大的挑战。需要治疗性观察、动态评估、善于思考、预见潜在危险发生。其目标是让患者在合适的时间到合适的区域获得合适的医疗资源，提高急诊工作效率，确保患者安全。

第三节　急诊分诊程序

急诊分诊程序可分为接诊、分诊评估、鉴别分诊与处理三个步骤。

一、接诊

（1）患者到达急诊室（科）后，分诊护士应主动迎接，安排患者坐于候诊椅上或躺在抢救床上，快速预检，根据病情轻、重、缓、急安排到不同的区域就诊，急危重症患者开通绿色通道，直接进入红色标识 A 区（复苏室），急重症入黄色标识 B 区（抢救室），普通急诊安排在绿色标识 C 区（急诊内诊室、外诊室，大厅候诊区及其他相应的专科区域）。

（2）由救护车转运的患者或其他入院途径的危急重患者，分诊护士应主动到急诊大门口接诊患者。

（3）评估病情，监测生命体征，建立电子病历，将急诊患者信息进行计算机管理。急诊信息登记内容包括:患者就诊时间(精确到分)、姓名、性别、年龄、家庭地址、初步诊断、神志、生命体征、科别、转归。同时电脑软件系统根据录入的神志、生命体征进行预警评分、分级、分区。

(4) 对于普通急诊C区患者,护士应进行二次分诊,合理安排就诊顺序。对于突发病情变化的患者,要及时通知组织有关医生和护士参加抢救。

(5) 对于候诊患者,护士应主动热情,做到心中有数;对于焦躁不安的待诊患者要主动关心,做好耐心解释工作,动态观察病情。

二、分诊评估

急诊分诊评估是分诊程序中首要及关键的一步。评估原则是:突出重点,紧急评估,快速分级、分区。

(一)常用的分诊评估技巧

1. SOAPIE 公式

所谓 SOAPIE 公式,即由主诉、观察、评估、计划、实施、评价六个英文单词第一个字母组成的缩写,是分诊工作中常用的技巧之一。

S(subjective,主诉):收集患者或陪伴者提供的主观资料。

O(objective,观察):收集实际看到的情况的客观资料。

A(assess,评估):将上述资料进行综合分析后,对病情做出初步判断。

P(plan,计划):根据判断结果,进行病情分级及专科分诊,并有计划地安排就诊。

I(implementation,实施):根据病情采取急救措施。

E(evaluation,评价):动态观察病情,分析评估救治效果,进一步分诊。

2. PQRST 公式

PQRST 公式常用于疼痛患者评估。PQRST 是疼痛的诱因、性质、放射、程度、时间五个英文单词第一个字母组成的缩写。

P(provokes,诱因):疼痛的诱发因素及怎样使之缓解与加重。

Q(quality,性质):疼痛的感觉,如绞痛、钝痛、针刺样等。

R(radiates,放射):疼痛的部位及向哪些部位放射。

S(severity,程度):疼痛的程度,如果用数字 1~10 来表示无疼痛至不能忍受的疼痛,患者的疼痛程度相当于哪个数字。

T(time,时间):疼痛开始、持续及终止时间。

3. AVPU 评估法

AVPU 评估法是一种描述意识的简单方法,A 指警觉(alert),V 指对声音刺激的反应（responds only stimuli），P 指只对疼痛有反应（responds only painful stimuli），U 指无反应（unresponsive）。

（二）分诊评估工具

借助分诊评估工具，分诊护士可以通过参考指标，客观地判断患者当时的生命状况，提高分诊的准确率。分诊评估工具包括：① 硬件，常用的有生命体征监护仪［T（体温）、P（心率）、R（呼吸频率）、BP（血压）、SpO₂（血氧饱和度）］、心电图机、血糖仪、床旁快速检测仪（POCT）等；② 软件，常用的医用软件包括如表 1.1～1.6 所示的评分表，这些评分表嵌入电脑预检分诊系统，分诊护士将评估的结果在相应评分表中选中相应的条目，电脑自动生成评分，护士根据评分结果进行快速判断。

1. 格拉斯哥昏迷评分

意识障碍严重程度的评估，可根据格拉斯哥昏迷评分（Glasgow Coma Scale，GCS），最低 3 分，最高 15 分。轻型：GCS 13～15 分，昏迷时间 0～30 分钟；中型：GCS 9～12 分，昏迷时间 30 分钟～12 小时；重型：GCS 3～8 分，昏迷时间在 12 小时以上（见表 1.1）。

表 1.1　格拉斯哥昏迷评分

睁眼反应	评分	言语反应	评分	运动反应	评分
自动睁眼	4	回答正确	5	按吩咐动作	6
呼唤睁眼	3	回答有误	4	刺痛能定位	5
疼痛睁眼	2	用词错乱	3	刺痛时回缩	4
不睁眼	1	语意不明	2	刺痛时屈曲	3
		不能言语	1	刺痛时过伸	2
				对刺激无反应	1

2. 改良预警评分

改良预警评分（MEWS），用于临床紧急评估，是对患者心率、收缩压、呼吸频率、体温和意识进行评分，根据不同分值制定不同级别的医疗护理干预原则。能及早发现潜在的危重患者；合理分流急诊患者去向；降低人为因素对潜在危重病情的误判率。

评分分值为 5 分是鉴别患者严重程度的最佳临界点，分值<3 分的患者预后较好；3<分值<5 分的患者大多无需住院治疗；分值≥5 分的患者病情有潜在危险，住专科甚至 ICU 治疗；分值>9 分的患者死亡危险明显增加，需住 ICU 治疗（见表 1.2）。

表 1.2 改良预警评分

项目	0	1	2	3
收缩压(mmHg)①	101～199	81～100	≥200 或 71～80	<70
HR(bpm)	50～100	41～50 或 101～110	<40 或 111～129	≥130
R(次/分钟)	9～14	15～20	21～29 或<9	≤30
T(℃)	35～38.4		<35 或>38.5	
意识	A	V	P	U

3. 快速急诊内科评分

快速急诊内科评分(REMS)是根据疾病的一些重要症状、体征和生理参数等进行加权或赋值,从而量化评价疾病严重程度,不仅能客观地评价危重患者面临死亡或严重并发症的危险,而且能早期识别潜在危重症,减少急诊患者病情向危重症发展的概率。此外,还应用于评价治疗措施。总分≤11 分的为轻度伤情,通常无死亡发生;总分 12～23 分的为中度伤情,死亡率较高;总分≥24 分的为伤情危重,死亡率极高(见表1.3)。

表 1.3 快速急诊内科评分

项目	0	1	2	3	4	5	6
脉搏	70～109		55～69	40～54	<40		
呼吸	12～24	10～11 或 25～34	6～9	35～49	>49		
收缩压	90～129		110～139 或 70～89	140～179	>179		
SpO$_2$	>89	86～89		75～85	<75	65～74	>74
GCS	>13	11～13	8～10	5～7			
年龄	<45		45～54	55～64			

4. 创伤严重程度评分

CRAMS 评分是创伤严重程度最简单的评分方法,采用循环(circulation)、呼吸(respiration)、腹部(abdomen)、运动(motor)、语言(speech)4 项生理变化加解剖部位的一种简易、快速、初步判断伤情的方法,以 CRAMS 表示。每项正常记 2 分,轻

---

① 压力的法定计量单位为 Pa,mmHg 为非法定计量单位,1 mmHg＝133.322 Pa, 1 mmH$_2$O＝9.80665 Pa,1 mmHg＝13.5951 mmH$_2$O。

度异常记 1 分,严重异常记 0 分。分值越低,伤情越重。CRAMS 值 9～10 分的为轻度伤,7～8 分的为重度伤,CRAMS 值≤6 分的为极重度伤。具体评分方法见表 1.4。

表 1.4　创伤严重程度评分

项目	检 测 项 目	评分
循环	毛细血管充盈正常,收缩压＞100 mmHg	2 分
	毛细血管充盈延迟,收缩压 85～100 mmHg	1 分
	毛细血管充盈消失,收缩压＜85 mmHg	0 分
呼吸	正常	2 分
	急促、浅或呼吸费力	1 分
	无自主呼吸	0 分
胸腹部	无压痛	2 分
	有压痛	1 分
	肌紧张、连枷胸或有穿通伤	0 分
运动	运动自如	2 分
	对疼痛有反应	1 分
	无反应或不能动	0 分
语言	正常	2 分
	错乱	1 分
	不能理解的言词	0 分

5. 创伤修正评分

创伤评分是判断创伤严重程度的有效方法,目前急诊创伤最常使用的是创伤修正评分(RTS),通过伤员的 GCS(格拉斯昏迷指标)、SBP(收缩压)、RR(呼吸)3 个生理指标进行评判,评估急诊创伤的严重程度,决定创伤急诊救治程序,是创伤救治中最重要的决策,也有研究证实 RTS 用于评估躯干创伤严重程度时存在不够敏感、及时的问题,部分处于代偿期的重伤员未能被甄别。总分 1～6 分的为危重伤,病死率极高;7～11 分的为中度伤,病死率较高;12 分的为轻度伤,通常无死亡发生(见表 1.5)。

表 1.5　创伤修正评分

项目	0	1	2	3	4
RR	0	1～5	6～9	＞29	10～29
SBP	0	＜50	50～75	76～89	＞90
GCS	3	4～5	6～8	9～12	13～15

6. 疼痛数字评分

疼痛数字评分是指用数字 0～10 代替文字描述方式来表示疼痛的程度。将一条直线等分为 10 段,按 0～10 分次序评估疼痛程度。数字 0 表示无痛;1～3 表示轻度疼痛(疼痛不影响睡眠);4～6 表示中度疼痛;7～9 表示重度疼痛(不能入睡或者睡眠中痛醒);10 表示剧痛。

7. 心脏评分

心脏评分(HEART),即病史(history)、心电图(ECG)、年龄(age)、危险因素(risk)、肌钙蛋白 T 水平(troponin T)的组合。总分 0～3 分的为低危;总分 4～6 分的为中危,需要留院观察;总分≥7 分的为高危,为主要不良心脏事件,需行早期介入策略。HEART 评分既往主要用于评估胸痛患者的临床预后,近年来研究表明 HEART 评分对于提高急诊早期诊断 NSTE-ACS 的准确性,减少漏诊和误诊,避免严重不良后果和经济损失具有重要的临床价值。HEART 评分不同于现有的评分系统(例如 TIMI、GRACE 及 PURSUIT),因为它能够整体性地对急诊患者的心源性及非心源性胸痛进行评估,而不是单纯地局限于有急性冠脉综合征证据的高危患者。HEART 评分为临床急诊胸痛患者提供了更为快速、可靠的分类方法(见表 1.6)。

表 1.6　HEART 评分

项目	评分内容	得分
病史	高度可疑	2
	中度可疑	1
	轻度可疑	0
心电图	典型 ST 段上抬	2
	非特异性复极异常	1
	束支传导阻滞	1
	左室肥大	1
	正常	0
年龄(岁)	＞65	2
	45～65	1
	≤45	0
危险因素①	≥3 个或有冠状动脉重建史、心肌梗死、外周动脉疾病	2
	1～2	1
	无	0
肌钙蛋白 T 水平	＞2 倍标准	2
	1～2 倍标准	1
	≤标准	0

---

① 危险因素:糖尿病、吸烟、高血压、高血脂、肥胖、冠心病家族史。

（三）分诊评估内容

分诊评估分紧急评估与次紧急评估。

1. 紧急评估（ABCDE 评估法）

紧急评估要求 30 秒内完成，评估的重点是气道通畅情况（airway，A）、呼吸情况（breathing，B）、循环情况（circulation，C）、意识水平和瞳孔（disability，D）、患者暴露的紧急情况（exposure，E）。

（1）气道（呼吸道）通畅情况：判断呼吸道是否通畅，可采用询问患者的方法，如问："同志（大爷、姑娘……），您怎么啦?"若患者能用语言回答问题，说明其呼吸道通畅。呼吸道可因舌根后坠、喉及支气管痉挛、异物而阻塞，若不及时解除，随时危及患者生命，多见于昏迷、头面部外伤、脑出血、呕血、异物等患者。

（2）呼吸情况：通过观察患者颜面口唇颜色、鼻腔有无气息、胸廓有无起伏、有无三凹征、是否张口呼吸、点头呼吸、鼻翼扇动等判断有无呼吸或呼吸困难，对意识障碍、颈胸部受伤者特别注意患者呼吸情况，呼吸频率减慢或不规则，提示患者病情危重或濒危状态。

（3）循环情况：可通过触摸患者有无大动脉搏动、颜面颜色和四肢末梢温度来判断。主要判断组织灌注是否良好，有无活动性大出血，是否有早期休克征象，有无危及生命的胸痛等。

（4）意识水平和瞳孔：通过对声音刺激的反应快速判断，AVPU 评估法是一种描述意识的简单方法，格拉斯哥昏迷评分是详细的神经系统评估，它能快速、准确地判断结果，但在急诊分诊中 AVPU 评分相对烦琐。通过观察瞳孔大小、光反射情况，判断颅脑损伤情况、脑血管意外严重程度、是否药物中毒等。

（5）患者暴露的紧急情况：患者是否体温超高热或体温不升，是否严重创伤，是否大面积烧伤或呼吸道烧伤，有无疼痛性休克，有无严重影响呼吸的皮损皮疹等特殊征象。

2. 次紧急评估

通过紧急评估，如果患者暂时无生命危险，应对患者再进一步评估。次紧急评估要求 2~5 min 内，为急诊患者完成重点资料收集，并将资料进行评估、分析、判断、分类、分科，同时按病情轻、重、缓、急安排就诊顺序及区域。分诊护士迅速通过"一看，二问，三查"，尽可能多地收集相关病情资料，重视潜在的危险因素。

（1）一看：用眼直接全面仔细观察患者的入院方式、神志、表情、面色、皮肤、行为、有无呼吸困难或呼吸急促；同时应用护士的感官，如用鼻去闻呼吸是否有特殊异味等方式，快速收集有价值的资料。

（2）二问：问患者一般情况，如姓名、年龄、家庭住址等，建立电子信息；问主诉、现病史，了解疼痛与不适的性质、部位与范围、程度、病程、持续时间、相关症状以及好转与恶化的因素；问既往史、流行病史、用药史、过敏史、诱因及伴随症状等。适当运用诱导问诊的技巧，通过询问患者、家属或陪伴者，问清与发病或创伤有关的细节。

（3）三查：根据不同疾病、不同症状，及时予以相关辅助检查，包括 EKG（12 导或 18 导），T、P、R、BP、SpO₂ 监测，指测血糖；POCT（快速床旁检测）以及必要的与病情有关的体格检查，提高分诊诊断的准确率。

（四）分析与判断

分诊护士根据评估收集的信息，快速判断患者病情的轻重缓急，对患者病情进行分级，决定患者就诊及处置的优先次序（详见表 1.7）。

表 1.7　急诊患者病情分级、分区

级别	病情严重程度	相关疾病	分区	医疗相应时限
Ⅰ级	急危患者	心跳呼吸骤停、休克、持续严重的心律失常、严重呼吸困难、急性重度中毒、致命性创伤、严重变态反应、急性心肌梗死、GCS＜9 分、严重精神异常等	A 区（红色区域）	即刻
Ⅱ级	急重患者	严重呼吸、循环障碍、急性胸痛、急性脑血管意外、严重局部创伤、开放性或严重骨折、活动性或严重失血、急性中毒、急性重度疼痛等	B 区（黄色区域）	≤10 min
Ⅲ级	急症患者	轻度意识障碍、急性哮喘但血压脉搏稳定、急性中度疼痛、中度创伤	B 区（黄色区域）	≤30 min
Ⅳ级	亚急症或非急症患者	病情稳定、症状轻微、轻度的疼痛、轻度的创伤、轻微的出血等	C 区（绿色区域）	≥60 min

（五）计划与实施

1. 根据分诊标准制订计划并实施护理措施

对危急重患者，在医生未到达之前，护士应酌情予以吸氧、吸痰、止血、心电图监测、血糖监测等处理，需要 CPR 者，立即行心肺复苏术。

2. 根据病情合理安排就诊区域并指导或护送至相关区域

急诊就诊区域包括抢救室，急诊内、外科诊室，还有儿内科（14 周岁以下）、妇产科、五官科、口腔科、皮肤科等,分诊护士应确保患者在合适的区域接受恰当的治疗。

3. 需要抢救的患者,立即通知合适的医生护士组织抢救

急诊抢救的医生层次不同、专业不同,不同科别、不同级别的医生处理问题的角度、方式方法会有很大差异,护士必须了解每个医生的专业特长和处理问题的能力,应根据患者病情选择合适的医生,并简要介绍患者的评估情况。

(六)评价

分诊护士不仅应对治疗区内患者进行跟踪随访,以了解分诊工作的准确性,提高分诊工作质量,还要对等待区患者进行及时观察、动态评估,15～30 min 巡视一次,根据实际情况进行重新分级分区,一旦发生病情变化,就立即组织抢救,确保就诊患者安全。

三、鉴别分诊与处理

详见各症状分诊。

第四节　智　慧　分　诊

急诊分诊是急救医疗服务体系中的首要环节,也是急诊护理工作中一项重要的专业技术,同时也是抢救危急患者关键的效率和质量指标。进入 21 世纪以来,随着信息与网络技术被广泛应用于医院管理中,由此信息化预检分诊应运而生。以急诊预检分诊标准为基础,结合医院实际情况,各医疗单位纷纷开始研发适合本院的急诊预检分诊信息化系统,如 2007 年浙江第二人民医院、2013 年南京鼓楼医院和中国科学技术大学第一附属医院(安徽省立医院)、2014 年郑州大学一附院等,都在临床运行中取得了一定的实效。信息化预检分诊以急诊病情严重程度分级为依据,将分诊规则转化成计算机语言,实现对急危重症患者科学、快速的评估,信息化判断分诊级别,避免因分诊护士个人主观判断所造成的分诊过度和分诊不足现象,使分诊更加系统化、同质化、科学化,确保急诊患者救治的效率和质量。

随着 5G 时代的来临,特别是新一轮深化医疗体制改革以来,我国医院信息化获得了空前的发展,在优化就诊流程、提升服务效率、改善患者就医感受等方面发挥了不可替代的作用,取得了阶段性成果。但是医院信息化建设与满足更高质量、更高水平、更加便捷的医疗服务的需求还存在差距。因此,基于新一代信息技术的"智慧医院"创新问世,智慧急救正在兴起,智慧分诊作为智慧急救的首要关键环节顺势而为。

中国科学技术大学附属第一医院于 2017 年 8 月 20 日正式揭牌"安徽省立智慧医院(人工智能辅助诊疗中心)",在运行中逐步推进到智慧门诊、智慧急救、智慧手术、智慧药房、智慧病房、智慧后勤、智慧财务等领域。其中智慧分诊系统依据国家卫生健康委员会(以下简称:卫健委)的《急诊患者病情分级试点指导原则(征求意见稿)》进行设计,主要包括分诊功能、分诊列表、质量管理三大模块,达到急诊预检分诊的规范化、数字化、智能化。

一、"预检分诊"功能模块

集建卡、分诊、挂号、充值一站式管理,同时分诊系统与心电监护装置集成互通,自动获取心电监护监测的生命体征参数。预检分诊界面含有患者的基本信息、来院方式、分诊、评分系统、生命体征、病情分级分区、就诊科室、挂号等(图 1.1)。

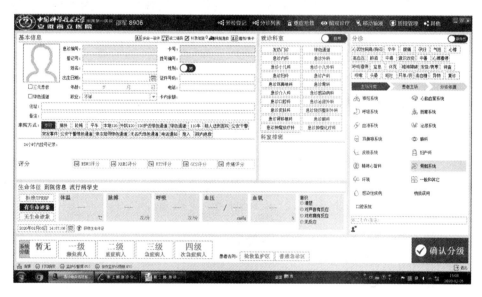

图 1.1

(一) 基本信息

1. 建卡

支持身份证、医保卡、就诊卡、电子健康卡的读取,同时也可人工建卡。

2. 快速获取患者身份信息

患者身份信息主要包括：急诊编号、卡号、登记号、挂号编号、姓名、性别、出生日期、证件号码、年龄、电话、职业、住址、备注等（图1.2）。

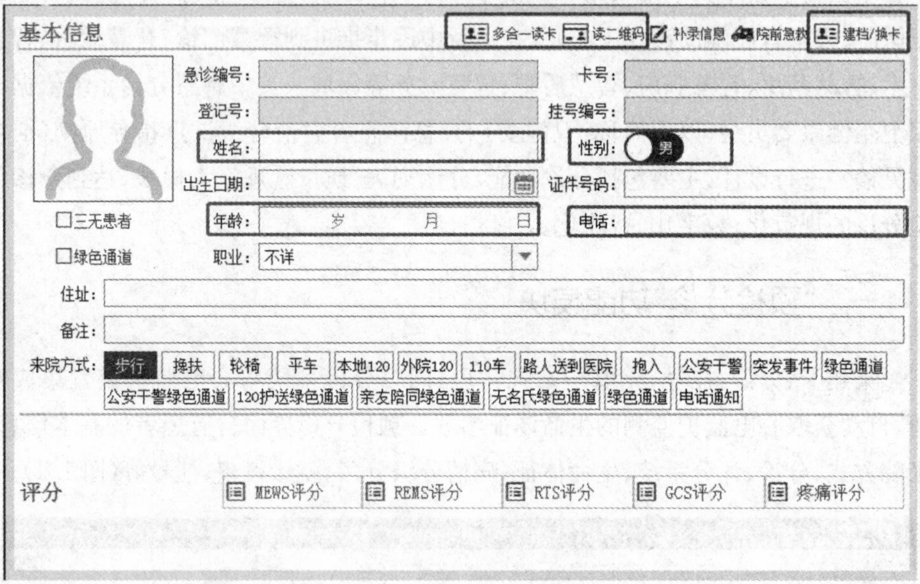

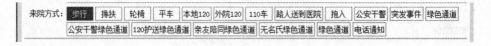

图 1.2

（二）来院方式

通常有步行、搀扶、轮椅、平车、120救护、绿色通道、公安干警护送、突发事件、无名氏绿色通道、院内急救等（图1.3）。

图 1.3

（三）分诊

1. 主诉分类

按解剖结构进行分类，如神经、呼吸、血液、耳鼻喉、心脑血管等系统（图1.4）。

2. 患者主诉

按症状进行分类，如心跳停止、胸痛/胸闷、心悸、晕厥等（图1.5）。

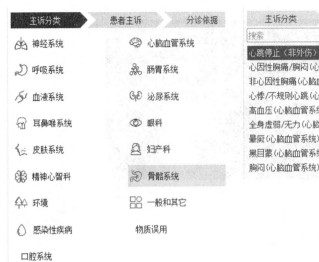
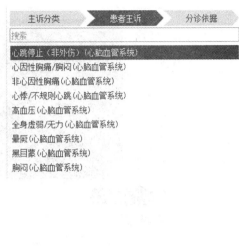

图 1.4　　　　　　　　　　　　　　　　图 1.5

3. 分诊依据

依据监测的数据指标分类,如生命体征、疼痛评分、意识状态等(图1.6)。

4. 快捷键

为了简单、快捷分诊,系统设有主诉快捷键,将常见主诉按科室归类,选中就诊科室后出现相应主诉快捷键,从而减少工作步骤;将常见症状建立快捷键,如胸痛/胸闷、卒中、腹痛、心悸、意识改变、窒息、休克、发烧/畏寒、呕吐等(图1.7)。

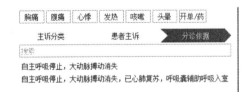
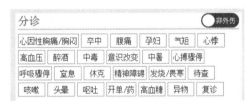

图 1.6　　　　　　　　　　　　　　　　图 1.7

5. 生命体征

心电监护仪与预检分诊系统集成互通,点击获取生命体征,系统自动提取体征数值,点击监护仪截屏按钮可以截取图片,截屏后图片保存在电脑中,在"分诊列表"中选中该患者右击,点击"匹配监护仪截屏",即可将电脑保存的截屏图片与该患者绑定,以便观察心电等波形(图1.8)。

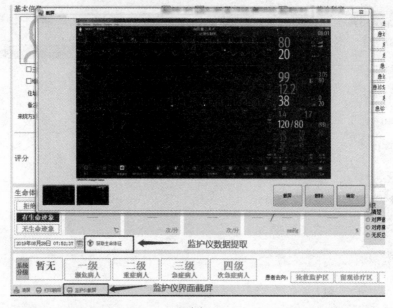

(a)

(b)

图 1.8

（1）无生命迹象（图 1.9）。

（2）有生命迹象：体温、脉搏、呼吸、血压、血氧饱和度、意识（AVPU）等（图 1.10）。

6. 流行病学史

针对传染病情况，填写流行病学史、接触史及到院时间、发病时间、发现地点等相关流行病学信息（图 1.11）。

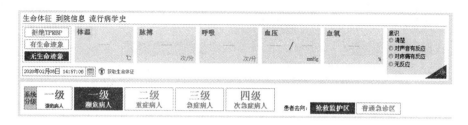

图 1.9

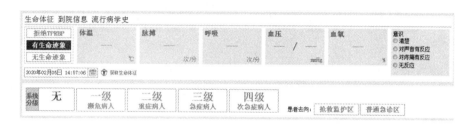

图 1.10

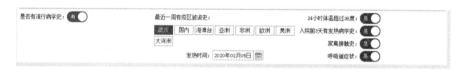

图 1.11

7. 评分系统

将常用的评分工具,如 MEWS、REMS、RTS、GCS、疼痛评分嵌入分诊系统。

8. 病情分级、分区

系统依据患者主诉、评分系统、生命体征、意识状态等综合评价自动分成四级（Ⅰ、Ⅱ、Ⅲ、Ⅳ）三区（A、B、C）,同时针对胸痛、胸闷患者结合心电图以及创伤患者结合休克指数可手工修改分级分区。

（四）就诊科室、挂号

系统根据使用频率将常用科室排在前列,常用号源放在第一个且默认已经选择第一个号源,同时实现智能推荐挂号科室,选择完主诉后,推荐一个挂号科室。同时支持人工修改（图 1.12）。

（五）收费、充值

支持微信、支付宝付费,且添加常用充值数额（图 1.13）。

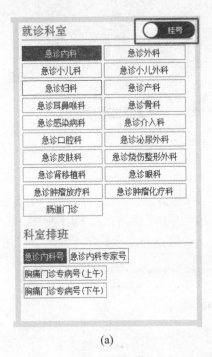
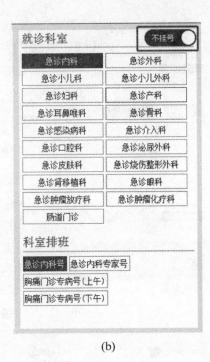

(a)　　　　　　　　　　　　(b)

图 1. 12

图 1. 13

（六）腕带

打印腕带并佩戴于患者腕部,护送或指引至相应的救治区域或诊区。

二、预检分诊流程

以患者主诉胸痛为例,预检分诊流程如图 1.14 所示。

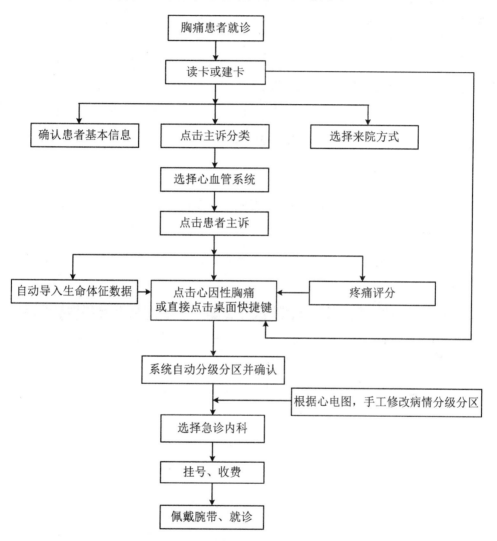

图 1.14　智慧预检分诊流程图

【注】　危重患者开通绿色通道直接护送至抢救室。

三、分诊列表

输入查询时间,选择数据统计列表,点击查询即可显示各类汇总的数据。

（一）查询结果眉栏

包括挂号日期、挂号时间、登记号、姓名、类型、性别、年龄、分诊级别、主诉、生命体征（血压、体温、脉搏、呼吸、血氧等）、就诊科室、诊断、就诊医师、分诊护士、分级分区、转归等（图1.15）。

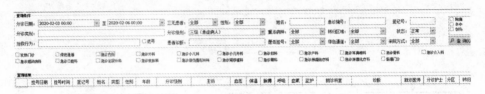

图 1. 15

（二）数据明细

通过汇总的数据明细，能够追溯患者就诊明细和护士预检分诊的过程等。

1. 查找患者

（1）选定日期时间段，输入患者姓名或就诊卡号，点击查询患者所有就诊明细（图1.16）。

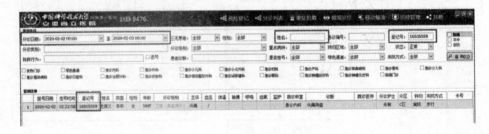

图 1. 16

2. 查询患者就诊路径信息

（1）选中患者，系统左下角显示患者进度，右侧显示转归明细（图1.17）。

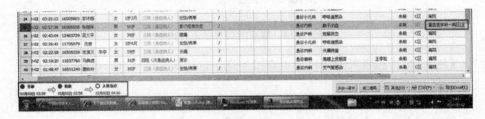

图 1. 17

（2）选中患者右击，点击急诊明细，出现图 1.18(b)图。

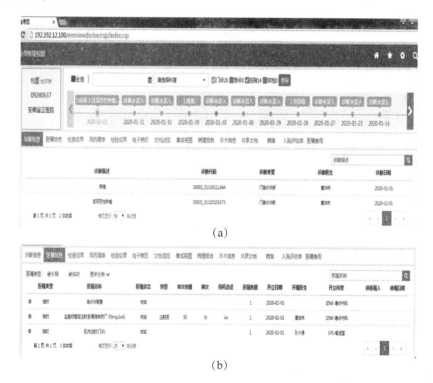

（a）　　　　　　　　　　　　　　　　（b）

图 1.18

（3）右击患者，点击全息视图，即可查询该患者既往所有就诊信息，包括检查
检验结果等（图 1.19）。

（a）

（b）

图 1.19

3. 按分诊类别(解剖系统)查询统计

详见图 1.20。

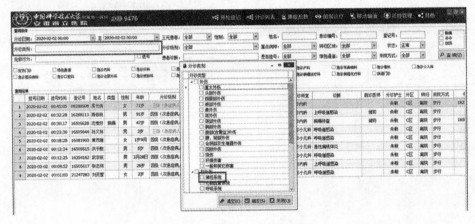

(a)

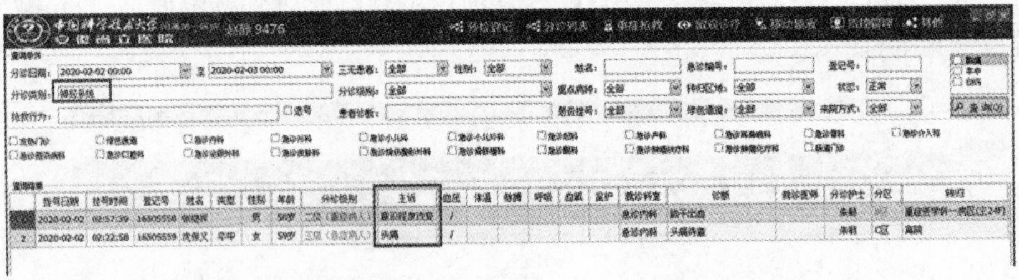

(b)

图 1.20

4. 按分诊级别或分区查询统计

详见图 1.21。

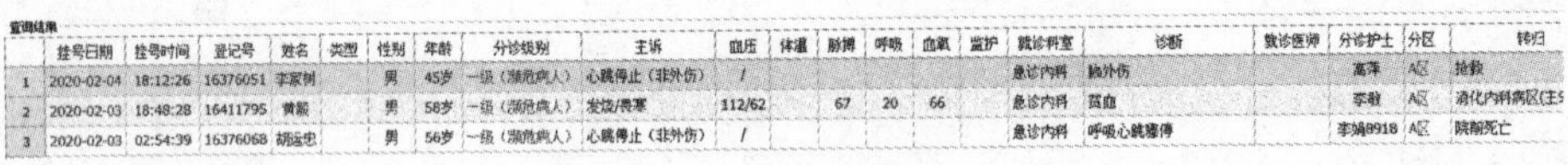

图 1.21

5. 按五大中心查询统计

按创伤、胸痛、卒中、孕产妇以及新生儿五大中心分类统计(见图 1.22)。

6. 按转归查询统计

患者经过急诊诊疗和抢救后按照不同的转归进行统计,如住院(不同的专科病房)、手术、重症监护病房、留观、门诊治疗、离院等。

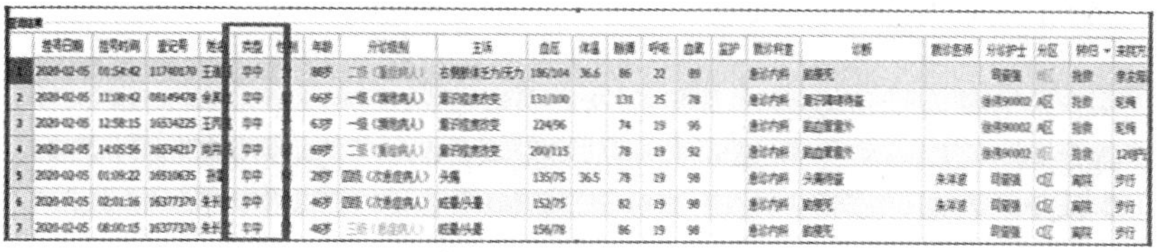

图 1.22

7. 按重点病种查询统计

按三级甲等医院评审的要求,设置创伤、颅脑损伤、急性心肌梗死、急性心衰、急性脑卒中、急性呼吸衰竭等重点病种的数据统计。

8. 按绿色通道查询来院方式、科室、退号等查询统计

详见图 1.23。

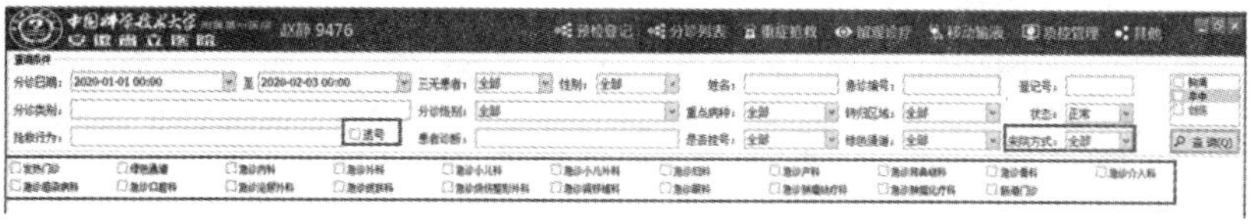

图 1.23

四、分诊质量管理

(一) 日常报表

1. 分诊级别查询报表

(1) 各级别总数汇总,见图 1.24。

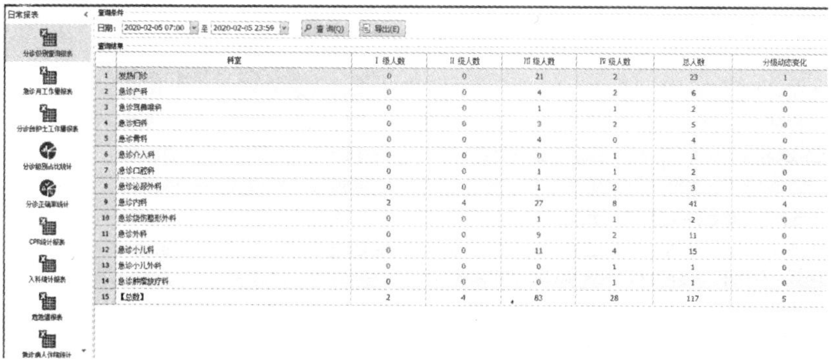

	科室	Ⅰ级人数	Ⅱ级人数	Ⅲ级人数	Ⅳ级人数	总人数	分级动态变化
1	发热门诊	0	0	21	2	23	1
2	急诊产科	0	0	4	2	6	0
3	急诊耳鼻喉科	0	0	1	1	2	0
4	急诊妇科	0	0	3	2	5	0
5	急诊骨科	0	0	4	0	4	0
6	急诊介入科	0	0	0	1	1	0
7	急诊口腔科	0	0	1	1	2	0
8	急诊泌尿外科	0	0	1	2	3	0
9	急诊内科	2	4	27	8	41	4
10	急诊烧伤整形外科	0	0	1	1	2	0
11	急诊外科	0	0	9	2	11	0
12	急诊小儿科	0	0	11	4	15	0
13	急诊小儿外科	0	0	0	1	1	0
14	急诊肿瘤放疗科	0	0	0	1	1	0
15	【总数】	2	4	83	28	117	5

图 1.24

(2) 每个级别明细,见图 1.25。

分诊级别查询报表明细

2020年02月05日07时00分 至 2020年02月05日23时59分 急诊内科 III级 患者明细

导出(E)

序号	挂号时间	登记号	病人姓名	年龄	性别	分诊级别	预检主诉	诊断	分诊护士	诊断医生
1	2020-02-05 07:46:45	16382190	王慧凝	51岁	女	三级(急症病人)	发热	胸闷待查	闫奋强	储莉
2	2020-02-05 08:00:15	16377370	朱长宝	46岁	男	三级(急症病人)	眩晕/头晕	脑梗死	闫奋强	
3	2020-02-05 08:07:16	16534235	顾文玉	57岁	女	三级(急症病人)	心悸/不规则心跳	胸闷待查	徐伟90002	储莉
4	2020-02-05 08:54:26	16534231	常开侠	54岁	女	三级(急症病人)	发烧/畏寒	发热	徐伟90002	储莉
5	2020-02-05 09:15:50	16376021	兰康	29岁	男	三级(急症病人)	发烧/畏寒	发热	徐伟90002	储莉
6	2020-02-05 09:24:10	16502841	朱靓	36岁	女	三级(急症病人)	发烧/畏寒	发热	徐伟90002	储莉
7	2020-02-05 10:13:30	16426064	王存玉	83岁	男	三级(急症病人)	复诊	低钠血症	徐伟90002	储莉
8	2020-02-05 11:05:24	09700755	王家云	88岁	男	三级(急症病人)	咳嗽	肺部感染	徐伟90002	储莉
9	2020-02-05 11:10:48	08879050	张子洋	26岁	男	三级(急症病人)	发烧/畏寒	发热	徐伟90002	储莉
10	2020-02-05 11:14:06	09782093	张炳芳	51岁	女	三级(急症病人)	腹泻	腹泻	徐伟90002	储莉
11	2020-02-05 11:30:31	12012560	李素英	60岁	女	三级(急症病人)	发烧/畏寒	发热	徐伟90002	储莉
12	2020-02-05 11:32:34	30347149	邓杰	23岁	男	三级(急症病人)	咳嗽	上呼吸道感染	徐伟90002	储莉

图 1.25

2. 急诊月工作量报表

急诊月工作量报表,见图 1.26。

月份: 2020-01-01 月份: 2020-02-01 查询(Q) 导出(E)

查询结果

日期	内科	外科	儿科	妇产科	五官科	眼科	口腔科	皮肤科	肿瘤科	感染科	其他科	120人次	住院人次	小抢救	特危抢救	手术	心内介入	死亡	成人发热	儿童发热	退号数	总数
2020-01.11	270	172	657	23	42	12	8	16	0	3	0	24	64	20	2	3	1	1	0	0	127	1203
2020-01.12	272	158	676	28	40	14	7	20	1	1	0	16	62	24	2	2	1	1	0	0	132	1217
2020-01.13	300	184	688	32	24	18	6	21	2	7	0	21	83	21	2	0	0	1	0	0	166	1282
2020-01.14	252	228	640	23	33	19	7	13	1	3	0	26	77	23	2	0	1	1	0	0	148	1219
2020-01.15	175	182	560	20	27	10	9	14	3	1	0	33	68	12	0	0	0	0	0	0	96	1001
2020-01.16	237	213	585	22	36	15	8	21	0	1	1	31	70	12	0	0	0	0	0	0	97	1139
2020-01.17	266	168	583	21	27	10	12	16	2	1	15	23	81	22	1	0	0	0	0	0	139	1121
2020-01.18	255	189	514	22	37	23	12	12	0	2	0	19	62	18	3	0	2	1	0	0	113	1066
2020-01.19	215	188	502	22	39	19	15	16	4	5	52	40	72	22	1	1	0	0	0	0	99	1077
2020-01.20	249	202	526	30	33	15	12	14	3	5	57	34	92	22	4	0	2	0	0	0	126	1146
2020-01.21	391	161	606	36	26	12	6	16	2	1	57	23	71	15	4	1	0	0	0	0	139	1314
2020-01.22	397	129	484	25	29	10	6	14	2	1	99	31	73	27	2	1	2	0	0	0	82	1196
2020-01.23	394	141	404	12	24	5	7	16	2	1	110	17	65	22	3	1	1	1	0	0	58	1116
2020-01.24	405	134	237	17	35	22	12	22	0	2	70	20	70	14	0	1	2	0	0	0	29	956
2020-01.25	376	101	289	21	39	15	9	16	1	3	112	16	61	18	2	1	0	0	0	0	39	982
2020-01.26	307	100	219	19	32	18	10	15	0	1	81	27	53	13	2	0	1	1	0	0	24	802
2020-01.27	241	90	185	21	20	7	7	5	0	2	61	19	50	22	1	0	1	0	0	0	21	639
2020-01.28	241	79	190	22	24	3	3	6	0	0	62	20	41	13	3	0	0	0	0	0	24	630
2020-01.29	203	75	164	22	9	6	6	5	0	4	65	16	64	12	0	0	0	0	0	0	20	559
2020-01.30	206	87	148	20	8	5	5	4	0	3	76	11	44	10	1	0	1	0	0	0	21	562
2020-01.31	174	74	102	19	16	4	4	3	2	2	55	15	33	19	0	0	0	0	0	0	7	455
2020-02.01	177	77	108	17	25	8	9	3	0	1	49	16	49	9	1	0	0	0	0	0	25	474
合计	8762	4942	16...	784	1007	387	261	430	50	84	1042	711	2149	564	49	15	24	14	0	0	4264	34283

图 1.26

3. 分诊护士个人工作量

分诊护士个人工作量表,见图 1.27。

4. 分诊级别占比统计

分诊级别占比统计表,见图 1.28。

5. 分诊正确率统计

分诊正确率统计表,见图 1.29。

查询条件
日期：2020-02-01 07:00 至 2020-02-10 21:59　🔍 查询(Q)　导出(E)

查询结果

	护士	挂号人数	补费人数	分诊人数	发卡数	测量生命体征数	Ⅰ级人数	Ⅱ级人数	Ⅲ级人数	Ⅳ级人数
1	曹洁莲	0	4	4	0	0	0	3	1	0
2	陈薄武	72	175	251	0	5	0	2	190	59
3	高泽8049	1	0	1	0	0	1	0	0	0
4	李锡8918	7	35	43	0	0	2	3	30	8
5	李莉	99	263	376	0	22	1	13	274	88
6	陆朝翔	0	2	2	0	0	0	2	0	0
7	蓝梅艳	1	0	1	0	0	0	0	0	1
8	司睿强	25	201	230	0	5	3	12	143	72
9	王雷	1	20	21	0	2	0	3	12	6
10	诊护90002	45	97	145	0	26	2	7	100	36
11	童晨	116	278	402	0	6	0	6	223	173
12	张国文	30	121	157	0	0	0	6	114	42
13	赵娜	0	1	1	0	0	0	0	1	0
14	朱莉	16	120	142	0	0	1	4	98	39

图 1.27

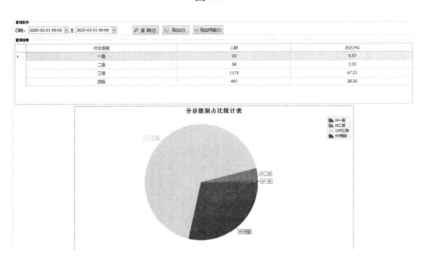

图 1.28

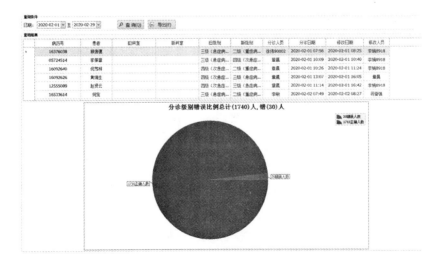

图 1.29

6. 入科统计

(1) 按时间查询汇总,见图 1.30。

查询条件

日期：2020-02-01 至 2020-02-29 查询(Q) 导出(E)

查询结果

日期	姓名	性别	年龄	诊断	挂号科室	出室时间	科室
2020-02-01	蒋毓贵	男	65岁	感染性疾病	JZWK-急诊外科	2020-02-02 12:06:47	创伤骨科病区(急6F)
2020-02-01	陈睿婕	女	10岁	头部外伤	JZWK-急诊外科	2020-02-01 19:54:27	儿童重症监护病房(主...
2020-02-01	石吉球	男	69岁	药物中毒	JZNK-急诊内科	2020-02-01 10:12:51	急诊内科病区(保3F)
2020-02-01	程文敏	女	83岁	肺部感染	JZNK-急诊内科	2020-02-01 16:08:03	急救ICU病区(急8F)
2020-02-01	李凤英	女	85岁	脑梗死	JZNK-急诊内科	2020-02-02 16:53:14	神经内科病区(主16F)
2020-02-01	许忠友	男	79岁	头晕和眩晕	JZNK-急诊内科	2020-02-01 21:54:56	神经内科病区(主16F)
2020-02-01	倪茂林	男	71岁	晕厥	JZNK-急诊内科	2020-02-01 19:33:28	心脏外科病区(主18F)
2020-02-01	刘巨英	女	52岁	乏力待查	JZNK-急诊内科	2020-02-02 00:26:34	重症医学科一病区(主...
2020-02-01	崔广恩	男	33岁	脑出血	JZNK-急诊内科	2020-02-02 10:40:27	神经内科病区(主16F)
2020-02-02	史本善	男	89岁	慢阻肺伴感染	JZNK-急诊内科	2020-02-02 12:08:39	干三病区(保12F)
2020-02-02	胡昆菊	女	72岁	急性心肌梗死	JZNK-急诊内科	2020-02-02 13:02:20	心血管内科导管室
2020-02-02	孙三姣	女	53岁	糖尿病性酮症酸中毒	JZNK-急诊内科	2020-02-02 23:40:44	急救ICU病区(急8F)
2020-02-02	何宏	男	65岁	脑梗死	JZNK-急诊内科	2020-02-02 14:33:36	急诊内科病区(保3F)
2020-02-02	丁晓早	男	46岁	肺部感染	JZNK-急诊内科	2020-02-02 15:41:01	呼吸与危重症医学科...
2020-02-02	张良荣	女	65岁	房室传导阻滞	JZNK-急诊内科	2020-02-02 21:53:18	心血管内科一病区(保...
2020-02-02	田秀云	女	52岁	肺部感染	JZNK-急诊内科	2020-02-02 17:11:14	急诊内科病区(保3F)
2020-02-02	吴光侠	女	71岁	发热	JZNK-急诊内科	2020-02-02 10:36:22	神经内科病区(主16F)
2020-02-02	吕凤琴	女	65岁	脑室出血	JZNK-急诊内科	2020-02-02 13:36:40	急救ICU病区(急8F)
2020-02-02	王逸悦	女	17岁	肾功能不全	JZNK-急诊内科	2020-02-02 20:24:20	重症医学科一病区(主...
2020-02-02	张继祥	男	50岁	脑干出血	JZNK-急诊内科	2020-02-02 04:00:30	重症医学科一病区(主...
2020-02-02	杨忠珠	男	80岁	急性前壁心肌梗死	JZNK-急诊内科	2020-02-02 12:38:06	心血管内科导管室
2020-02-03	郭邦珍	女	88岁	脑血管意外	JZNK-急诊内科	2020-02-03 16:44:42	神经内科病区(主16F)
2020-02-03	王健	男	66岁	高血压病	JZNK-急诊内科	2020-02-03 19:40:29	急救ICU病区(急8F)

图 1.30

(2) 按诊断查询,见图 1.31。

查询条件

日期：2020-02-04 至 2020-02-29 查询(Q) 导出(E)

查询结果

日期	姓名	性别	年龄	诊断	挂号科室	出室时间	科室
2020-02-04	李光胜	男	90岁	发热	JZNK-急诊内科	2020-02-04 16:44:54	急救综合病房(急3F)
2020-02-04	蒋大全	男	90岁	肺部感染	JZNK-急诊内科	2020-02-05 16:01:34	急诊内科病区(保3F)
2020-02-04	马思琪	女	26岁	肺部感染	JZNK-急诊内科	2020-02-05 00:14:07	呼吸与危重症医学科病.
2020-02-04	沈光发	男	79岁	腹痛	JZWK-急诊外科	2020-02-04 16:58:02	普外科四病区(胃肠外...
2020-02-04	朱树琴	女	59岁	肝硬化失代偿期	JZNK-急诊内科	2020-02-04 08:19:47	风湿免疫骨关节病科1..
2020-02-04	朱少芝	女	36岁	咯血	JZNK-急诊内科	2020-02-04 20:55:54	重症医学科二病区(主2.
2020-02-04	李阳阳	女	20岁	咯血	JZNK-急诊内科	2020-02-04 18:33:55	呼吸与危重症医学科病.
2020-02-04	朱贵发	男	70岁	慢阻肺伴感染	JZNK-急诊内科	2020-02-04 15:00:37	急诊内科病区(保3F)
2020-02-05	刘鹏勇	男	51岁	脑出血	JZNK-急诊内科	2020-02-05 14:35:41	脑外科病区(急10F)
2020-02-05	王谨莲	女	88岁	脑梗死	JZNK-急诊内科	2020-02-05 08:29:24	急救综合病房(急3F)
2020-02-05	王丙桃	女	63岁	脑血管意外	JZNK-急诊内科	2020-02-05 17:00:40	重症医学科一病区(主2.
2020-02-05	孙光胜	男	61岁	消化道出血	JZNK-急诊内科	2020-02-05 10:26:30	消化内科病区(主9F东北
2020-02-04	黄恩敏	女	65岁	主动脉夹层	JZNK-急诊内科	2020-02-04 17:02:17	心脏外科病区(主18F)
2020-02-04	苏芹	女	50岁	主动脉夹层	JZNK-急诊内科	2020-02-04 15:44:14	心脏外科病区(主18F)
2020-02-05	叶良春	男	45岁	主动脉夹层	JZNK-急诊内科	2020-02-05 15:23:56	心脏外科病区(主18F)

图 1.31

(3) 按转归科室查询,见图 1.32。

查询条件

日期：2020-02-01 至 2020-02-03 查询(Q) 导出(E)

查询结果

日期	姓名	性别	年龄	诊断	挂号科室	出室时间	科室
2020-02-01	蒋毓贵	男	65岁	感染性疾病	JZWK-急诊外科	2020-02-02 12:06:47	创伤骨科病区(急6F)
2020-02-01	陈睿婕	女	10岁	头部外伤	JZWK-急诊外科	2020-02-01 19:54:27	儿童重症监护病房(主8...
2020-02-02	史本善	男	89岁	慢阻肺伴感染	JZNK-急诊内科	2020-02-02 12:08:39	干三病区(保12F)
2020-02-02	丁晓早	男	46岁	肺部感染	JZNK-急诊内科	2020-02-02 15:41:01	呼吸与危重症医学科病...
2020-02-02	孙三姣	女	53岁	糖尿病性酮症酸中毒	JZNK-急诊内科	2020-02-02 23:40:44	急救ICU病区(急8F)
2020-02-03	王健	男	66岁	高血压病	JZNK-急诊内科	2020-02-03 19:40:29	急救ICU病区(急8F)
2020-02-01	程文敏	女	83岁	肺部感染	JZNK-急诊内科	2020-02-01 16:08:03	急救ICU病区(急8F)
2020-02-02	吕凤琴	女	65岁	脑室出血	JZNK-急诊内科	2020-02-02 13:36:40	急救ICU病区(急8F)
2020-02-01	石吉球	男	69岁	药物中毒	JZNK-急诊内科	2020-02-01 10:12:51	急诊内科病区(保3F)
2020-02-02	何宏	男	65岁	脑梗死	JZNK-急诊内科	2020-02-02 14:33:36	急诊内科病区(保3F)
2020-02-02	田秀云	女	52岁	肺部感染	JZNK-急诊内科	2020-02-02 17:11:14	急诊内科病区(保3F)
2020-02-03	夏长勋	男	90岁	胸痛	JZNK-急诊内科	2020-02-03 17:31:10	急诊内科病区(保3F)
2020-02-03	邹慧凤	女	53岁	上消化道出血	JZNK-急诊内科	2020-02-04 00:14:28	介入病区(急7F)
2020-02-03	胡同珍	女	68岁	腰痛	JZWK-急诊外科	2020-02-04 08:24:48	泌尿外科病区(主21F)
2020-02-03	郑印	男	52岁	多发伤	JZWK-急诊外科	2020-02-03 20:47:13	脑外科病区(急10F)
2020-02-03	郭邦珍	女	88岁	脑血管意外	JZNK-急诊内科	2020-02-03 16:44:42	神经内科病区(主16F)
2020-02-01	李凤英	女	85岁	脑梗死	JZNK-急诊内科	2020-02-02 16:53:14	神经内科病区(主16F)
2020-02-01	许忠友	男	79岁	头晕和眩晕	JZNK-急诊内科	2020-02-01 21:54:56	神经内科病区(主16F)
2020-02-03	常进春	男	83岁	意识障碍待查	JZNK-急诊内科	2020-02-03 15:36:45	神经内科病区(主16F)
2020-02-02	吴光侠	女	71岁	发热	JZNK-急诊内科	2020-02-02 10:36:22	神经内科病区(主16F)
2020-02-01	崔广恩	男	33岁	脑出血	JZNK-急诊内科	2020-02-02 10:40:27	神经内科病区(主16F)
2020-02-03	黄毅	男	58岁	呕血	JZNK-急诊内科	2020-02-03 23:12:47	消化内科病区(主9F东北)
2020-02-02	胡昆菊	女	72岁	急性心肌梗死	JZNK-急诊内科	2020-02-02 13:02:20	心血管内科导管室
2020-02-02	杨忠珠	男	80岁	急性前壁心肌梗死	JZNK-急诊内科	2020-02-02 12:38:06	心血管内科导管室
2020-02-02	张良荣	女	65岁	房室传导阻滞	JZNK-急诊内科	2020-02-02 21:53:18	心血管内科一病区(保7F)
2020-02-01	倪茂林	男	71岁	晕厥	JZNK-急诊内科	2020-02-01 19:33:28	心脏外科病区(主18F)
2020-02-01	刘巨英	女	52岁	乏力待查	JZNK-急诊内科	2020-02-02 00:26:34	重症医学科一病区(主2...
2020-02-02	王逸悦	女	17岁	肾功能不全	JZNK-急诊内科	2020-02-02 20:24:20	重症医学科一病区(主2...
2020-02-02	张继祥	男	50岁	脑干出血	JZNK-急诊内科	2020-02-02 04:00:30	重症医学科一病区(主2...

图 1.32

7. 急诊患者住院统计

（1）按住院科室汇总，见图 1.33。

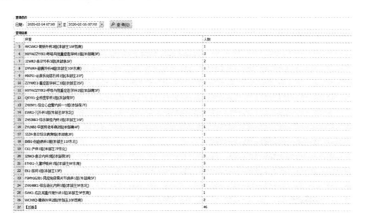

图 1.33

（2）点击上图中的数字查询住院患者明细，见图 1.34。

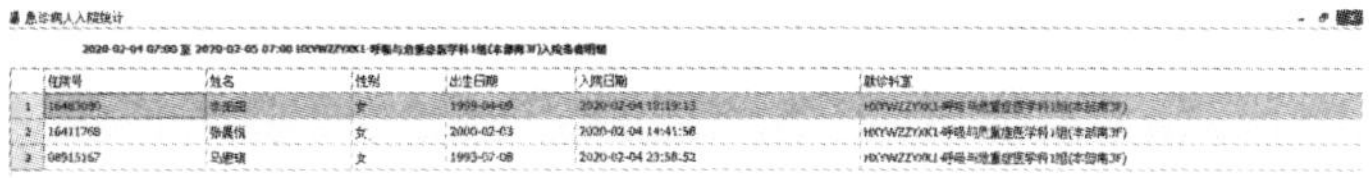

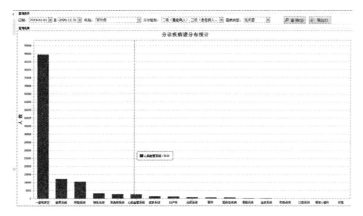

图 1.34

（二）统计分析

1. 急诊疾病谱分布

急诊疾病谱分布，见图 1.35。

图 1.35

2. 患者入科统计

患者入科统计，见图 1.36。

科室	转归人数	占比(%)
神经内科病区(主16F)	6	15.00
急诊内科病区(保3F)	5	12.50
呼吸与危重症医学科病区(南3F)	3	7.50
急救ICU病区(急8F)	3	7.50
心脏外科病区(主18F)	3	7.50
重症医学科一病区(主24F)	3	7.50
脑外科病区(急10F)	2	5.00
消化内科病区(主9F东北)	2	5.00
心血管内科导管室	2	5.00
儿童重症监护病房(主8F西北)	1	2.50
介入病区(急7F)	1	2.50

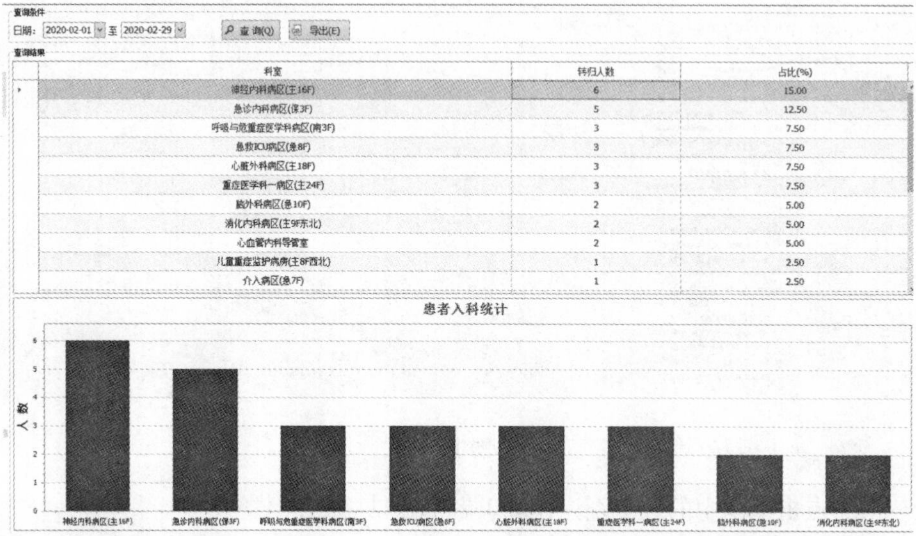

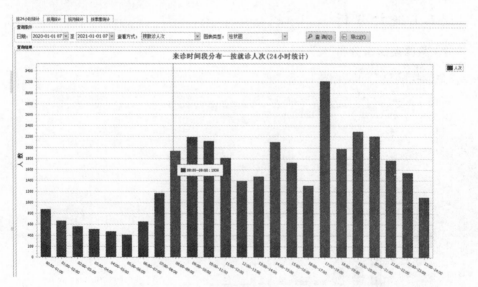

图 1.36

3. 就诊时间段分布

就诊时间段分布，见图 1.37。

图 1.37

4. 患者年龄段分布

患者年龄段分布，见图1.38。

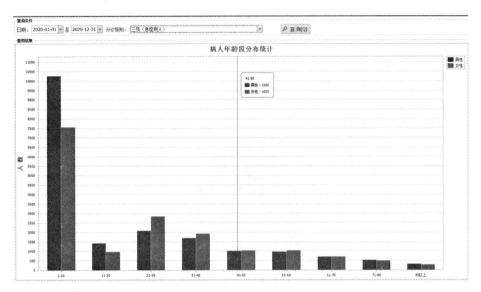

图1.38

5. 急诊救治结果统计

急诊救治结果统计，见图1.39。

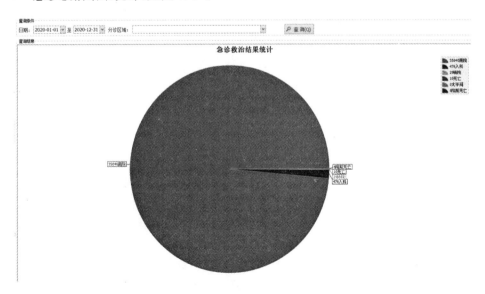

图1.39

6. 常见患者主诉统计

常见患者主诉统计，见图 1.40。

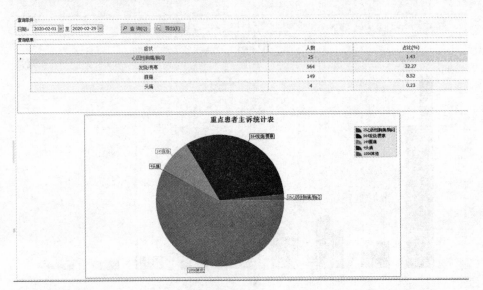

图 1.40

五、互联、互通，拓展、升级

智慧分诊系统既可以作为独立板块使用，又可以与急诊抢救、诊疗模块以及住院系统互联互通、数据共享。同时将与 5G 移动 ICU 进行对接加以拓展，并予以不断地完善、优化与升级，以满足急诊医疗服务的需求。

第二章 常见急症的鉴别分诊及案例

第一节 发 热

【案例】 患者,男,69 岁,农民,因寒战高热一周,在当地医院治疗,未见好转,并检查患有血小板减少、肝肾功能损害,由 120 转入。既往有高血压病史。查体:神志清楚,精神萎靡,双侧瞳孔等大等圆、直径 3 mm、光反应灵敏,心肺(—),腹部平软无压痛,四肢肌力正常,无颈项强直,病理征未引出。T(体温) 38.9 ℃,P(脉搏) 119 次/分钟,R(呼吸) 20 次/分钟、BP(血压) 98/69 mmHg,SpO$_2$(血氧饱和度) 95%。

一、定义

发热是指在致热源作用下,体温调节中枢的调定点上移而引起的调节性体温升高,若腋下、口腔、直肠内温度分别超过 37 ℃、37.3 ℃和 37.6 ℃,且一昼夜体温波动在 1 ℃以上,称为发热。

(一)热型

稽留热:指体温达 39~40 ℃或 40 ℃以上水平持续数天或数周,24 小时波动范围不超过 1 ℃。常见于伤寒、大叶性肺炎。

弛张热:指体温在 39 ℃以上,波动幅度大,24 小时内波动达 1 ℃以上,但最低温度仍高于正常值。常见于败血症、风湿热、严重化脓性感染。

间歇热：指体温骤然升高至 39℃ 以上，持续数小时后又迅速降至正常，经过一天或数天间歇后体温又升高，高热与间歇期有规律地交替出现，反复发作。常见于疟疾、急性肾盂肾炎等。

不规则热：指发热无一定规律，且持续时间不定。常见于结核病、风湿热、流行性感冒、癌性发热等。

（二）发热程度

以口腔温度为例，发热程度可划分为：

低热：37.3~38 ℃；中热：38.1~39.0 ℃；高热：39.1~41.0 ℃；超高热：41.0 ℃以上。

二、病因

按有无病原体侵入机体分为感染性发热和非感染性发热两大类，详见表 2.1。

表 2.1　发热的常见病因

类型	病因
感染性发热	病毒感染；细菌感染； 支原体、衣原体感染；立克次体感染； 螺旋体感染；真菌感染；寄生虫感染
非感染性发热	物理和机械性损伤；血液系统疾病； 肿瘤； 变态反应性疾病； 结缔组织病； 中枢性发热； 其他原因

二、分诊思路

（一）紧急评估

（1）按照 ABCDE 评估法，快速识别是否有危及生命的征象，如甲亢危象、休克等。

气道（A）：是否通畅，有无紫绀。

呼吸（B）：有无呼吸的频率、节律及深浅度的改变，判断是否缺氧。

循环（C）：有无面色苍白、皮肤湿冷等休克征象。

意识（D）：意识水平和瞳孔情况。

暴露与控制（E）：检查皮肤是否有皮疹、出血点、伤口情况，解开患者衣、被降温。

（2）快速识别高危发热患者：年龄＞75岁；发热伴抽搐或精神障碍；发热伴意识障碍；发热伴呼吸窘迫；发热伴低氧血症；发热伴血流动力学不稳定；发热伴全身皮疹或出血点；发热伴基础疾病，尤其是糖尿病患者等。

（二）次紧急评估

（1）监测生命体征和血氧饱和度，动态监测体温。

（2）必要时指测血糖，评估有无高血糖或低血糖危象。

（3）必要时进行12导心电图检查，评估有无心律失常等。

（三）进一步评估

1. 一般情况

年龄、性别、姿势、语言、活动、行为、面部表情等。

2. 询问病史

（1）发热过程：诱因、持续时间、热程、热度、热型。

（2）年龄和发病季节：儿童春季发热伴神经系统症状多见于流行性脑膜炎，夏季发热伴神经系统症状多见于乙脑、中毒性菌痢；老年患者多伴有基础疾病。

（3）既往史：有无糖尿病、心、肝、肺、精神疾病、癫痫、甲亢等疾病史。

（4）其他：是否有服药及输血治疗史；有无外伤史；是否高温生产环境、有无感染病灶等。

（5）结合外院和门诊检查资料。

（四）伴随症状体征评估

（1）伴皮疹：见于麻疹、风疹、水痘、伤寒、药疹、猩红热、病毒感染等。

（2）伴寒战：大叶性肺炎、败血症、急性胆道感染等感染性疾病。

（3）伴意识障碍：中枢神经系统感染、中毒性脑病、脑外伤等。

（4）伴有皮肤出血点及肝脾淋巴结肿大：血液病等。

（5）伴有黄疸、右上腹痛：肝胆系统疾病。

四、分诊指引

分诊护士根据患者的现病史、既往史、临床评估及检查阳性结果，综合判断予以分级分区、分科救治。

（一）分级分区指引

发热患者分级分区细则列于表2.2。

表 2.2　发热患者分级分区

分级分区	红区（A）	黄区（B）	绿区（C）
	Ⅰ级	Ⅱ级、Ⅲ级	Ⅳ级
依据	抽搐 呼吸急迫 血流动力学改变 低氧血症 休克指数>2.0 甲亢危象	体温>41 ℃ 伴有全身皮疹 水电解质紊乱 基础疾病，如糖尿病等 重症感染 重症中暑	体温 37.5～41 ℃ 普通感冒 尿路感染 急性乳腺炎等

（二）分科指引

对于病情Ⅰ级的患者，开通绿色通道直接护送至红区（A）；Ⅱ级、Ⅲ级患者送至黄区（B），急诊科首诊，同时请相关科室会诊；Ⅳ级患者指引至绿区（C）相应科室就诊。

（1）考虑上下呼吸道感染、急性胃肠炎、女性尿路感染、中枢神经系统感染等分诊至急诊内科就诊。

（2）考虑肝胆疾病、急性阑尾炎、乳腺炎、男性尿路感染、丹毒等分诊至急诊外科就诊。

（3）考虑麻疹、伤寒等感染性疾病分诊至感染科就诊。

（4）儿童内科发热性疾病分诊至儿内科就诊。

（5）非感染性皮疹分诊至皮肤科就诊。

▌案例分析与拓展▐

【分析】

案例所述患者入急诊后，进一步询问病史，8天前患者夫妇俩在花生田收花生淋雨，第二天两人同时出现寒战高热、全身酸痛。结合患者有田间劳动史、外院血小板进行性下降、肝肾功能损害的血检结果，高度怀疑蜱虫咬伤，然后进行全身皮肤检查，发现右踝上方有一 0.5 cm×0.5 cm 破损结痂。来院检查结果：头颅 CT 未见明显异常，肺部 CT 示右肺上叶少许炎症。血常规：WBC $2.05×10^9$/L，PLT $35×10^9$/L。生化：ALT 133.3 U/L，CREA 219 μmol/L，BUN 15.7 mmol/L，CO_2 15.5 mmol/L，TNIU 0.177 μg/L。DIC 全套：D-D 10.72 μg/L，TT 28 s，APTT 56.4 s，FDP 37.37 μg/mL，PCT3.2 ng/L。

鉴于上述循证依据,此患者拟诊断为感染性休克、血小板减少原因待查,予补液、抗炎、保肝等对症治疗,分别请感染科和 ICU 会诊,收住 ICU。进一步追踪患者的确定性诊断为:发热伴血小板减少综合征,蜱虫咬伤,多器官功能衰竭。诊断依据:发热伴血小板减少综合征病毒(新型布尼亚病毒)IgG 抗体阳性。

【启示】

(1) 对于发热患者,除详细询问病史、伴随症状外,还应仔细检查全身皮肤,特别注意流行病流行季节,从蛛丝马迹中寻找真相,为进一步诊治提供依据。

(2) 护士缜密的思维、系统的理论知识、善于观察的慧眼,是该例患者准确分诊的重要前提。

【知识拓展】

发热伴血小板减少综合征是由一种新型布尼亚病毒引起的急性传染病,临床上以发热伴血小板减少为主要特征,少数患者病情较重且发展迅速,可因多脏器功能衰竭而死亡。

诊断标准:依据流行病学史(流行季节在丘陵、林区、山区等地工作、生活、旅游史或发病前 2 周有蜱虫叮咬史)、临床表现和实验室检测结果进行诊断。

(1) 疑似病例:具有上述流行病学史、发热等临床表现且外周血小板和白细胞降低者。

(2) 确诊病例:疑似病例具备下列之一者:

① 病例标本新型布尼亚病毒核酸检测阳性;

② 病例标本新型布尼亚病毒 IgG 抗体阳性;

③ 病例标本分离找到新型布尼亚病毒。

第二节　头　　痛

【案例】　患者,女,56 岁,无明显诱因自觉头痛 3 天,自行服用镇痛药效果不明显,既往有高血压病史,正规服药。体检:T 37.3 ℃,P 82 次/分钟,R 19 次/分钟,BP 142/88 mmHg,SpO₂ 97%,神志清楚,颈软,心律齐,四肢肌力正常。

一、定义

头痛指头颅内外各种性质的疼痛。通常指局限于头颅上半部,包括眉弓、耳轮上缘和枕外隆凸连线以上部位的疼痛。可见于多种疾病,大多无特异性,全身性感染、发热性疾病常常伴有头痛,精神紧张、过度疲劳也可导致头痛。但反复发作或突然发作的持续性头痛,可能是某些器质性疾病的信号。

二、病因

患者头痛病因详见表2.3。

表 2.3　头痛的病因

分类	病因
颅内病变	急性脑血管病 颅内占位性病变 颅内炎症 颅脑外伤 其他:偏头痛、丛集性头痛、头痛性癫痫、腰椎穿刺及麻醉后头痛
颅外病变	颅骨疾病 颈部疾病 神经痛 其他:眼、耳、鼻、牙等疾病所致的头痛
全身性疾病	急性感染 心血管疾病 中毒 其他:中暑、月经期或绝经期头痛、贫血、低血糖、癌转移等
神经官能症	癔症、神经衰弱性头痛

三、分诊思路

(一)紧急评估

按照 ABCDE 评估法快速识别是否有危及生命的征象,如颅高压、高血压危象等。

(二)次紧急评估

(1) 监测生命体征,尤其是监测体温、血压。

(2) 评估头痛程度。

（三）进一步评估

1. 一般情况

年龄、性别、语言、肢体活动、面部表情、行为等。

2. 询问病史

（1）现病史：头痛起病方式、部位、持续时间、性质、程度，加重或缓解因素。

（2）既往史：有无高血压；眼、耳、鼻、口腔疾患；癫痫、偏头痛等病史。

（3）诱因：有无头部外伤、情绪刺激等诱发因素。

此外，还有：

（1）年龄和发病季节。

（2）其他：是否有服药史；有无感染病灶；有无家族史、精神疾病、月经史等。

（3）结合外院和门诊检查资料。

（三）伴随症状体征评估

（1）伴肢体功能障碍：见于脑出血、脑血栓形成、脑栓塞、脑肿瘤等。

（2）伴发热：见于各种感染，如流感、伤寒、肺炎等。

（3）伴发热、颈抗：见于各类脑炎、脑膜炎。

（4）伴颜面部皮疹：可见于带状疱疹。

（5）伴脑膜刺激征：见于蛛网膜下腔出血、颅内感染等。

四、分诊指引

分诊护士根据患者的现病史、既往史、临床评估及检查阳性结果，综合判断予以分级分区、分科救治。

（一）分级分区指引

头痛患者分级分区细则列于表 2.4。

表 2.4　头痛患者分级分区

分级分区	红区（A）	黄区（B）	绿区（C）
	Ⅰ级	Ⅱ级、Ⅲ级	Ⅳ级
依据	头痛伴意识障碍 频繁抽搐 颅高压 高血压危象	伴有高热 伴语言功能障碍 伴肢体活动障碍但意识清醒 伴脑膜刺激征	普通发热所致头痛 偏头痛 癔症

(2) 分科指引

对于病情Ⅰ级的患者,开通绿色通道直接护送至红区(A);Ⅱ级、Ⅲ级患者送至黄区(B),急诊科首诊,同时请相关科室会诊;Ⅳ级患者指引至绿区(C)相应科室,如眼科、五官科、口腔科、感染科等就诊;儿童头痛性疾病分至儿内科就诊。

┃案例分析与拓展┃

【分析】

　　本案例患者中年女性,有高血压病史,但正规服药,本次血压无明显增高,头痛不伴有意识改变及肢体活动障碍,分诊护士询问后得知患者前一日已在急诊内科(C区)就诊,查头颅CT及血常规,头颅CT未见异常征象;血常规:WBC4.68×10^9/L,中性粒细胞百分比75%。急诊内科医生按一般感染所致的头痛,予对症处理。患者无明显好转,头痛仍明显,遂再次就诊。分诊护士未再继续问诊,分至急诊内科继续就诊。急诊内科医生问诊及查体后,无神经系统阳性体征,且辅助检查未见明显异常改变,但患者头痛明显,仔细询问,患者疼痛为针刺样、阵发性、放射性疼痛,观察左眼斜上方皮肤似有红斑,遂考虑患者带状疱疹感染可能,嘱患者至皮肤科就诊。经皮肤科医生诊治后确认为带状疱疹,给予抗病毒、止痛、抗炎、预防并发症等处理后痊愈。

【启示】

　　对于该患者反复就诊,检查无明显异常,头痛加剧,分诊护士应详细询问头痛的性质、持续时间,仔细检查局部皮肤情况,识别危险因素,摒弃固有思维,全面综合判断。

【知识拓展】

　　带状疱疹是由水痘-带状疱疹病毒引起,好发于50岁以上的成年人,好发部位依次是肋间神经、颈神经、三叉神经及腰骶神经支配区,如颜面、颈、胸背、腰腹部等,多发于春秋季节。患者常有低热、全身不适、食欲减退等前驱症状,也可无前驱症状。皮疹表现为红斑基础上簇集性水疱,粟粒至绿豆大小,皮疹一般单侧分布,呈带状分布倾向,不超过躯干中线。局部神经痛是临床表现典型的特征之一,可出现在皮疹发生前1～4天,或伴随皮疹同时出现,部分患者疼痛持续到皮疹消退后2～3个月或更久。

第三节　窒　息

【案例】　韩某,男,1岁11个月,患儿因消化不良在医院急诊就诊结束即将离开时,被家人发现意识丧失约1分钟并呼救,急诊分诊台护士询问原因,家属代诉患儿刚才有进食山楂史,立即行海姆立克手法急救并快速送入抢救室。体检:大动脉未触及,无自主呼吸,口唇面色重度紫绀。

一、定义

窒息是指人体的呼吸过程由于某种原因受阻或异常,所产生的全身各器官组织缺氧,二氧化碳潴留而引起的组织细胞代谢障碍、功能紊乱和形态结构损伤的病理状态。当人体严重缺氧时,器官和组织会因为缺氧而广泛损伤、坏死,尤其是大脑。一旦发生窒息,可迅速危及生命,应立即采取相应措施,查明原因,积极进行抢救。

二、病因

根据病因分为三大类:

(1)机械性窒息:因机械作用、分泌物或异物部分或完全堵塞气道导致通气障碍,如气道梗阻、喉头水肿、自缢等。

(2)中毒性窒息:因吸入大量有毒物,如一氧化碳中毒,大量的一氧化碳经呼吸道进入血液,与体内的血红蛋白结合形成碳氧血红蛋白,阻碍氧与血红蛋白的结合与分离,引起组织缺氧造成窒息。

(3)病理性窒息:如咯血、溺水及肺炎造成有效呼吸面积丧失;脑循环障碍造成的中枢性呼吸停止;空气中缺氧造成的通气障碍。主要表现为二氧化碳和其他酸性代谢产物在体内的蓄积,引起的刺激症状和缺氧引起的中枢神经麻痹症状相互交织。

三、分诊思路

(一)紧急评估

按照 ABCDE 评估法快速评估患者有无意识、有无心跳呼吸微弱或停止。

气道(A):是否通畅,有无肉眼可见的气道异物、患者有无紫绀现象。

(1) 气道不完全阻塞:患者张口瞪目;呛咳、哮鸣、气喘,呼吸困难;烦躁不安;皮肤、甲床、口唇面色紫绀。

(2) 气道完全阻塞:患者面色灰暗青紫;不能言语及呼吸;很快意识丧失,呼吸停止。

呼吸(B):有无自主呼吸,有无呼吸频率、节律及深浅度的改变,判断是否缺氧。

循环(C):有无面色苍白、皮肤湿冷等休克征象。

意识(D):意识水平及瞳孔改变。

暴露与控制(E):观察口鼻腔内有无呕吐物、血块等其他异物。

(二) 次紧急评估

(1) 监测生命体征,关注呼吸和血氧饱和度情况。

(2) 查体:听诊有拍击音,张口咳嗽时明显;触诊有撞击感;可闻及哮喘样哮鸣。支气管异物可有肺不张、肺炎、肺气肿体征。

(三) 进一步评估

1. 一般情况

年龄、性别、姿势、体位、活动、语言、面部表情等。

2. 询问病史

(1) 现病史:异物的性质、发病环境、发生的时间等。

(2) 既往史:有无喉肿瘤、肺结核、支气管扩张、肺癌等。

(三) 症状体征评估

(1) 喉异物:完全梗阻性异物通常会突然死亡。部分梗阻性异物引起声嘶、剧烈咳嗽、失音、咽痛、咯血、哮鸣和不同程度的呼吸困难。

(2) 气管异物:呛咳、哮鸣、气喘、呼吸困难。小的异物在气管内上下活动时听到拍击音,触诊时有振动感。

(3) 支气管异物:右侧多见。异物尚能活动时,出现痉挛性呛咳;部分阻塞支气管腔,可能发生轻度呼吸困难或胸部不适感。主支气管完全阻塞,患侧呼吸音消失。

四、分诊指引

分诊护士根据患者的现病史、既往病史及查体结果,进行快速临床分诊评估,综合判断予以分级分区、分科救治。

（一）分级分区指引

窒息患者分级分区细则列于表2.5。

表 2.5　窒息患者分级分区

分级 分区	红区（A） Ⅰ级	黄区（B） Ⅱ级、Ⅲ级	绿区（C） Ⅳ级
依据	心跳呼吸骤停 重度呼吸窘迫 昏迷 自缢 气道异物 大咯血 重度有毒气体中毒	轻至中度呼吸窘迫 轻中度有毒气体中毒致喉头水肿 溺水 烦躁不安	喉占位 喉异物 伴有胸闷症状，轻度 呼吸困难

（三）分科指引

对于病情Ⅰ级的患者，开通绿色通道直接护送至红区（A）；Ⅱ级、Ⅲ级患者送至黄区（B），急诊科首诊，同时请五官科、儿科、胸外科、ICU 等相关科室会诊；Ⅳ级患者指引至绿区（C）相应科室，如五官科等就诊。

▌案例分析与拓展▐

【分析】

　　急诊抢救室护士接诊后立即予以心肺复苏，将患儿头偏向一侧，先用手抠出口腔内大量山楂片，再用吸引器吸出咽喉部的异物，同时准备行气管插管，另一位护士不间断胸外心脏按压。2分钟后，患儿面色由紫绀转为红润，自主呼吸、心率恢复，急诊儿科医生收住儿童重症监护室。

【启示】

　　（1）患儿家属发现、呼救及时。

　　（2）急诊护士反应迅速，娴熟地采取海姆立克手法及心肺复苏术。

　　（3）团队合作，思路清晰，流程顺畅，抢救高效，值得借鉴。

【知识拓展】

　　小儿气道异物梗阻的急救手法：

对于神志清楚的小儿,打开气道抠出可见的异物;若无效,对儿童推荐使用减小的腹部冲击法;对婴儿完全性气道异物阻塞,推荐拍背拍击法和胸部推击法(详见本书第七章)。对于意识丧失的小儿应立即实施CPR(心肺复苏术,详见第五章)救治。

第四节 晕　　厥

【案例】 毕某,女,57 岁,因突发晕厥一次,持续时间约 5 分钟入抢救室,否认既往病史。体检:神志清楚,精神萎靡,呼之睁眼,对答切题,双肺呼吸音粗,腹软无压痛,四肢肌力正常。T 36.5°,P 106 次/分钟,R 21 次/分钟,BP 107/80 mmHg,SpO_2 93%。

一、定义

晕厥又称昏厥,是指突发一过性脑供血不足,大脑缺氧造成的短暂性、可逆性意识丧失的一种症候群。临床以快速发作、持续时间短及自限性为特点。

二、病因

按照晕厥发生的原因,临床大致分为以下几类,见表 2.6。

表 2.6　晕厥的病因

分类	病因
心源性晕厥	冠心病;心动过缓;心动过速;心室内占位性病变;先天性心脏病
脑源性晕厥	高血压脑病;缺血性脑血管病;主动脉弓综合征
反射性晕厥	直立性(体位性)低血压晕厥;颈动脉窦性晕厥;血管迷走神经性晕厥;情景相关性晕厥(排尿、咳嗽)
其他晕厥	药物性晕厥;精神性晕厥;癔症性晕厥

三、分诊思路

（一）紧急评估

按照 ABCDE 评估法，快速识别患者有无意识丧失、抽搐、心跳呼吸微弱或停止等危及生命征象。

（二）次紧急评估

（1）快速 12 导心电图检查，评估有无恶性心律失常等。

（2）监测生命体征，重点评估血压、血氧饱和度。

（3）指测血糖，评估有无低血糖危象。

（三）进一步评估

1. 询问病史

（1）发病过程：诱因、发作前有无先兆症状、发作时体位、发作时有无意识、持续时间、有无大小便失禁等。

（2）年龄与性别：年轻女性多见于血管减压性晕厥、癔症性晕厥等；中年男性多见于排尿性、咳嗽性晕厥；老年患者特别注意心、脑血管疾病；幼儿多见于哭泣性晕厥。

（3）既往病史：有无心脑血管疾病、糖尿病、精神疾病、癫痫等疾病史。

（4）其他：是否有服药；有无外伤史、发病环境等。

（5）结合外院和门诊检查资料。

（四）伴随症状体征评估

（1）伴神经系统体征检查（＋）、血压升高见于脑源性晕厥。

（2）伴心脏杂音、心律失常见于心源性晕厥。

（3）伴两侧血压、脉搏不对称见于主动脉夹层及多发性大动脉炎。

（4）发作前有疼痛、恐惧、饥饿、疲劳、场所拥挤闷热、长久站立等诱因，多考虑血管减压性晕厥。

四、分诊指引

分诊护士根据患者的现病史、既往病史及查体阳性检查结果，进行快速临床分诊评估，综合判断予以分级分区、分科救治。

（一）分级分区指引

晕厥患者分级分区细则列于表 2.7。

表 2.7 晕厥患者分级分区

分级分区	红区（A）	黄区（B）	绿区（C）
	Ⅰ级	Ⅱ级、Ⅲ级	Ⅳ级
依据	呼吸、心跳骤停 伴有休克 意识障碍 恶性心律失常 急性心肌梗死	伴有烦躁不安 偏瘫、失语等 高血压脑病 低血糖等	脑供血不足 过度换气 无阳性体征的头晕等

（二）分科指引

对于病情Ⅰ级的患者，开通绿色通道直接护送至红区（A）；Ⅱ级、Ⅲ级患者送至黄区（B），急诊科首诊，同时请心内科、神经内科、儿科等相关科室会诊；Ⅳ级患者指引至绿区（C）相应科室就诊；儿童无外伤性晕厥，分诊至急诊儿科就诊。

案例分析与拓展

【分析】

本案例患者为中年女性，入室后立即予以生命体征监测，吸氧 4 L/min，急诊心电图检查提示：窦性心动过速（110 次/分钟），指测血糖示：9.0 mmol/L，急诊头颅 CT 未见明显异常。抢救室护士发现患者在吸氧状态下，血氧饱和度持续偏低，仔细询问患者有胸闷症状。急诊血检：D-D＞20 μg/mL，TNIU 0.044 μg/L，FDP＞150 μg/mL。鉴于上述依据，拟诊：肺栓塞。遵医嘱立即陪同行肺动脉 CTA 检查，提示：双侧肺动脉栓塞。介入科会诊急诊行介入治疗后收住院，追踪结果，该患者痊愈出院。

【启示】

（1）急诊分诊时重点询问晕厥发作前诱因、发作过程和伴随症状。

（2）采用降阶梯思维考虑是否是危及生命的心源性晕厥，快速行心电图检查。

（3）该患者无肺栓塞的高危因素，但在吸氧状态下，血氧饱和度持续偏低，医护人员进行动态评估、综合判断，为患者成功救治赢得黄金时间。

【知识拓展】

肺栓塞(pulmonary embolism,PE)是指各种栓子阻塞肺动脉系统的一组疾病或临床综合征的总称,包括肺血栓栓塞、羊水栓塞、脂肪栓塞、空气栓塞等。常见临床表现为呼吸困难、胸痛、咯血、咳嗽、晕厥、烦躁不安、惊恐甚至濒死感等。若同时出现呼吸困难、胸痛及咯血,则称为"肺梗死三联征"。大多数肺栓患者晕厥为唯一或首发症状。典型病例心电图可出现$S_IQ_{III}T_{III}$。肺动脉造影是诊断急性肺栓的金标准。

肺栓塞的高危因素:长期卧床、外科手术、骨折、恶性肿瘤、妊娠、口服避孕药、肥胖、遗传因素及免疫系统异常等。

第五节　胸　　痛

【案例】　常某,男,47岁,建筑工人,因胸痛1小时伴晕厥一次由120转入。既往有高血压病史,未正规治疗。查体:神志清楚,精神萎靡,呼吸平稳,双侧瞳孔等大等圆、直径3 mm、光反应灵敏,心肺(一),腹部平软无压痛,四肢肌力正常,无颈项强直,双下肢不肿。T 37 ℃、P 68次/分钟、R 20次/分钟、SpO_2 92%、左上肢BP 108/58 mmHg,右上肢BP 97/56 mmHg,疼痛评分9分。

一、定义

胸痛是指胸前区的不适感,包括胸部闷痛、刺痛、烧灼感、紧缩感或压榨感,有时可放射至肩部、背部、上肢、面颊、下颌部、颈部或上腹部,表现为酸胀、麻木或沉重感等,常伴有精神紧张、焦虑、恐惧感,是急诊科常见的就诊症状之一。病因复杂,危险程度差异大。常见高危胸痛包括:急性心肌梗死、主动脉夹层、肺栓塞、张力性气胸等,其特点是起病急、变化快、病死率高。

二、病因

胸痛病因复杂,常见病因见表2.8。

表 2.8　胸痛病因

分类		病因
致命性胸痛	心源性	急性冠脉综合征、主动脉夹层、心包填塞等
	非心源性	肺栓塞、张力性气胸、食管破裂
非致命性胸痛	心源性	心绞痛、心包炎、主动脉瓣疾病、心肌炎 肥厚型梗阻性心肌病等
	非心源性	胸壁疾病;纵膈疾病 呼吸系统疾病;消化系统疾病 精神心理因素

一、分诊思路

(一) 紧急评估

按照 ABCDE 评估法快速识别是否是高危的胸痛,如急性心肌梗死、主动脉夹层、肺栓塞、张力性气胸、阿斯发作等。

气道(A):是否通畅,患者有无紫绀现象。

呼吸(B):有无自主呼吸,有无呼吸频率、节律及深浅度的改变,呼吸运动是否对称等。判断是否缺氧。

循环(C):有无面色苍白、皮肤湿冷、大汗等心源性休克征象。

意识(D):意识水平及瞳孔改变。

暴露与控制(E):检查胸部有无红肿热痛、有无带状疱疹及伤口等。

(二) 次紧急评估

(1) 快速完成 12 导心电图,必要时行 18 导心电图检查。

(2) 监测双上肢血压及脉搏是否对称,必要时监测四肢血压。

(3) 根据心电图,床旁 POCT 行快速肌钙蛋白及心肌酶检查。

(4) 评估疼痛的部位、性质、严重程度、持续时间、有无放射痛及放射部位。

(三) 进一步评估

1. 一般情况

年龄、性别、姿势、体位、活动、面部表情等。

2. 询问病史

(1) 胸痛的诱因、发作时是否服用硝酸甘油或阿司匹林肠溶片,服药后是否缓解。

（2）既往病史：有无高血压、糖尿病、冠心病、房颤、肺部疾病、栓塞史等。

（3）有无类似发作史、近期服药史、家族史、职业及个人的生活习惯等。

（4）结合外院和门诊检查资料。

（四）症状体征评估

（1）急性心肌梗死：胸骨后或心前区压榨样疼痛，向颈、颌、肩、手臂放射，疼痛时间>15 min，或不伴左肩、左臂内侧等部位放射痛，常有濒死感、大汗淋漓、恶心呕吐。

（2）心绞痛：胸骨后压迫感、烧灼样疼痛，向颈、颌、肩、手臂放射持续 3～15 min，常伴有窒息感、恶心呕吐、出汗、气促、心悸。

（3）主动脉夹层：突发胸骨后、肩胛部、腰背部刀割样、撕裂样疼痛，疼痛向前胸、后背及上腹部放射。部分患者双上肢或双下肢血压不对称，双侧桡动脉、股动脉、足背动脉搏动感差异明显。

（4）肺栓塞：表现为突发的呼吸困难、胸痛、咯血、咳嗽、晕厥、烦躁不安、惊恐甚至濒死感等。

四、分诊指引

分诊护士根据患者的现病史、既往病史及检查阳性结果，进行快速临床分诊评估，综合判断予以分级分区、分科救治。

（一）分级分区指引

胸痛患者分级分区详见表 2.9。

表 2.9　胸痛患者分级分区

分级分区	红区（A）	黄区（B）	绿区（C）
	Ⅰ级	Ⅱ级、Ⅲ级	Ⅳ级
依据	心源性猝死 重度呼吸窘迫 急性心肌梗死 主动脉夹层 肺栓塞 张力性气胸 各种恶性心律失常 心源性休克	中度呼吸窘迫 伴生命体征不稳定 含服硝酸甘油不能缓解 稳定型心绞痛 心包炎、心肌炎 肺动脉高压 自发性气胸	有胸闷胸痛症状 但生命体征稳定 肋软骨炎 带状疱疹 反流性食管炎

（二）分科指引

对于病情Ⅰ级的患者，开通绿色通道直接护送至红区（A）；Ⅱ级、Ⅲ级患者送至黄区（B），急诊科首诊，同时请心内科、心脏外科、血管外科、ICU等相关科室会诊；Ⅳ级患者指引至绿区（C）相应科室就诊；带状疱疹所致胸痛，分诊至皮肤科就诊；考虑胸壁外伤所致胸痛，分诊至急诊外科就诊。

▌案例分析与拓展▐

【分析】

　　本案例患者入抢救室后护士立即予急诊心电图，提示 $V_1 \sim V_5$ 导联ST段广泛压低，并完善急诊心肌酶学检查，遵医嘱予氧气3L/min持续吸入。予生命体征监测，心率68次/分钟、呼吸20次/分钟、血氧饱和度95%、血压：左上肢110/60 mmHg，右上肢98/55 mmHg。快速心肌酶学结果：TNIU 3.5 μg/L，BNP 16 332 pg/mL，D-D 5.2 μg/mL，胸部CT示：少量胸腔积液。鉴于上述依据，值班医生拟诊断为：急性广泛前壁心肌梗死（非ST段抬高型）、少量胸腔积液，请心内科急会诊，医嘱拟予双抗药物应用。护士再次监测生命体征，心率64次/分钟、呼吸20次/分钟、血氧饱和度97%、血压：左上肢102/50 mmHg，右上肢78/40 mmHg，并将患者血压值汇报急诊内科和心内科医生，提醒医生患者两侧血压不对称。医嘱停止双抗药物使用。心内科医生建议行主动脉CTA检查，提示：急性主动脉夹层（Ⅰ型），请心脏外科会诊后予收住心脏外科行手术治疗，追踪患者结果，痊愈出院。

【启示】

　　（1）从患者的现病史、既往病史、主诉、症状体征，分诊初步考虑为高危的心肌梗死、主动脉夹层、肺栓塞可能，将患者护送至抢救室A区。

　　（2）对高危胸痛患者首先行心电图评估有无急性心肌梗死，同时应进行心肌酶学和胸部CT检查。

　　（3）护士在观察病情时要特别注意"三个不相称"，即胸痛与心电图表现不相称；症状与体征不相称；血压与休克不相称。因此，测量四肢血压、脉搏对主动脉夹层的诊断有重要意义。

　　（4）该患者在动态评估血压时，发现双侧血压不对称，提醒医生患者血压情况，为患者正确、及时救治提供有价值的信息。

（5）注意，如果没有仔细动态观察患者双上肢血压，就按心肌梗死治则应用双抗药物，可能会造成严重后果。

【知识拓展】

　　主动脉夹层（aortic dissection，AD）是因主动脉内的血液经过内膜撕裂口流入囊样变性的中层，形成夹层血肿，并在血流压力的驱动下，沿血管长轴方向发展，具有起病急、进展快、死亡率高的特点，是最严重的的心血管疾病之一，48 小时内死亡率可高达 50%。高血压、主动脉粥样硬化、主动脉中层病变（如 Marfan 综合征）是本病常见病因。其中 80% 的患者有高血压病史。

　　主动脉夹层的发病机理主要是由于各种原因所致的主动脉中膜弹力纤维和平滑肌病损，或是发育缺陷造成主动脉壁薄弱。当内膜破裂时，血液在主动脉压力的作用下，进入内膜下的中膜层，形成血肿，并使血肿在动脉壁内扩展、延伸，夹层血肿压迫相应的主动脉分支血管时，出现相应的脏器缺血症状，如神经系统缺血症状、内脏缺血症状、四肢缺血症状，少数近端夹层内膜破裂下垂物遮盖冠状窦口时可致急性心肌梗死。患者表现为胸背部撕裂痛，疼痛可向下延伸至腹部。夹层血肿阻塞动脉分支，造成一侧肢体脉搏减弱消失，血压降低，出现假性低血压，而对侧血压升高或正常。

第六节　咯　　血

　　【案例】　患者，男，35 岁，因"在无明显诱因下出现咯血伴左侧胸部疼痛 3 小时"急诊入抢救室。既往病史：否认冠心病、高血压、糖尿病、肺部疾病史。查体：神清，痛苦貌，呼吸急促，出冷汗，颜面无紫绀，双肺呼吸音粗，心律齐，双下肢无水肿。T 36.3 ℃，P 111 次/分钟，R 24 次/分钟，BP 112/72 mmHg，SpO_2 82%。

一、定义

　　咯血是指喉及喉以下的呼吸道及肺任何部位的出血，经口腔咯出。大咯血时从口鼻腔涌出，严重时阻塞呼吸道引起窒息死亡。每次咯血量超过 300 mL，或 24 小时咯血量超过 500 mL 称为大咯血。咯血需与口鼻腔出血及呕血鉴别。

二、病因

咯血病因列于表 2.10。

表 2.10　咯血病因

分类	病因
气道疾病	支气管扩张、支气管内膜结核、急慢性支气管炎、支气管良/恶性肿瘤、支气管异物等
肺部疾病	肺结核、肺炎、肺脓肿、肺淤血、肺寄生虫病、肺囊肿、肺真菌病、肺曲霉菌感染等
肺血管疾病	肺栓塞、肺动脉高压、肺动静脉畸形、主动脉瘤、气管动脉瘘、先天性血管发育异常等
其他	血液系统疾病、心血管疾病、子宫内膜异位症、自身免疫性疾病、胸部创伤、肺出血型钩端螺旋体病、流行性出血热

二、分诊思路

(一) 紧急评估

按照 ABCDE 评估法紧急评估有无窒息、呼吸窘迫、休克等危及生命的征象。

气道(A):呼吸是否通畅,有无血块。

呼吸(B):观察有无憋气、呼吸浅快;口唇、颜面有无紫绀等。

循环(C):观察有无面色苍白、大汗、皮肤湿冷等休克征象。

意识(D):观察有无烦躁不安;意识丧失等。

暴露与控制(E):胸部有无青紫、伤口,皮肤有无出血点。

(二) 次紧急评估

(1) 评估咯血的量、颜色、性状。

(2) 监测血压、呼吸、心率的变化。

(3) 评估窒息先兆:明显胸闷、憋气、烦躁、恐惧、原先的咯血突然减少或停止、喉部作响、呼吸浅快、大汗淋漓甚至神志不清。

(4) 识别出血来源,区分呕血和其他部位出血。

(三) 进一步评估

1. 一般情况

年龄、性别、职业、体位、语言、活动、行为、面部表情等。

2. 询问病史

（1）有无先兆症状：出血侧胸内"发热"感、喉痒、胸部或喉部有痰鸣声、心悸头昏等。

（2）既往病史：有无肺部疾病、心血管疾病、血液系统病、手术史。

（3）其他：吸烟史、饮酒史、家族史、流行病史。

（4）结合外院检查资料或门诊资料。

（四）伴随症状体征评估

（1）伴发热：多见于肺结核、肺脓肿、肺炎、流行性出血热、支气管肺癌、肺出血肾炎综合征、肺出血钩端螺旋体病等。

（2）伴呛咳：多见于支气管肺癌、支原体肺炎等。

（3）伴胸痛：肺栓塞（梗死）、肺结核、肺炎链球菌性肺炎、支气管肺癌、心脏瓣膜病、胸部外伤等。

（4）伴皮肤黏膜出血：见于血液病、风湿病、肺出血型钩端螺旋体病、流行性出血热等。

（5）伴脓痰：多见于支气管扩张、肺脓肿、肺结核等。

（6）伴杵状指（趾）：多见于支气管扩张、肺脓肿、支气管肺癌等。

四、分诊指引

（一）分级分区指引

分诊护士根据患者的现病史、既往病史以及查体阳性检查结果，进行快速临床分诊评估，综合判断予以分级分区、分科救治（见表 2.11）。

表 2.11　咯血患者分级分区

分级分区	红区（A）	黄区（B）	绿区（C）
	Ⅰ级	Ⅱ级、Ⅲ级	Ⅳ级
依据	无意识 窒息 重度呼吸窘迫 气道梗阻 休克（血压低、面色苍白、出冷汗） 极低的 $SpO_2 < 80\%$ 大咯血	轻中度呼吸窘迫 意识程度改变 循环血量不足 $SpO_2\ 80\% \sim 90\%$ 咯血块	痰中带血丝 发热 生命体征稳定

（二）分科指引

对于病情Ⅰ级的患者,开通绿色通道直接护送至红区(A);Ⅱ级、Ⅲ级患者送至黄区(B),急诊科首诊,同时请呼吸科、五官科、心脏外科、ICU 等相关科室会诊;Ⅳ级患者指引至绿区(C)相应科室就诊。

▌案例分析与拓展▌

【分析】

仔细询问病史,患者否认高血压、吸烟史及外伤史,胸痛明显,呼吸急促,出冷汗,不能平卧,进入抢救室后,予端坐位和半卧位交替,吗啡镇痛处理。检验结果:WBC17.8×10^9/L,NEUT%(中性粒细胞百分比) 82.8%,HGB 192g/L,CK-MB 38U/L,LDH 377U/L,TNIU 0.259 μg/L,D-D 聚体 1.0 μg/mL。急诊心电图:窦性心动过速 V_2～V_6 ST 段压低,大动脉 CTA:未见明显异常。ICU 会诊后予收住院。住院后超声心动图提示:二尖瓣瓣膜腱索断裂。转入心外科予心脏瓣膜修补术治疗后康复出院。

【启示】

(1) 本例患者以咯血、胸痛、呼吸困难而急诊,以高危胸痛送至抢救室,分诊思路正确。

(2) 对于此类临床表现的患者,应注重心肺听诊,寻找诊断依据。

(3) 鉴于此种疾病少见,诊断不明时应行多学科会诊。

【知识拓展】

二尖瓣腱索断裂是一种较少见危重心脏病急症。典型表现为突然胸闷、重症喘气、呼吸困难等急性左心衰竭,有时可表现为渐进性慢性心力衰竭。二尖瓣区听诊可闻及全收缩期杂音。常见原因为二尖瓣脱垂,二尖瓣出血黏液样变性,脱垂的二尖瓣叶腱索间部分膨出,瓣叶变长面积增大,同时腱索变细变长,扭曲,纤维化而增厚,由于腱索异常,二尖瓣应力不均,腱索张力增加时可导致腱索断裂。心脏听诊和超声心动对二尖瓣腱索断裂诊断有重要价值。

第七节　呼 吸 困 难

【案例】　患者,女性,50 岁,呼吸困难、胸闷伴双下肢水肿 1 月余,加重 1 天,由外院 120 转入。既往有高血压病史。查体:神志清楚,口唇紫绀,语不成句,P 55 次/分钟,R 28 次/分钟、BP 147/99 mmHg,SpO$_2$ 86%。预检护士以"心功能不全"分诊至抢救室。

一、定义

呼吸困难是指患者主观感到空气不足、呼吸费力,客观上表现呼吸运动用力,严重时可出现张口呼吸、鼻翼扇动、端坐呼吸,甚至发绀、呼吸辅助肌参与呼吸运动,并且可有呼吸频率、深度、节律的改变。

(一)呼吸频率

(1) 正常人静息状态下,呼吸为 16～18 次/分钟,呼吸与脉搏之比为 1∶4。新生儿呼吸约 44 次/分钟。

(2) 频率>20 次/分钟为呼吸过速,频率<12 次/分钟为呼吸过缓。

(二)呼吸深度

呼吸浅快、呼吸深快、呼吸深慢。

(三)呼吸节律

(1) 潮式呼吸,又称陈施(Cheyne-Stokes)呼吸。特点是:不规则呼吸呈周期性,呼吸频率和深度逐渐增加和逐渐减少以至呼吸暂停相交替出现。

(2) 间停呼吸,又称毕奥(Biots)呼吸。特点是:规则呼吸后出现长周期呼吸停止又开始呼吸。

(3) Kussmaul 呼吸。特点是:呼吸深快。

二、病因

引起呼吸困难的原因繁多,主要分为呼吸系统、心血管系统、代谢性及中枢神经系统疾病(见表 2.12)。

表 2.12 呼吸困难病因

类型		病因
肺源性	上呼吸道	异物、痰栓、喉头水肿(过敏)、外压(肿瘤、血肿)等
	肺部	肺实质病变;肺血管病变;气道病变;胸膜病变
心源性	心脏	心梗/心绞痛;心衰;心律失常;瓣膜疾病;心包疾病;心脏压塞
中毒性	全身性代谢或中毒性疾病	全身性感染;代谢性酸中毒;中毒
血源性		贫血
神经精神性	神经精神性疾病	脑卒中;神经源性肺水肿;神经肌肉疾病精神性疾病:焦虑、过度通气综合征、癔症等

三、分诊思路

(一)紧急评估

按照 ABCDE 评估法识别是否有危及生命的征象,如呼吸微弱或停止、窒息、严重呼吸窘迫、严重发绀等。

气道(A):检查气道是否通畅,是否有异物、梗阻等。

呼吸(B):评估呼吸的频率、节律是否规则、深浅度,有无喉鸣、三凹征等。

循环(C):有无面色苍白、皮肤湿冷、全身大汗等休克征象。

意识(D):有无意识丧失。

暴露与控制(E):有无胸廓畸形、腹部膨隆、皮疹、瘀点瘀斑等。

(二)次紧急评估

(1)监测生命体征:呼吸、心率、心律、血氧饱和度、血压、体温。

(2)心电图及血气分析。

(3)胸部听诊:双肺呼吸音是否对称;肺部有无干、湿罗音及哮鸣音;心脏有无杂音、奔马律等。

(4)必要时指测血糖。

(三)进一步评估

1. 询问病史

(1)发作时间、是否急性起病、发病诱因。

(2)既往有无心肺疾病、有无外伤史、药物接触史、精神疾病、代谢性疾病等。

2. 查看患者外院就诊资料

仔细查看患者外院就诊的血检、心电图、影像学及病历等。

（四）伴随症状体征评估

（1）发作性呼吸困难伴哮鸣音：多见于支气管哮喘、心源性哮喘等；突发性重度呼吸困难见于急性喉水肿、气管异物、大面积肺栓塞、自发性气胸等。

（2）伴发热：多见于肺炎、肺脓肿、肺结核、胸膜炎、急性心包炎等。

（3）伴一侧胸痛：见于大叶性肺炎、急性渗出性胸膜炎、肺栓塞、自发性气胸、急性心肌梗死、支气管肺癌等。

（4）伴咳嗽、咳痰：见于慢性支气管炎、COPD、支气管扩张、肺脓肿等；伴大量泡沫痰可见于有机磷中毒；伴粉红色泡沫痰见于急性左心衰。

（5）伴意识障碍：见于脑出血、脑膜炎、糖尿病酮症酸中毒、尿毒症、肺性脑病、急性中毒、休克型肺炎等。

四、分诊指引

分诊护士根据患者的现病史、既往病史、临床评估及检查阳性结果，综合判断予以分级分区、分科救治。

（一）分级分区指引

呼吸困难分级分区细则列于表 2.13。

表 2.13 呼吸困难分级分区

分级分区	红区（A）	黄区（B）	绿区（C）
	Ⅰ级	Ⅱ级、Ⅲ级	Ⅳ级
依据	呼吸停止或节律不规则 窒息 严重呼吸窘迫 气道不能维持 $SpO_2 < 80\%$ 且呼吸急促 急性呼吸衰竭	中度呼吸窘迫 $SpO_2\ 80\% \sim 90\%$ 急性哮喘 自发性气胸 急性心力衰竭	主观感觉呼吸困难 癔症 无发绀，生命体征正常

（二）分科指引

对于病情Ⅰ级的患者，开通绿色通道直接护送至红区（A）；Ⅱ级、Ⅲ级患者送至黄区（B），急诊科首诊，同时请呼吸科、五官科、心脏内科、ICU 等相关科室会诊；Ⅳ级患者指引至绿区（C）相应科室就诊。

案例分析与拓展

【分析】

患者入抢救室后,端坐位呼吸,给予氧气 6 L/min 吸入,急诊心电图示窦性心动过缓。医嘱予平喘、利尿处理后,陪同行胸部 CT 检查,结果显示:心包大量积液;两肺炎症伴双侧胸腔积液。血检结果:RBC 2.29×10^{12}/L,HGB 59 g/L,PLT 84×10^9/L,D-D 1.03 μg/mL,WBC 2.64×10^9/L,BNP 130 pg/mL。床旁心脏超声检查:大量心包积液,LVEF:47%,请心内科急会诊,行心包穿刺术,抽出淡黄色引流液 110 mL 并送检,术后患者症状缓解,最终诊断"大量心包积液,肺部感染",收住急诊内科。追踪结果,患者诊断为"心包积液,红斑狼疮,甲状腺功能减退",治疗好转后出院。

【启示】

(1) 呼吸困难的病因繁多,护士在评估病情时要排除癔症性呼吸困难。

(2) 床旁心脏超声技术可协助诊断:大量心包积液或胸腔积液、急性心肌梗死、心脏瓣膜疾病或人工瓣膜急性功能性障碍、主动脉疾病、心腔及肺动脉内占位性疾病、心脏创伤等。

【知识拓展】

(1) 心包疾病或其他疾病累及心包可造成心包渗出和心包积液,当积液迅速或积液量达到一定程度时,可造成心输出量和回心血量明显下降而产生临床症状及心脏压塞。常见病因有感染性和非感染性,后者常见的有急性非特异心包炎、自身免疫疾病、肿瘤、代谢性疾病、心肌梗死等邻近器官疾病。

(2) 呼吸困难是渗出性心包炎最突出的症状。心包疾病可出现 Beck 三联征:低血压、心音低弱、颈静脉怒张;奇脉:桡动脉波动呈吸气性显著减弱或消失,呼气时恢复。

第八节　腹　痛

【案例】 黄某某,女,15 岁,因腹痛 5 天,发现转氨酶高,由外院转入,否认既往病史。体检:神志清楚,双肺呼吸音清,腹软,上腹部压痛阳性,T 36.5 ℃,P 145

次/分钟,R 23 次/分钟,BP 145/109 mmHg,疼痛评分 7 分,外院血检示 ALT 1500 IU/L。

一、定义

腹痛是临床常见的症状,多数由腹部脏器疾病引起,但腹腔外及全身性疾病也可引起。腹痛的性质和程度,既受病变性质和病变严重程度影响,也受神经和心理因素影响。

二、病因

急性腹痛的病因很多,常见病因如表 2.14 所示。

表 2.14　急性腹痛的常见病因

分类	病因
腹腔器官急性炎症	急性胃肠炎、急性胰腺炎、急性出血坏死性肠炎、急性胆囊炎、急性阑尾炎
空腔脏器阻塞或扩张	肠梗阻、肠套叠、胆道结石、胆道蛔虫症、泌尿系统结石
脏器扭转或破裂	肠扭转、绞窄性肠梗阻、胃肠穿孔、肠系膜或大网膜扭转、卵巢囊肿蒂扭转、肝破裂、脾破裂、异位妊娠破裂等
腹膜炎症	胃肠穿孔、自发性腹膜炎
腹腔内血管阻塞	缺血性肠病、腹主动脉瘤及门静脉血栓形成等
腹壁疾病	腹壁挫伤、脓肿及腹壁皮肤带状疱疹
胸腔疾病所致腹部牵涉痛	大叶性肺炎、肺梗死、心绞痛、心肌梗死、急性心包炎、胸膜炎、食管裂孔疝、胸椎结核
全身性疾病所致的腹痛	腹型过敏性紫癜、糖尿病酮症酸中毒、尿毒症、铅中毒等

三、内、外科腹痛鉴别

内、外科腹痛鉴别见表 2.15。

表 2.15 内、外科腹痛鉴别

临床表现	外科	内科
发热	先腹痛后发热	先发热后腹痛
腹痛	由轻到重，由模糊到明确由局部到弥漫	由重到轻，模糊，无固定
腹膜刺激征	明显，持续进展	不明显，间隙消失
全身中毒反应	腹痛后出现	腹痛前出现

四、分诊思路

（一）紧急评估

按照 ABCDE 评估法，识别危及患者生命的休克征象。

（二）次紧急评估

（1）快速评估腹部体征，有无腹膜炎征象。

（2）快速 12 导心电图检查，评估有无急性心肌梗死。

（3）监测生命体征和疼痛程度，有高血压的患者应监测双上肢血压，警惕主动脉夹层。

（三）进一步评估

1. 一般情况

神情、面色、入院方式、体位、步态、腹痛反应（烦躁、呻吟、按腹辗转）、年龄、性别等。

2. 询问病史

（1）现病史：可根据 PQRST 公式评估：

① 诱因（P）：腹痛与饮食、外伤、剧烈运动、腹部手术等有无关系，怎样可使疼痛加重或缓解。

② 性质（Q）：是绞痛、锐痛还是钝痛、胀痛，是持续性还是阵发性。突发刀割样、烧灼样剧痛见于消化道穿孔；剧烈绞痛，且患者呻吟不止、辗转不安见于胆石症、泌尿系结石和肠扭转。

③ 放射（R）：腹痛的部位、有无放射痛及放射的部位。胆道疾病出现右肩部疼痛；胰腺炎刺激后腹膜引起左腰部带状放射痛；肾盂、输尿管疾病向会阴部放射。

④ 程度（S）：根据疼痛评分予以判断。

⑤ 时间（T）：疼痛开始时间、终止时间及持续时间。

（2）既往病史：有无胃、十二指肠疾病、腹部手术史。

（3）有无胸腔脏器疾病及糖尿病史，对于女性患者应了解月经史。

（4）结合外院检查或门诊检查资料。

（四）伴随症状体征评估

（1）伴发热、寒战：提示有炎症存在，见于急性胆道感染、胆囊炎、肝脓肿、腹腔脓肿，也可见于腹腔外感染性疾病。

（2）伴黄疸：可能与肝胆胰疾病有关。急性溶血性贫血也可出现腹痛与黄疸。

（3）伴休克同时有贫血：可能是腹腔脏器破裂；无贫血者则见于胃肠穿孔、绞窄性肠梗阻、肠扭转、急性出血坏死性胰腺炎等。腹腔外疾病如心肌梗死、大叶性肺炎也可有腹痛与休克。

（4）伴呕吐、反酸：提示食管、胃肠病变，呕吐量大提示胃肠道梗阻；伴反酸、嗳气则提示胃、十二指肠溃疡或胃炎。

（5）伴腹泻：提示消化吸收障碍或肠道炎症、溃疡或肿瘤。

（6）伴血尿：可能为泌尿系疾病，如泌尿系结石。

（7）伴血便：可能为肠套叠、缺血性肠病、溃疡性结肠炎、细菌性痢疾或肠道肿瘤等。

（8）伴阴道出血：可能为早孕、异位妊娠、胎盘早剥、流产等。

（9）伴晕厥：可能为腹腔大量内出血、消化道出血暂未排出、剧烈腹痛等。

（10）伴排尿异常：可能为泌尿系感染、前列腺增生症、体积较大的子宫黏膜下肌瘤压迫尿道口、脱垂子宫嵌顿、子宫扭转等。

五、分诊指引

分诊护士根据患者的现病史、既往病史、临床评估及体检阳性结果，综合评判予以分级分区、分科救治。

（一）分级分区指引

腹痛患者分级分区细则列于表2.16。

表 2.16　腹痛患者分级分区

分级分区	红区(A)	黄区(B)	绿区(C)
	Ⅰ级	Ⅱ级、Ⅲ级	Ⅳ级
依据	休克 急性心肌梗死 腹主动脉夹层 急性意识障碍 急性重症胰腺炎 急性重症胆管炎	疼痛评分≥7分 异位妊娠 消化道穿孔 有明显腹膜炎征象 持续呕吐、脱水 近期有腹部手术史 肝脾破裂	疼痛评分≤6分 生命体征稳定 呕吐、腹泻无脱水 急性胃肠炎 泌尿系结石 胆结石

(二) 分科指引

对于病情Ⅰ级的患者,开通绿色通道直接护送至红区(A);Ⅱ级、Ⅲ级患者送至黄区(B),急诊科首诊,同时请相关科室会诊;Ⅳ级患者指引至绿区(C)内科、外科、妇产科、儿科就诊。

▌案例分析与拓展▐

【分析】

　　患者因腹痛5天,发现转氨酶高,由外院转入,否认既往病史。分诊护士将患者护送至抢救室B区,急诊外科首诊。遵医嘱予B超、CT和实验室检查。检查过程中患者血压下降,BP 82/52 mmHg,医嘱予加快补液速度、升压、保肝对症处理。B超示肝轻度肿大,胆囊壁局限性增厚,脾周少量积液,盆腔积液;外科医生予腹腔穿刺,未见液体抽出。血检示:WBC 16.76×10⁹/L,NEUT% 76.5%,CO₂ 14.40 mmol/L,ALT 2 594.9 U/L,AST 1 831 U/L,Na 126.08 mmol/L,PT 21 s。CT示:① 腹盆腔积液;② 胆囊内稍高密度影,考虑胆囊内胆汁淤积可能;③ 两肺下叶少许炎症,两侧胸腔积液伴右肺下叶膨胀不全。患者在抢救室等床住院期间,护士发现患者进行性呼吸困难、端坐呼吸,进一步询问有明显胸闷,立即予心电图检查,心电图示:室内传导阻滞,广泛ST段压低。同时予以心肌酶检查,结果示TNIU 23.5 μg/L,CK-MB 60.99 IU/L,BNP 15 100 pg/mL,将患者转移至A区。请急诊内科及ICU会诊,ICU医生予床旁心脏超声,考虑重症心肌炎,收住ICU。追踪结果,患者系重症心肌炎,行EMCO治疗后痊愈出院。

【启示】

(1) 由于爆发性心肌炎国际国内尚无统一诊断标准,在诊断上存在一定难度,临床上往往是排他性诊断。

(2) 该患者入抢救室时心率快,应该行心电图和心肌酶学检查,不能惯性思维认为就是外科疾病。

(3) 对于诊断不明的腹痛患者,应及早行心电图检查。

【知识拓展】

爆发性心肌炎,又称急性重症病毒性心肌炎,是心肌炎的一种急危重症,常有短暂的病毒感染前驱症状。早期临床表现不典型,多以心外表现为主,呼吸道和消化道症状常见,起病后易迅速出现严重的心律失常。急性爆发性心肌炎病情危重、进展迅速,病死率高,能在较短时间内出现心功能失代偿和循环呼吸衰竭,若不及时救治,患者可能在数小时至数天内死于心功能衰竭。

由于爆发性心肌炎不是基于病因诊断,只有结合临床表现与实验室检查结果并排除其他疾病后才能诊断。实验室指标:与心肌炎相关的非特异性检验结果包括红细胞沉降率、C-反应蛋白、血清转氨酶、脑利钠肽和肌酸激酶MB亚型的升高。心肌炎的心电图特异性较低,可能包括任何一种特发性室上性或室性心动过缓或快速性心律失常,以及ST-T段异常。超声心动图是评价急性心肌炎最常用的无创技术。新的无创组织成像技术心脏磁共振成像能够检测心肌的水肿和纤维化,已成为诊断心肌炎的关键技术。心内膜活检是诊断心肌炎的金标准,但是敏感性和特异性有限。

第九节 呕 吐

【案例】 张某,女,28岁,因反复呕吐2天伴腹痛半天急诊入院,否认糖尿病、高血压病、心脏病病史。体检:神志清楚,精神差,呼吸急促、深快,双肺呼吸音清,腹软无压痛。T 36.5 ℃,P 126 次/分钟,R 30 次/分钟,BP 156/95 mmHg,SpO_2 99%。

一、定义

呕吐是由于内脏和躯体一系列不随意运动所致,先兆症状有恶心、干呕和流涎。呕吐时,胃处于相对被动状态,表现为胃底和胃食管括约肌松弛,腹肌和膈肌强力收缩使腹腔内压力急剧上升,导致胃内容物进入食管并排出体外。

二、病因

呕吐的常见病因列于表 2.17。

表 2.17　呕吐常见病因

类型	病因
胃肠道和腹腔疾病	急慢性胃肠炎,消化性溃疡、穿孔,消化系统肿瘤,幽门梗阻、肠梗阻、肠套叠、肠缺血,胃动力性疾病,阑尾炎,胆囊炎,胰腺炎,腹膜炎,肝炎,肾结石
盆腔脏器疾病	宫外孕,黄体破裂,卵巢囊肿蒂扭转
神经系统疾病	出血性、缺血性脑卒中,颅脑外伤,颅高压,脑炎及脑膜炎,严重头痛,高血压急症
代谢及内分泌疾病	水、电解质平衡紊乱,糖尿病酮症酸中毒,甲亢危象,垂体危象,肾功能衰竭
其他	急性心肌梗死,各种中毒,眼内压增高,妊娠,眩晕,不明原因

三、分诊思路

(一)紧急评估

按照 ABCDE 评估法,识别危及患者生命的征象。

(1)气道是否通畅,有无窒息。

(2)呼吸的频率、节律及深浅度的改变,判断是否缺氧。

(3)有无面色苍白、皮肤湿冷等休克征象。

(4)有无意识的改变及瞳孔情况。

(二)次紧急评估

(1)快速指测血糖,评估有无糖尿病酮症酸中毒。

(2)快速 12 导心电图检查,评估有无急性心肌梗死。

(3)监测生命体征和血氧饱和度。

（三）进一步评估

1. 一般情况

年龄、性别、姿势、语言、活动、行为、面色、面部表情等。

2. 询问病史

（1）呕吐的发病原因：急起或缓起。

（2）是否有明确的诱因：与进食的关系，有无时间特点，是间断还是持续，是否伴恶心。

（3）呕吐程度：剧烈呕吐或偶有呕吐；呕吐物的性状、量、气味。

（4）既往病史：有无高血压病、糖尿病、肾病，有无胃肠道及中枢神经系统疾病，有无腹部手术、颅脑外伤史，有无药物过敏史。

（5）个人史：如饮酒史、月经婚育史、家族史。

（四）伴随症状体征评估

（1）伴腹痛、腹泻：急性胃肠炎、食物中毒等。

（2）呈喷射性伴意识改变：脑卒中、脑膜炎、高血压脑病等。

（3）伴右上腹痛：胆石症、胆囊炎等。

（4）伴腐酵气味且呕吐频繁、量大：幽门梗阻。

（5）伴粪臭味：小肠梗阻、麻痹性肠梗阻。

（6）伴头痛、发热和/或脑膜刺激征：中枢神经系统感染。

（7）伴眩晕、耳鸣：迷路炎、梅尼埃病、晕动病等。

（8）伴停经：早孕。

四、分诊指引

分诊护士根据患者的现病史、既往病史、临床评估及查体阳性结果、综合评判予以分级分区、分科救治。

（一）分级分区指引

呕吐患者分级分区细则列于表2.18。

表 2.18　呕吐患者分级分区

分级分区	红区(A)	黄区(B)	绿区(C)
	Ⅰ级	Ⅱ级、Ⅲ级	Ⅳ级
依据	呕吐伴窒息 指测血糖 HI 休克指数＞2.0 血压＞260/130 mmHg 伴意识改变	大量频繁呕吐、腹泻 休克指数 1.0～2.0 空腹血糖＞22.2 mmol/L	偶有呕吐、无脱水 发热 急性胃肠炎 酒精中毒

（二）分科指引

对于病情Ⅰ级的患者,开通绿色通道直接护送至红区(A);Ⅱ级、Ⅲ级患者送至黄区(B),急诊科首诊,同时请相关科室会诊;Ⅳ级患者指引至绿区(C)相应科室就诊。

(1) 考虑胃肠炎、轻度食物中毒等分诊至急诊内科就诊。

(2) 考虑肝胆疾病、急性阑尾炎、输尿管结石、肠梗阻等分诊至急诊外科就诊。

(3) 考虑早孕呕吐等分诊至妇科就诊。

(4) 考虑迷路炎、梅尼埃病等分诊至耳鼻喉科就诊。

(5) 儿童呕吐分诊至急诊儿科就诊。

▌案例分析与拓展▐

【分析】

年轻女性,呕吐伴腹痛两天入院,近期体检无异常。分诊护士将患者分诊至 C 区急诊外科诊室,急诊外科医生考虑患者病重,遂将患者送至抢救室 B 区,接诊的高年资护士根据患者呼吸急促深大、年龄、肥胖体型,腹部体检无阳性体征,初步考虑是糖尿病酮症酸中毒,立即予以指测血糖,显示 Hi。仔细询问病史,近期体重下降。实验室检查。血气分析:pH 7.075,$PaCO_2$ 9.1 mmHg,PaO_2 133 mmHg,Lac(乳酸浓度) 3.4 mmol/L;血常规:WBC 16.79×10^9/L,NEUT% 85%;生化:GLU 37.76 mmol/L,OSMO 303.33 mmol/L,CO_2＜5.00 mmol/L,酮体:阳性;鉴于上述循证依据,此患者诊断为糖尿病酮症酸中毒,予降糖、补液、纠正电解质及酸碱平衡对症治疗,分别请了内分泌和 ICU 会诊,诊断明确,收住 ICU 治疗后好转出院。

【启示】

(1) 患者以"手捂腹部、诉呕吐腹痛"入急诊。分诊护士询问病史结合患者强迫体位,考虑急腹症。

(2) 以恶心呕吐伴急性腹痛为主要表现的糖尿病酮症酸中毒易误诊为急腹症,特别是无糖尿病病史的患者。

(3) 护士在急诊分诊时要摒弃"先入为主"的定势思维,分诊思路要广,根据仔细询问首发症状及伴随症状,结合必要的体检,全面综合判断。

【知识拓展】

糖尿病酮症酸中毒是最常见的糖尿病急症。以高血糖、酮症和酸中毒为主要表现,是胰岛素分泌不足和拮抗胰岛素激素过多共同作用所致的严重代谢紊乱综合征。

糖尿病酮症酸中毒患者会出现前驱表现,多饮、多尿、烦渴和体重下降明显加重,同时也会有消化系统表现,比如出现食欲缺乏、腹痛、恶心和呕吐等。

糖尿病酮症酸中毒引起腹痛的机理如下:

(1) 糖尿病酮症酸中毒引起氢离子增高,胃泌酸相应增加,刺激胃肠黏膜神经丛,引起疼痛。

(2) 升高的血糖引起渗透性利尿,大量的酮体从肾、肺排出带走大量水分以及呕吐、腹泻,使液体严重丢失致严重脱水、血容量不足,加上酸中毒引起微循环障碍,导致组织缺血缺氧,引起平滑肌痉挛。

第十节　呕　　血

【案例】　患者,女,78 岁,主诉呕血 2 小时余,呕出物为血凝块,无特殊既往病史。查体:精神差,腹软。T 36.9℃、P 89 次/分钟、R 20 次/分钟、BP 136/86 mmHg、SpO$_2$ 95%。

一、定义

呕血是上消化道疾病(指屈氏韧带以上的消化器官,包括食管、胃、十二指肠、肝、胆、胰疾病)或全身性疾病所致的急性上消化道出血,血液经口腔呕出。

二、病因

呕血的常见病因列于表 2.19。

表 2.19　呕血的病因

类型	病因
消化系统疾病	食管疾病;胃及十二指肠疾病;肝、胆疾病;胰腺疾病等
消化系统临近器官疾病	胸主动脉瘤破裂进入食管、腹主动脉瘤破裂进入十二指肠等
全身性疾病	血液疾病;感染性疾病;结缔组织病等
其他	尿毒症、肺源性心脏病、呼吸功能衰竭等

三、分诊思路

(一) 紧急评估

按照 ABCDE 评估法快速识别有无晕厥、窒息、休克等危及生命的征象。

气道(A):气道是否通畅,口腔内有无大的血凝块。

呼吸(B):呼吸的频率和节律是否正常,有无紫绀。

循环(C):有无面色苍白、全身大汗、四肢厥冷。

意识(D):有无精神萎靡、意识丧失等。

暴露与控制(E):皮肤有无出血点,有无腹部膨隆等肝硬化腹水等。

(二) 次紧急评估

(1) 监测生命体征,毛细血管充盈时间若>2 s,说明循环血量严重不足。

(2) 排除有否由鼻腔、口腔、咽喉等部位出血或呼吸道疾病引起的咯血。

(3) 出血程度的评估,病情严重程度与失血量呈正相关:

① 出血量>5 mL/日,粪便潜血试验阳性。

② 出血量>50 mL,可出现黑便。

③ 胃内积血量>250 mL,可引起呕血。

④ 出血量>400 mL/次,可出现头晕、心悸、乏力等症状。

⑤ 短期内出血量>1000 mL,可有休克表现。

(三) 进一步评估

(1) 询问病史:

① 本次发病的诱因,有无腹痛和黑便。

② 既往有无消化道疾病、血液系统疾病等;既往有无类似发作病史。

③ 近期有无服用激素和水杨酸制剂、饮酒史、外伤史等。

(2) 结合患者外院及门诊资料,综合评估。

(四) 伴随症状体征评估

(1) 伴上腹痛:中青年多见于消化道溃疡,中老年多见于胃癌。

(2) 伴肝脾肿大:伴有肝掌、蜘蛛痣、腹壁静脉怒张或腹水,多见于肝硬化门脉高压;出现肝区疼痛、肝大、质硬提示肝癌可能。

(3) 伴黄疸:黄疸、寒战、发热伴右上腹绞痛,多见于肝胆疾病。

(4) 伴皮肤黏膜出血:常见于血液疾病及凝血功能障碍。

(5) 伴头晕、黑矇、口渴、冷汗:提示血容量不足,伴腹痛、血便,提示活动性出血。

四、分诊指引

分诊护士根据患者的现病史、既往病史、临床评估及检查阳性结果,综合判断予以分级分区、分科救治。

(一) 分级分区指引

呕血患者分级分区治疗细则见表 2.20。

表 2.20　呕血分级分区

分级分区	红区(A)	黄区(B)	绿区(C)
	Ⅰ级	Ⅱ级、Ⅲ级	Ⅳ级
依据	气道梗阻 呼吸微弱 意识模糊或昏迷 休克指数>2.0 呕血量>1000 mL	呕血量<1000 mL 休克指数 1.0~2.0 有消化道大出血病史 频繁呕血	呕血量很少 生命体征正常

(二) 分科指引

对于病情Ⅰ级的患者,开通绿色通道直接护送至红区(A);Ⅱ级、Ⅲ级患者送至黄区(B),急诊科首诊,同时请相关科室会诊;Ⅳ级患者指引至绿区(C)相应科室就诊。

案例分析与拓展

【分析】

患者既往病史不详,预检护士以呕血待查护送至抢救室 B 区,请抢救室护士协助预检,抢救室护士再次监测生命体征:心率 90 次/分钟、呼吸 19 次/分钟、血氧饱和度 96%、血压 145/78 mmHg。详细询问病史,患者否认肝炎、消化道溃疡、口服阿司匹林等既往病史与用药史,查体,腹软,无明显贫血貌。患者入抢救室时,口腔不断有大量的血块涌出,呈暗红色,护士根据出血性质、颜色考虑口腔咽喉部位出血,嘱患者漱口后,观察患者牙龈有活动性出血点,汇报医生,请口腔科会诊,口腔科医生予以检查发现右上白齿部位出血,并予以纱布压迫止血后患者无呕血现象,观察后离开抢救室,嘱口腔科门诊就诊。

【启示】

(1) 以呕血就诊的患者先排除是否由鼻腔、口腔、咽喉等部位出血或呼吸道疾病引起的咯血。

(2) 鉴于本例患者血是自口腔内涌出,无恶心、呕吐,无咽喉部痒感等先兆症状,既往无疾病史,分诊时要特别注意检查口腔有无出血。

(3) 患者出血量大,应进一步行凝血功能检查。

【知识拓展】

咯血与呕血的鉴别见表 2.21。

表 2.21　咯血与呕血的鉴别

项目	咯血	呕血
病因	呼吸系统疾病	消化系统疾病
出血前症状	喉部痒感、胸闷、咳嗽等	上腹部不适、恶心、呕吐等
出血方式	咯出	呕出,可为喷射状
出血的颜色	鲜红色	暗红色、棕色、有时为鲜红色
血中混有物	痰、泡沫	食物残渣、胃液
酸碱反应	碱性	酸性
黑便	无,若咽下血液量较多时可有咯血	有,可为柏油样便,呕血停止后仍可持续数日
出血后痰的性状	常有血痰数日	无痰

第十一节　便　　血

【案例】　患者,男,68岁,因便血1周、全身乏力3～4天,由120转入。3个月前有直肠癌手术史。查体:精神差,神志淡漠,重度贫血貌,右下腹可见一结肠造瘘袋,有血便引出。T 36.9 ℃,P 105 次/分钟,R 20 次/分钟,BP 59/39 mmHg,SpO$_2$ 93％。

一、定义

便血是指消化道出血,血液由肛门排出。便血颜色可呈鲜红、暗红或黑色。少量出血不造成粪便颜色改变,须经隐血试验才能确定者,称为隐血。

二、病因

常见的便血病因列于表2.22。

表 2.22　便血的病因

类型	病因
上消化道疾病	胃,十二指肠,肝、胆、胰疾病
下消化道疾病	小肠疾病、结肠疾病、直肠肛管疾病、肠道血管畸形
全身性疾病	白血病、血小板减少性紫癜、血友病、遗传性毛细血管扩张症、维生素 C 及 K 缺乏症、肝脏疾病、尿毒症、流行性出血热、败血症等

三、分诊思路

(一) 紧急评估

按照 ABCDE 评估法,快速识别出危及生命的休克征象。

(二) 次紧急评估

(1) 监测生命体征,毛细血管充盈时间若大于 2 s,说明循环血量严重不足。

(2) 评估出血程度:病情严重程度与失血量呈正相关。

(三) 进一步评估

(1) 询问病史:

① 本次发病的诱因,有无腹痛,有无心慌乏力和晕厥等。

② 既往有无消化道疾病、血液系统疾病等,既往有无类似发作史。

③ 近期有无服用激素和水杨酸制剂、饮酒史、外伤史、手术史,是否进食血制品。

(2) 结合患者外院及门诊资料,综合评估。

(四) 伴随症状体征评估

(1) 伴腹痛:慢性上腹痛,见于消化性溃疡;上腹绞痛或有黄疸伴便血,考虑肝、胆道出血;腹痛伴血便或脓血便,见于细菌性痢疾、阿米巴痢疾或溃疡性结肠炎;排便后腹痛不缓解见于急性出血性坏死性结肠炎、肠系膜血栓形成等、小儿腹痛伴便血,多见于肠套叠。

(2) 伴里急后重:多见于痢疾、直肠炎及直肠癌。

(3) 伴发热:见于败血症、流行性出血热、钩端螺旋体病或部分恶性肿瘤。

(4) 伴全身出血倾向:见于急性非传染性疾病及血液疾病,如重症肝炎、流行性出血热、白血病、过敏性紫癜、血友病等。

(5) 伴肝脾肿大、皮肤改变:皮肤有蜘蛛痣及肝掌者,可能与肝硬化门脉高压有关。

(6) 伴腹部肿块:考虑肠道恶性淋巴瘤、结肠癌、肠结核、肠套叠及克罗恩病等。

四、分诊指引

分诊护士根据患者的现病史、既往病史、临床评估及检查阳性结果,综合判断予以分级分区、分科救治。

(一) 分级分区指引

便血患者分级分区细则列于表 2.23。

表 2.23　便血患者分级分区

分级分区	红区(A)	黄区(B)	绿区(C)
	Ⅰ级	Ⅱ级、Ⅲ级	Ⅳ级
依据	意识模糊或昏迷 休克指数>2.0 便血量>1000 mL	便血量<1000 mL 休克指数 1.0~2.0 有消化道大出血史 频繁便血	少量便血 生命体征正常 痔疮

（二）分科指引

对于病情Ⅰ级的患者,开通绿色通道直接护送至红区(A);Ⅱ级、Ⅲ级患者送至黄区(B),急诊科首诊,同时请相关科室会诊;Ⅳ级患者指引至绿区(C)相应科室如消化科、肛肠科就诊。

▌案例分析与拓展▐

【分析】

分诊护士依据患者的生命体征,初步判断为休克送至抢救室A区急诊外科首诊,入抢救室后立即给予鼻导管吸氧4 L/min,建立两路留置针静脉通路,积极补液扩容,多巴胺、间羟胺等升压药物应用后血压呈上升趋势。心率95次/分钟、呼吸20次/分钟、SpO_2 95%、血压80/45 mmHg。请胃肠外科会诊,建议积极纠正休克,完善相关检查。血液检查显示:WBC 31.06×10^9/L,NEUT% 93.9%,Hb 90 g/L,CO_2＜5.00 mmol/L,CREA 1 076.80,GLU 20.9 mmol/L,K 8.45 mmol/L,Na 128.54 mmol/L,D-D 3.18 μg/mL。立即行急诊心电图检查,心电图示窦性心律,T波高尖,予以除颤监护仪心电监护,请急诊内科会诊。追问病史患者近两周进食、水明显减少,内科积极纠正电解质紊乱、纠酸、抗炎补液处理。患者在治疗观察期间,心电监护突然显示逸搏心律,心率42次/分钟。立即请心内科、ICU急会诊,心内科会诊后行心脏起搏器植入术。ICU拟诊:"心脏起搏器植入术后;急性肾功能衰竭;高钾血症;便血待查"收住重症监护病房。追踪结果:患者经ICU积极治疗,急性肾功能衰竭得以纠正,便血停止,好转出院。

【启示】

（1）该患者病因复杂,休克可能为低血容量性和/或感染性的原因,关键是及时补充血容量,纠正休克、电解质紊乱和酸中毒。

（2）在抗休克治疗的同时,积极查找病因,积极治疗并发症,及早的起搏器植入,赢得了最佳的救治时间。

【知识拓展】

▲ 急性肾功能衰竭

急性肾功能衰竭是由多种原因引起的短时间内肾功能急剧下降而出现

的临床综合征,主要表现为含氮代谢废物蓄积,水、电解质和酸碱平衡紊乱及全身各系统并发症。根据病因分为:肾前性、肾性、肾后性三类。

肾前性急性肾衰竭:指各种原因引起的肾血流灌注不足所致的肾小球滤过率降低,肾实质组织结构完好,如能及时恢复肾血流灌注,肾功能会很快恢复。

肾性急性肾衰竭:是肾实质损伤所致,损伤可累及肾单位和间质。

肾后性急性肾衰竭:是由于急性尿路梗阻所致,梗阻发生在肾盂导尿道的尿路任一水平,梗阻及时解除肾功能很快得以恢复。

▲ 临时心脏起搏器

临时心脏起搏是一种非永久性植入起搏电极导线的临时性或暂时性人工心脏起搏术。起搏电极导线放置时间一般不超过 2 周,起搏器均置于体外,待达到诊断、治疗和预防目的后随即撤出起搏电极导线。如仍需继续起搏治疗则应考虑置入永久性心脏起搏器。任何症状性或引起血流动力学变化的心动过缓患者都是临时心脏起搏对象。临时心脏起搏的目的通常分为治疗、诊断和预防。

1. 治疗方面

(1) 阿-斯综合征发作:各种原因(急性心肌梗死、急性心肌炎、洋地黄或抗心律失常药物等引起的中毒、电解质紊乱等)引起的房室传导阻滞、窦房结功能衰竭而导致的心脏停搏并出现阿-斯综合征发作,都是紧急临时心脏起搏的绝对指征。

(2) 心律不稳定的患者在安置永久心脏起搏器之前的过渡。

(3) 心脏直视手术引起的三度房室传导阻滞。

(4) 药物治疗无效的、由心动过缓诱发的尖端扭转型和/或持续性室性心动过速。

2. 诊断方面

作为某些临床诊断及电生理检查的辅助手段。

例如判断:窦房结功能;房室结功能;预激综合征类型;折返性心律失常;抗心律失常药物的效果。

3. 预防方面

(1) 预期将出现明显心动过缓的高危患者:常见的有急性心肌梗死的某

些缓慢心律失常、心脏传导系统功能不全的患者拟施行大手术及心脏介入性手术、疑有窦房结功能障碍的快速心律失常患者进行心律转复治疗、原先存在左束支阻滞的患者进行右心导管检查时。

（2）起搏器依赖的患者在更换新心脏起搏器时的过渡。

第十二节　意　识　障　碍

【案例】　患者，男，65岁，务农，被家属发现神志不清3小时，外院拟诊急性脑卒中，由120转入。家属代诉：否认高血压、糖尿病病史。查体：昏迷，双侧瞳孔等大等圆、直径3mm、光反应灵敏，病理征未引出，T 36.5℃，P 89次/分钟，R 20次/分钟，BP 135/76 mmHg，SpO_2 99%。

一、定义

意识障碍是指人对周围环境及自身状态的识别和觉察能力出现障碍。多由于高级神经中枢功能活动（意识、感觉和运动）受损所引起。意识障碍根据觉醒障碍程度分为：嗜睡（somnolence）、昏睡（stupor）、昏迷（coma）。根据意识内容障碍分为：谵妄状态（delirium）、植物状态/无反应觉醒综合征（vegetative state/ unresponsive wakefulness syndrome，VS/UWS）、微小意识状态（minimally conscious state，MCS）等。

意识障碍程度一般分为四级：

1. 嗜睡

嗜睡（somnolence）是最轻的意识障碍，是一种病理性倦睡，患者陷入持续的昏睡状态，可被唤醒，并能正确回答问题和做出各种反应，但刺激去除后很快又再入睡。

2. 意识模糊

意识模糊（confusion）是意识水平轻度下降，较嗜睡为深的意识障碍。患者能保持简单的精神活动，但对时间、地点、人物的定向能力发生障碍。

3. 昏睡

昏睡(stupor)是接近人事不省的意识状态,患者处于熟睡状态,不易唤醒。虽在强烈刺激下(如压迫眶上神经,摇动患者身体等)可被唤醒,但很快又再入睡。醒时回答含糊或答非所问。

4. 昏迷

昏迷(coma)是严重的意识障碍,表现为意识持续的中断或完全丧失。按其程度可分为三个阶段:

(1) 轻度昏迷:意识大部分丧失,无自主运动,对声、光刺激无反应,对疼痛刺激有反应,各种生理反射(吞咽、咳嗽、角膜反射、瞳孔对光反应等)存在。

(2) 中度昏迷:对周围事物及各种刺激均无反应。对强刺激的防御反射、角膜反射和瞳孔对光反射减弱。

(3) 深度昏迷:对外界任何刺激均无反应,全身肌肉松弛。

二、病因

意识障碍病因复杂,详见表 2.24。

表 2.24　意识障碍病因

类型		病因
颅内病变	脑血管病	缺血性脑卒中、出血性脑卒中
	颅内占位	各种脑肿瘤、脑囊肿等
	颅内感染	各种脑炎,脑内脓肿,其他寄生虫所致的感染等
	颅脑外伤	颅内血肿,硬膜外、硬膜下血肿,脑挫裂伤
	癫痫	全身性强直-阵挛性发作
颅外病变	系统性疾病	心、肺、肝、肾性脑病
		心律失常
		糖尿病性昏迷
		各种危象
		物理性缺氧性损害:中暑、触电、淹溺、休克
		电解质紊乱,水酸碱平衡失调
	中毒性脑损害	感染中毒:中毒性菌痢、中毒性肺炎、伤寒、败血症、Reye 综合征等
		各种药物、动植物、重金属等中毒。

三、分诊思路

（一）紧急评估

按照 ABCDE 评估法，快速识别危及患者生命的征象，如低血糖危象、小儿高热惊厥、阿斯发作、病因明确的缺氧性脑损害等。

（二）次紧急评估

（1）快速指测血糖，评估有无高血糖或低血糖危象。

（2）快速 12 导心电图检查，评估有无恶性心律失常等。

（3）监测生命体征和血氧饱和度。

（三）进一步评估

1. 一般情况

年龄、性别、姿势、语言、活动、行为、面部表情等。

2. 询问病史

（1）发病过程：诱因、持续时间、被发现的过程。

（2）年龄和发病季节：儿童春季发病多见于流行性脑膜炎，夏季发病多见于乙脑、中毒性菌痢；青壮年则以脑血管畸形多见；老年患者多见于心脑血管疾病。

（3）既往病史：有无高血压、糖尿病、心、肝、肺、精神疾病、癫痫等疾病病史。

（4）其他：起病现场有无空药瓶、电线坠落等；有无外伤史；有无高温、低温或有害生产环境等。

（5）结合外院和门诊检查资料综合评估。

（四）伴随症状体征评估

（1）伴呼气异味：烂苹果气味见于糖尿病昏迷；氨味可能为尿毒症；大蒜味见于有机磷中毒；酒精味见于酒精中毒；肝臭味见于肝昏迷。

（2）伴呼吸缓慢：见于吗啡、巴比妥类、有机磷杀虫药类中毒，银环蛇咬伤等。

（3）伴发热：先发热后有意识障碍，见于重症感染性疾病；先有意识障碍后发热，见于脑出血、蛛网膜下腔出血、巴比妥类药物中毒等。

（4）伴瞳孔散大：见于颠茄类、酒精、氢化物等中毒以及癫痫、低血糖等。

（5）伴瞳孔缩小：见于吗啡类、巴比妥类、有机磷杀虫药类中毒。

（6）伴瞳孔不等大：见于脑疝。

（7）伴心动过缓：见于颅内高压、吗啡类中毒等。

(8) 伴高血压：见于高血压脑病、脑血管意外、肾炎尿毒症等。

(9) 伴低血压：见于各类休克。

(10) 伴皮肤黏膜改变：出血点、瘀斑和紫癜等，见于严重感染和出血性疾病；口唇呈樱桃红色，提示一氧化碳中毒。

(11) 伴脑膜刺激征：见于脑膜炎、蛛网膜下腔出血等。

(12) 伴瘫痪：见于脑梗塞、脑出血等。

(13) 伴电解质紊乱：见于高血糖、低血糖、高钠血症、低钠血症、高钾血症、低钾血症。

四、分诊指引

分诊护士根据患者的现病史、既往病史、临床评估及检查阳性结果，综合判断予以分级分区、分科救治。

（一）分级分区指引

意识障碍分级分区细则见表 2.25。

表 2.25　意识障碍分级分区

分级分区	红区（A）	黄区（B）	绿区（C）
	Ⅰ级	Ⅱ级、Ⅲ级	Ⅳ级
依据	脑疝 休克指数>2.0 血压≥180/110 mmHg 伴靶器官损害 体温>41 ℃ 血钾<2.8 mmol/L、>6.2 mmol/L 空腹血糖<1.1 mmol/L、空腹血糖>22.2 mmol/L GCS 评分 3~8 分 恶性心律失常 癫痫持续状态 小儿惊厥	休克指数 1.0~2.0 血压 160~179 mmHg/100~109 mmHg 体温 39~41 ℃ 2.8 mmol/L<血钾<3.5 mmol/L 160 mmol/L<血钠<120 mmol/L 空腹血糖<2.2 mmol/L GCS 9~12 分 血流动力学稳定的心律失常	体温 37.3~39 ℃ 空腹血糖>2.8 mmol/L GCS 13~15 分

（二）分科指引

对于病情Ⅰ级的患者，开通绿色通道直接护送至红区（A）；Ⅱ级、Ⅲ级患者送至黄区（B），急诊科首诊，同时请相关科室会诊；Ⅳ级患者指引至绿区（C）相应科室就诊。

案例分析与拓展

【分析】

该患者入急诊后，进一步查体发现患者脚趾破溃，即刻指测血糖，血糖值 1.5 mmol/L。遵医嘱立即予 50％葡萄糖 40 mL 静脉推注，患者神志逐渐转清，陪同进行头颅 CT 检查，CT 未见明显出血和梗塞灶，诊断为低血糖性昏迷。

【启示】

(1) 患者外院拟诊脑卒中，分诊思路不能受外院诊断影响。

(2) 对于不明原因的意识障碍患者，分诊护士应首先快速指测血糖，识别血糖危急征象；其次进行心电图检查，识别恶性心律失常。再遵医嘱行相关实验室和影像学检查。

【知识拓展】

低血糖是指成人静脉血浆中葡萄糖浓度小于 2.8 mmol/L 时，可认为是血糖降低，但是否出现症状，根据个人体质差异有所不同，血糖分级：轻度低血糖为血糖 <2.8 mmol/L；中度低血糖为血糖 <2.2 mmol/L；重度低血糖为血糖 <1.1 mmol/L。

当血糖降低可导致交感神经过度兴奋与中枢神经异常，此种现象称之为低血糖危象，依据 Whipple 三联征确定低血糖危象：① 低血糖症状；② 发作时血糖低于 2.8 mmol/L；③ 供糖后低血糖症状迅速缓解。

第十三节 抽 搐

【案例】 闻某，男，45 岁，务农，系"张口受限 4 日伴呕吐 2 日，准备再次去门诊就诊，在经过急诊大门时突发抽搐一次，持续时间约 4 分钟"，由家属和分诊护士护送至抢救室。查体：神志清楚，双侧瞳孔等大等圆、直径 3 mm、光反应灵敏，张口受限，不能言语，口腔内大量泡沫，四肢肌张力高，病理征未引出，T 36.8 ℃，P 84 次/分钟，R 20 次/分钟，BP 125/70 mmHg，SpO₂ 99％。

一、定义

抽搐是指身体的局部或全部肌肉不自主快速、阵发性收缩,是大脑功能暂时紊乱的一种表现,有强直性(持续肌肉收缩)、阵挛性(间断肌肉收缩)和混合性(先后出现强直性和阵挛性肌肉收缩)等多种表现形式,临床上具有突然发作和反复发作的特点。

二、病因

抽搐患者的发病原因很多,常见的原因列于表 2.26。

表 2.26　抽搐的病因

类型		病因
痫性抽搐	神经系统疾病	原发性癫痫、颅脑外伤、颅内感染、颅内肿瘤、产伤、脑脓肿、脑出血、脑栓塞、脑灰质炎、脑炎
	全身性疾病	高热、子痫、脑缺氧、感染、中毒、心血管疾病
	传染性疾病	流行性出血热、流行性脑膜炎等
非痫性抽搐	手足搐搦征	低钙血症、癔症、神经官能症等
	强直性肌痉挛	破伤风、狂犬病等
	非痫性肌痉挛	中枢神经系统疾病、感染中毒性脑病等

三、分诊思路

(一)紧急评估

按照 ABCDE 评估法快速识别危及生命的征象,如气道梗阻、阿斯发作、癫痫持续状态、妊娠子痫、小儿高热惊厥等。

气道(A):有无异物,有无牙关紧闭。

呼吸(B):有无自主呼吸,有无呼吸频率、节律及深浅度的改变,判断是否缺氧。

循环(C):有无面色苍白、皮肤湿冷等休克征象。

意识(D):意识水平及瞳孔改变。

暴露与控制(E):检查患者皮肤有无破损或动物咬痕、有无皮疹,高热者应松解衣物并予物理降温。

(二)次紧急评估

(1)密切监测生命体征和血氧饱和度。

（2）心电图检查有无恶性心律失常。

（3）必要时指测血糖评估有无低血糖危象。

（三）进一步评估

（1）询问病史：

① 抽搐发作的诱因、持续时间、发作间隔时间，发作时的环境因素等。

② 发作时的意识状态，有无大小便失禁；是全身性的还是局部的抽搐。

③ 既往有无类似发作病史、有无心脑血管疾病、有无外伤史或动物咬伤史、有无肝肾疾病、有无毒物接触史、有无药物滥用及戒酒等。

（2）结合外院和门诊检查资料，综合评估。

（四）伴随症状体征评估

1. 痫性发作

（1）伴血压增高：见于高血压脑病、尿毒症、子痫。

（2）伴脑膜刺激征：见于蛛网膜下腔出血、脑出血、脑膜炎等。

（3）伴瞳孔散大、舌咬伤：见于癫痫大发作。

（4）发作前剧烈头痛：见于颅脑损伤、急性感染、颅内占位、高血压脑病等。

（5）伴高热：见于脑炎、脑脓肿。

2. 非痫性发作

（1）代谢性抽搐：如低钙血症，手足搐搦为主，并伴有扑翼样震颤、肌痉挛等表现。

（2）感染性疾病所致抽搐：如狂犬病，兴奋性高，分泌物多，恐风、水，声光刺激易诱发；如破伤风，角弓反张，四肢强直性痉挛，苦笑面容等。

（3）癔症性抽搐：四肢常伸直，双腕、指关节屈曲，伴有情绪激动、号啕、呼吸急促，有躲避动作。

（4）高热惊厥：主要为 6 月到 4 岁小儿在高热时发生，发作时间短暂，发病后神志恢复较快，多伴有双眼向上凝视、口吐白沫、全身抽动。

四、分诊指引

分诊护士根据患者的现病史、既往病史及阳性检查结果进行快速临床分诊评估，综合判断予以分级分区、分科救治。

（一）分级分区指引

抽搐患者分级分区细则见表 2.27。

表 2.27　抽搐患者分级分区

分级分区	红区(A)	黄区(B)	绿区(C)
	Ⅰ级	Ⅱ级、Ⅲ级	Ⅳ级
依据	心跳呼吸骤停 癫痫持续状态 重度呼吸窘迫 伴休克 喉痉挛 昏迷	中度呼吸窘迫 抽搐伴有舌咬伤、 大小便失禁 脑膜刺激征阳性 高热 持续性呕吐	有手足搐搦 既往有抽搐史,生命体征正常 癔症

(二) 分科指引

对于病情Ⅰ级的患者,开通绿色通道直接护送至红区(A);Ⅱ级、Ⅲ级患者送至黄区(B),急诊科首诊,同时请神经内外科、感染科、产科、儿科等相关科室会诊;Ⅳ级患者指引至绿区(C)相应科室就诊。

案例分析与拓展

【分析】

　　该患者入抢救室后仍处在抽搐状态,口腔内大量白色泡沫样液体涌出,立即予保持气道通畅、吸痰,同时予生命体征监测,仔细询问病史,患者张口困难4天,曾在多家医院多科就诊,追问外伤史,家属否认,急诊护士吸痰时,观察到患者出现角弓反张症状,反复追问家属病史,代诉患者一月前在基层医院有拔牙史,结合患者病史及症状体征,初步判断为破伤风可能。患者抽搐停止时,遵医嘱陪同患者进行急诊头、胸部 CT 检查,提示:双肺少许炎症。急诊血检示:WBC 17.91×10^9/L,CK 1036 IU/L,CO_2 15 mmol/L,拟诊:抽搐待查,破伤风? 请感染科急会诊,拟诊:破伤风,予收住感染科。进一步追踪,该患者确诊为破伤风,治愈出院。

【启示】

　　(1) 该患者因张口困难在多家医院多科就诊均未能明确诊断,可能的原因是病史不清楚。

　　(2) 护士反复追问病史,有拔牙病史,拔牙也是外伤,并且口腔也是厌氧环境,如拔牙手术器械消毒灭菌不规范,也可导致医源性感染。

　　（3）护士在急诊分诊时应仔细询问病史,结合症状体征以及扎实的理论基础,做出综合判断。

【知识拓展】

　　破伤风(tetanus)是常和创伤相关联的一种特异性感染。病菌是破伤风梭形芽孢杆菌,为专性厌氧,革兰染色阳性。破伤风梭菌经皮肤或黏膜侵入人体后在缺氧环境下繁殖并分泌痉挛毒素,导致全身骨骼肌持续性强直和阵发性痉挛,出现一系列临床症状和体征。

　　潜伏期通常为一周,个别患者可在伤后1~2日就发病,潜伏期越短,预后越差。还有在伤后数月或数年因清除病灶或异物而发病。

　　前驱症状是全身乏力、头晕、头痛、咀嚼无力、局部肌肉发紧、扯痛、反射亢进等。

　　典型症状是在肌紧张性收缩的基础上,阵发性强烈痉挛,通常最先受影响的肌群是咀嚼肌,随后顺序为面部表情肌、颈、背、腹、四肢肌,最后为膈肌。

　　相应出现的征象为:张口困难(牙关紧闭)、蹙眉、抠脚下缩、咧嘴"苦笑"、颈部强直、头后仰;当背、腹肌同时收缩,形成"角弓反张"或"侧弓反张";膈肌受影响后,发作时面唇青紫,通气困难,可出现呼吸暂停。上述发作可因轻微的刺激,如光、声、接触、饮水等而诱发。

第十四节　乏　　力

　　【案例】　吴某某,男,37岁,因突发双下肢感觉运动障碍伴胸闷半天,由120从外院送入,既往有高血压病史。体检:神志清楚,口唇轻度紫绀,双肺呼吸音清,腹软,肚脐以下痛觉消失,双下肢肌力0级,双侧病理征未引出。T 36.6 ℃,P 92次/分钟,R 22次/分钟,BP 133/47 mmHg,SpO_2 84%。

一、定义

　　乏力,又称疲劳,是指做任何事情之前感到不适、精疲力竭、进餐后不能缓解的一种症状,病因繁多,涉及各个躯体系统。

乏力既可指主观感觉上的乏力(难以或无法开始活动、易疲劳、精神疲劳等),或是对困倦或难以抑制睡意的表达,也可指客观肌力下降导致的乏力(即骨骼肌随意收缩功能下降或消失)。因此,在乏力评估过程中,首先需要明确患者所指乏力的具体含义。

二、病因

乏力可由多种病因引起,常见的乏力病因如表 2.28 所示。

表 2.28　乏力病因

类型	病因
代谢因素	高钙血症、低钠血症、低钾血症、高钾血症、慢性肾炎
感染性疾病	流感病毒、艾滋病毒、EB 病毒、巨细胞病毒、结核
内分泌系统疾病	糖尿病、低血糖、甲减、甲亢、席汉氏综合征
精神类疾病	抑郁症、焦虑、精神分裂症
血液系统疾病	贫血、白血病
心血管疾病	先天性心脏病、冠心病、主动脉夹层
呼吸系统疾病	哮喘、慢性阻塞性肺疾病
中枢神经系统病变	脑血管病、神经系统感染、颅脑脊髓外伤、神经系统脱髓鞘病变、神经系统先天性疾病、运动神经元病
周围神经疾病	格林-巴利综合征;多发性周围神经炎;特发性面神经麻痹;周围神经损伤
神经肌肉接头疾病	重症肌无力
肌肉疾病	横纹肌溶解症、多发性肌炎、肌营养不良症
其他	药物和化学品中毒

三、分诊思路

(一) 紧急评估

按照 ABCDE 评估法,识别危及患者生命的征象,如肌无力危象等。

(二) 次紧急评估

(1) 快速指测血糖,评估有无低血糖。

（2）快速评估肌力、肌张力及感觉的改变，有无神经系统病理征。

（3）监测生命体征和血氧饱和度。

（三）进一步评估

1. 一般情况

年龄、面色、语言、姿势、肢体活动等。

2. 询问病史

（1）评估早期症状、危险因素、乏力的类型、乏力发生的时间、饮食习惯等。

（2）近期身体状况，有无药物和化学品中毒史、感染病史、药物过敏史、用药史等。

（3）既往病史：有无神经系统疾病、颅脑、脊髓外伤史、脑血管病史、糖尿病、心力衰竭、慢性阻塞性肺疾病、肝肾疾病等，既往类似发作史。

（4）有无合并焦虑、抑郁症状，评估睡眠状况。

（四）伴随症状体征评估

（1）伴面色苍白：提示为贫血等血液科疾病等。

（2）伴消瘦、疼痛或有肿块：提示为肿瘤等。

（3）伴口渴、消瘦：提示为糖尿病等。

（4）伴少尿、食欲减退：提示为肾病、高钾血症等。

（5）伴发热：可能为肺结核、硬脊膜外脓肿、脊髓灰质炎等。

（6）伴呼吸困难、发绀：可能为重症肌无力、肺结核等。

（7）伴头痛：可能为脊髓灰质炎、肉毒中毒等。

（8）伴意识障碍：可能为脑卒中等。

四、分诊指引

分诊护士根据患者的现病史、既往病史、临床评估及体检阳性结果，综合判断予以分级分区、分科救治。

（一）分级分区指引

肢体乏力患者的治疗分级分区细则见表2.29。

表 2.29　肢体乏力患者分级分区

分级分区	红区（A）Ⅰ级	黄区（B）Ⅱ级、Ⅲ级	绿区（C）Ⅳ级
依据	气管插管机械通气 重度呼吸窘迫 急性四肢麻痹 $SpO_2<80\%$，吸氧不能改善 血钾<2.8 mmol/L（>6.2 mmol/L） 空腹血糖<1.1 mmol/L	肢体感觉运动异常 上行性麻痹 脊髓压迫症 2.8 mmol/L <血钾<3.5 mmol/L 血糖<2.2 mmol/L 横纹肌溶解	生命体征稳定 没有感觉运动机能缺失 轻度贫血

（二）分科指引

对于病情Ⅰ级的患者，开通绿色通道直接护送至红区（A）；Ⅱ级、Ⅲ级患者送至黄区（B），急诊科首诊，同时请神经内科、神经外科、ICU、骨科、儿科等相关科室会诊；Ⅳ级患者指引至绿区（C）相应科室就诊。

【案例分析与拓展】

【分析】

分诊护士将患者护送至抢救室 B 区，予以半卧位吸氧 4 L/min，生命体征监测，心电图检查示：窦性心律，V1～V6 导联 T 波低平，体检发现双足背动脉不能触及，同时建立静脉通路。追问外院检查资料 B 超示：髂总动脉闭塞。医嘱予 CTA 及实验室检查，CTA 示：① 考虑主动脉夹层（DeBakey Ⅰ型）；② 腹主动脉后型左肾静脉；③ 双肺炎症，双侧胸腔积液。血检示：WBC 23.48×10⁹/L，NEUT% 89.3%，CO_2 14.00 mmol/L，LDH 3343.80 IU/L，AST 286.6 IU/L，K 7.33 mmol/L，MYO>2000 μg/L，CK-MB 122.13 IU/L，CK 12158 IU/L，BNP 1670 pg/mL，D-D 7.61 μg/mL，FDP 102.8 μg/mL，hsCRP 33.55 mg/L，CRP 35.18 mg/L。患者行 CTA 返回抢救室时，P 110 次/分钟，R 35 次/分钟，左上肢 BP 90/45 mmHg，右上肢 BP 86/40 mmHg，SpO_2 72%，呼吸极度困难，血氧饱和度进行性下降，予以面罩吸氧 10 L/min，并准备气管插管，此时患者突发心跳呼吸骤停，立即予心肺复苏，自主循环恢复后收住 ICU，追踪结果患者抢救无效死亡。

【启示】

（1）此患者主动脉夹层表现为无痛性，在临床上较疼痛性主动脉夹层少见，往往合并肢体瘫痪等神经系统症状，容易误诊为急性脊髓病变。

（2）针对有高血压病史的年轻患者，无明显诱因下的突发胸闷、截瘫，不能用其他疾病解释时，需要考虑主动脉夹层可能。

【知识拓展】

主动脉夹层是主动脉内膜破损后，血液穿过病变的血管内膜进入主动脉中层形成血肿，并沿主动脉壁延伸剥离的一种严重心血管疾病。疼痛是此疾病最主要和常见的表现，超过80%的患者有突发前胸或胸背部持续性、撕裂样或刀割样剧痛的典型症状。较少表现为晕厥、中风、肢体无力、截瘫等。

主动脉夹层患者表现为截瘫的原因不是十分清楚，目前大多数研究认为与脊髓供血特点密切相关，脊髓动脉的血供来源主要有椎动脉和节段性动脉。椎动脉发出脊髓前动脉和脊髓后动脉，脊髓前、后动脉之间存在吻合支，血供可以相互补充，并且脊髓前、后动脉自C5节段以下会有节段性动脉的补充。但是脊髓前动脉的某些节段的动脉吻合支比较薄弱，血供不够充分，容易使脊髓受到缺血性损害。脊髓前动脉缺血引起脊髓腹侧2/3受损，导致脊髓前角细胞、椎体束和脊髓丘脑侧束受损，临床表现为肢体瘫痪、痛温觉障碍；脊髓后动脉缺血引起脊髓背侧1/3受损，导致脊髓后索薄束、楔束受损，临床表现为深感觉减退或者消失。目前多项回顾性研究发现，主动脉夹层导致的截瘫以下胸段（T8～11）缺血损伤为多见。起源于T8～11的Adamkiewica动脉对脊髓动脉的补充被认为是胸腰段脊髓血供的重要来源，其堵塞会加重脊髓缺血，甚至是引起脊髓缺血而导致截瘫的直接原因。

第十五节　鼻　出　血

一、定义

鼻出血是临床常见病症之一，可由鼻部疾病引起，也可由全身疾病所致。多为单侧,少数情况下可出现双侧鼻腔出血;出血量多少不一,轻者仅为涕中带血,重者可引起失血性休克。

二、病因

引起鼻出血的病症很多,常见的鼻出血病因列于表 2.30。

表 2.30　鼻出血病因

名称	病因
局部原因	鼻部外伤;放疗性损伤;气压性损伤;鼻中隔弯曲;鼻中隔穿孔;鼻部炎症糜烂;鼻咽部肿瘤;鼻腔异物
全身原因	出血性疾病及血液病 各型血友病;维生素 K 缺乏症;弥漫性血管内凝血 急性发热性传染病 心血管系统疾病:高血压;动脉硬化;二尖瓣狭窄
其他	妊娠;严重肝病;尿毒症;风湿热;子宫内膜异位症

三、分诊思路

(一)紧急评估

按照 ABCDE 评估法,快速识别是否有危及生命征象,如窒息、失血性休克等。

气道(A):呼吸是否通畅,口腔有无血块。

呼吸(B):观察呼吸频率、节律及深浅度,口唇、颜面有无紫绀。

循环(C):有无面色苍白、大汗、皮肤湿冷等休克征象。

意识(D):观察瞳孔变化及意识有无改变;有意识改变需鉴别是否有颅脑外伤。

暴露与控制(E):检查鼻部有无青紫肿胀和伤口、鼻腔内有无异物,鼻腔出血情况。

(二)次紧急评估

(1) 监测生命体征及血氧饱和度。

(2) 识别出血来源和部位,排除咯血和呕血。

(3) 有外伤史,需处理危及生命的外伤,如:颅脑损伤,胸腹部外伤。

(三)进一步评估

询问病史:

(1) 发病的诱因、持续时间、出血量、颜色、性状,有无外伤。

（2）既往疾病史：有无血液系统疾病、高血压、肝肾疾病、鼻咽部肿瘤、鼻部手术及放疗史等。

（3）育龄妇女月经史。

（4）有无服药史和毒物接触史。

（四）伴随症状体征评估

（1）伴发热：见于上呼吸道感染、鼻部炎症、鼻部特异性感染、鼻部肿瘤、流感、疟疾等。

（2）伴头痛：鼻部肿瘤、外伤、高血压、鼻部感染、颅内感染。

（3）伴皮肤出血点：过敏性紫癜、维生素 C 缺乏症、各型血友病、血小板减少症、白血病、再生障碍性贫血、使用抗凝药。

（4）伴发热皮疹：出血热、猩红热、麻疹、伤寒等。

四、分诊指引

分诊护士根据患者的现病史、既往病史、临床评估及体检阳性结果，综合判断予以分级分区、分科救治。

（一）分级分区指引

鼻出血患者分级分区细则见表 2.31。

表 2.31　鼻出血分级分区

分级分区	红区（A） Ⅰ级	黄区（B） Ⅱ级、Ⅲ级	绿区（C） Ⅳ级
依据	窒息 重度呼吸窘迫 无意识 休克 出血＞1000 mL 无法控制的大量鼻出血（已加压止血仍无法控制）	轻中度呼吸窘迫 意识程度改变 凝血功能障碍（使用坑凝血剂或血液凝集问题）	急性流鼻血（已止血） 慢性流鼻血（已止血） 鼻涕带血

（二）分科指引

对于病情Ⅰ级的患者，开通绿色通道直接护送至红区（A 区）；Ⅱ、Ⅲ级患者至黄区（B 区），急诊科首诊，同时请五官科、血液科、神经外科等会诊；Ⅳ级患者指引至绿区（C 区）五官科就诊。

第十六节 阴 道 出 血

【案例】 患者,女,28 岁,阴道不规则出血 19 天,突发大出血 3 小时急诊,半年前有人流手术史。体检:重度贫血貌,左下腹压痛(+),反跳痛(+),移动性浊音(±),会阴部有大量血块。T 36.9 ℃,P 120 次/分钟,R 22 次/分钟,BP 84/51 mmHg,SpO₂ 93%。

一、定义

阴道出血是女性生殖器疾病最常见的症状之一,是指来自生殖道任何部位的出血,如阴道、宫颈、子宫等处。绝大多数出血来自子宫,除正常月经外均称为阴道出血。

二、病因

女性阴道出血的病因很多,常见病因列于表 2.32。

表 2.32 阴道出血病因

类型		病因
妊娠有关的阴道出血	妊娠早中期	宫内孕:葡萄胎、流产
		异位妊娠:输卵管妊娠、宫颈妊娠、瘢痕妊娠
	妊娠晚期	妊娠合并出血性疾病、前置胎盘、胎盘早剥、早产
	产后	子宫收缩不良、胎盘残留、产道裂伤、产后晚期出血
与妊娠不相关的阴道出血	功能失调性	青春期功能失调性子宫出血,生育期有、无排卵功能失调性子宫出血,更年期功能失调性子宫出血
	肿瘤引起	子宫肌瘤、子宫内膜癌、宫颈癌
	炎症有关的出血	阴道炎、宫颈炎、宫颈息肉、盆腔炎
	其他原因	全身性疾病,如血液病、心血管疾病、肝脏疾病等 与内分泌有关的出血,如口服避孕药物 创伤性出血,如初次性交或性交动作过急、过猛、人流术后等

三、分诊思路

（一）紧急评估

按照 ABCDE 评估法,快速识别是否有危及生命征象,如失血性休克等。

（二）次紧急评估

（1）监测生命体征及血氧饱和度。

（2）评估阴道出血的量、开始与持续的时间、月经周期、有无停经史、如妊娠者确定有无组织物的排出。

（三）进一步评估

询问病史:

（1）有无诱因、生育及避孕情况。

（2）评估年龄:幼女和绝经后妇女出现阴道出血,首先排除外生殖道的恶性肿瘤。青春期少女可能是无排卵型功血(即功能失调性子宫出血),生育期妇女更多考虑妊娠有关的疾病。

（3）既往病史:有无全身性疾病及服药史。

（四）伴随症状体征评估

1. 伴腹痛

（1）下腹痛、肛门坠痛、有闭经史、阴道出血量较少,或有晕厥史,提示异位妊娠。

（2）下腹阵发性疼痛、有闭经史、阴道出血量较多,可伴恶心、呕吐,提示流产。

（3）妊娠晚期下腹疼痛,子宫压痛、板状腹,考虑胎盘早剥、子宫破裂。

（4）下腹及腰骶部疼痛、发热提示盆腔炎急性发作。

2. 伴贫血

病情重、病程长考虑功能失调性子宫出血。

3. 伴白带增多

考虑为晚期宫颈癌、子宫黏膜下肌瘤伴感染。

四、分诊指引

分诊护士根据患者现病史、既往病史、临床评估及查体阳性结果,综合判断予以分级分区、分科救治。

（一）分区分级指引

阴道出血患者分级分区细则见表 2.33。

表 2.33　阴道出血患者分级分区

分级分区	红区（A）	黄区（B）	绿区（C）
	Ⅰ级	Ⅱ级、Ⅲ级	Ⅳ级
依据	休克指数＞2.0 异位妊娠破裂 胎盘早剥 子宫破裂 大出血	休克指数 1.0～2.0 中等量出血	生命体征平稳 少量出血 早孕 盆腔炎急性发作

（二）分科指引

对于病情Ⅰ级患者，开通绿色通道直接护送至红区（A区）；Ⅱ、Ⅲ级患者至黄区（B区），急诊科首诊，同时请妇产科会诊；Ⅳ级患者指引至绿区（C区）妇产科就诊。

▌案例分析与拓展▐

【分析】

　　该患者入抢救室后，立即建立3路留置针通道进行扩容抗休克治疗，血压、心电监护，吸氧 4 L/min。请妇产科医师紧急会诊。仔细询问病史，患者半年前行人流手术后一直未来月经，无其他疾病。妇检：外阴阴道大量暗红色血及血块，宫颈举痛（＋），子宫前位，压痛，正常大小，左侧因腹肌紧张扪及不清，似可及界不清的包块，直径 4～5 cm，后穹隆穿刺：抽出 2 mL 不凝血。辅检：尿 HCG＋，血红蛋白测定 89 g/L，血小板计数 221×10^9/L，血 β-HCG（人绒毛膜促性腺激素）2122.3 IU/L。B超示：① 左附件区混合回声包块，宫外孕可能性大；② 盆腔积液（陈旧性积血？）。诊断为：失血性休克，宫外孕。积极术前准备，护送至手术室行手术治疗康复出院。

【启示】

　　（1）分诊护士面对育龄期妇女阴道出血伴腹痛的患者，要详细询问月经史，阴道出血时间、量、性状、伴发症状，尽可能避免宫外孕的漏诊。

　　（2）该患者月经史不确定，无典型的宫外孕三联征，医护人员高度警惕，高效精准施救。

【知识拓展】

1. 宫外孕典型表现

停经、腹痛、阴道流血三联征,仅见于 50% 病例,应警惕不典型表现。

2. 阴道出血量

(1) 阴道出血量的衡量:可将集血器放于患者臀部下面,使阴道流出的血全部收集到集血器中(集血器有刻度),直接读取毫升数即可。或保留患者出血期间的会阴垫,称其重量,减去清洁干燥的会阴垫本身的重量,所得数值除 1.05 得到的即是出血的量。

(2) 正常月经多为 20~60 mL,经量多于 80 mL 为月经过多。常见于子宫肌瘤、子宫腺肌病、排卵性月经失调。

第十七节　胎膜早破

【案例】　患者,女,22 岁,停经 8 个月,阴道流液 3 小时急诊入院。体检:腹部膨隆与孕期相符,专科检查:宫高:33 cm ,胎方位:LOA ,胎先露:头,衔接:部分,跨耻征:阴性,胎心音:150 次/分钟,规则,宫缩:偶有,阴道检查:宫口未开,胎膜已破,羊水清。T 36.5 ℃,P 80 次/分钟,R 20 次/分钟,BP 116/75 mmHg,SpO$_2$ 96%。

一、定义

胎膜早破是指胎膜在临产前发生自发性破裂,依据发生的孕周分为足月胎膜早破和未足月胎膜早破。足月单胎胎膜早破发生率为 8%;单胎妊娠未足月胎膜早破发生率为 2%~4%,双胎妊娠未足月胎膜早破发生率为 7%~20%,未足月胎膜早破是早产的主要原因之一。

二、病因

足月胎膜早破与妊娠晚期生理性宫缩所致的胎膜薄弱有一定的关系,而早产胎膜早破更多是由于亚临床绒毛膜羊膜炎所致。具有下述高危因素者更容易发生胎膜早破(见表2.34)。

表 2.34　胎膜早破病因

类型	病因
母体因素	反复阴道流血、阴道炎、前次妊娠发生早产胎膜早破史、妊娠晚期性生活频繁；长期应用糖皮质激素、腹部创伤、腹腔内压力突然增加吸烟、药物滥用、营养不良等
子宫及胎盘因素	子宫畸形、子宫颈机能不全、子宫颈环扎术后、子宫颈锥切术后、子宫颈缩短、子宫过度膨胀(羊水过多、多胎妊娠)、先兆早产、头盆不称、胎盘早剥、胎位异常(臀位、横位)、绒毛膜羊膜炎、亚临床宫内感染等

三、分诊思路

(一)紧急评估

立即听诊胎心音、观察胎动次数,快速识别胎儿有无宫内窘迫;观察孕妇有无便意感、有无规律腹痛、子宫收缩情况,快速识别有无早产征象。

(二)次紧急评估

(1)阴道流液开始时间、持续时间、量、性状。

(2)评估有无阴道流血等胎盘早剥征象。

(3)孕妇有无合并症。

四、分诊指引

(1)160次/分钟<胎心率<120次/分钟,由分诊护士让孕妇侧卧位并予以吸氧,护送至产科病房。

(2)孕妇一般情况良好,胎心正常由护理员护送至产科病房。

▌案例拓展与启示▐

【分析拓展】

胎膜早破的主要危险是胎儿窘迫和羊水污染。

(1)胎儿窘迫:是指胎儿在宫内缺氧、酸中毒危及其健康和生命的综合状态。根据胎心率、胎动、羊水的变化以及胎儿存在酸中毒即可诊断。

（2）羊水污染分级：Ⅰ度污染羊水呈绿色；Ⅱ度污染羊水呈黄绿色并混浊；Ⅲ度污染羊水的浓度加大变得稠厚，呈棕黄色。

【启示】

（1）对于胎膜早破患者，分诊护士接诊时，应立即让患者侧卧于平车上抬高臀部，切勿让患者取坐位或站立行走，以免羊水减少、脐带脱垂引起胎儿宫内窘迫。

（2）如孕妇有便意，切勿如厕；避免增加腹压等因素。

第十八节　皮　疹

【案例】　患者，男，57 岁，因胸腹部大面积荨麻疹一天，由外院 120 转入。查体：神志清楚，精神萎靡，面部及口唇紫绀，颈部、前胸、躯干处可见大片红疹，剑突下不适，腹部平软无压痛，四肢肌力正常。T 36.8℃，P 132 次/分钟，R 25 次/分钟，BP 66/44 mmHg，SpO$_2$ 91％。

一、定义

皮疹即发生于皮肤的损害，是通过视觉或触觉可以检查出的皮肤黏膜的异常表现。临床上通常将皮肤损害分为原发性和继发性两种，两者既有区别又可相互转变，不能截然分开。

原发性损害（原发疹）包括：斑疹、丘疹、结节、风团、水疱与大疱等。

继发性损害（继发疹）包括：鳞屑、抓痕、浸渍、糜烂、皲裂、苔藓化、痂、溃疡、萎缩及瘢痕。

二、病因及临床表现

皮疹病因及临床表现列于表2.35。

表 2.35　皮疹病因及临床表现

分类	临床表现	常见疾病
斑疹	局部皮肤发红，一般不凸出皮肤表面	斑疹伤寒、丹毒、风湿性多形性红斑
玫瑰疹	鲜红色圆形斑疹，直径 2～3 mm，为病灶周围血管扩张所致，检查时拉紧周围皮肤或以手指按压可使皮疹消退，松开时又复出现，多见于胸腹部	伤寒和副伤寒的特征性皮疹
丘疹	除局部颜色改变外，病灶凸出皮肤表面	药物疹、麻疹及湿疹
斑丘疹	丘疹周围有皮肤发红的底盘称为斑丘疹	风疹、猩红热和药物疹
荨麻疹	稍隆起皮肤表面的苍白色或红色的局限性水肿，为速发性皮肤变态反应所致	各种过敏反应
疱疹	局限性高于皮肤的腔性皮损	直径＜1 cm，为小水疱，见于单纯疱疹、水痘 直径＞1 cm，为大水疱，见于糖尿病足和烫伤

三、分诊思路

（一）紧急评估

按照 ABCDE 评估法快速识别有无过敏性休克、喉头水肿、呼吸窘迫等危及生命的征象。

（二）次紧急评估

（1）监测生命体征，评估意识状态。

（2）重点询问患者有无自觉症状及持续时间、程度如何；询问皮疹发生的部位及先后顺序，查看分布情况、形态、色泽。

（三）进一步评估

（1）询问起病前有无其他疾病或用过何种药物，生活及工作环境、饮食等是否有关，既往有无类似发作史。

（2）结合发病的季节、气候综合评估。

（四）症状体征评估

（1）幼儿急疹：高热 3～5 天，热退疹出，淡红色斑丘疹，压之褪色，遍布全身以躯干为主,多见于2岁内婴幼儿。

(2)猩红热:前驱期发热、咽痛,发病1~2天出疹,全身皮肤猩红色,口周苍白区、"杨梅舌"、皮肤皱褶处皮损密集。

(3)带状疱疹:由水痘-带状疱疹病毒引起,皮疹沿神经分布排列,在红斑上出现群集水疱,针头或绿豆大小,疱壁紧张,内液清,自觉疼痛。

(4)风疹:通常不发热或低热,患儿最初脸上起皮疹,1天内播散至躯干至四肢,呈散在分布的淡红色斑丘疹,不会发生融合,2~3天后退疹,多见于幼儿。

(5)麻疹:出疹前3~4天有高热、咳嗽、卡他性鼻炎、结膜炎等不适,出疹前2~3天颊黏膜见特异性的Koplik斑(麻疹黏膜斑),4~6天为出疹期,典型的鲜红色斑丘疹从耳后开始至颈部,通常第二天蔓延至躯干,最后遍布四肢,皮疹可融合,压之褪色。

(6)水痘:由水痘-带状疱疹病毒引起,好发儿童,皮疹分布于头面、躯干和四肢,表现为丘疹、水疱、周围红晕,疱破后糜烂、结痂。

四、分诊指引

分诊护士根据患者的现病史、既往病史、临床评估及查体阳性结果,综合判断予以分级分区、分科救治。

(一)分级分区指引

皮疹患者的分级分区细则见表2.36。

表 2.36　皮疹患者分级分区

分级分区	红区(A)	黄区(B)	绿区(C)
	Ⅰ级	Ⅱ级、Ⅲ级	Ⅳ级
依据	呼吸窘迫 喉头水肿 体温>41 ℃ 休克	伴粒细胞减少 头晕	单纯皮疹 生命体征正常 无不适主诉

(二)分科指引

对于病情Ⅰ级患者,开通绿色通道直接护送至红区(A区);Ⅱ、Ⅲ级患者至黄区(B区),急诊科首诊,同时请皮肤科、儿科、感染科等会诊;Ⅳ级患者指引至绿区(C区)相应科室就诊。

案例分析与知识拓展

【分析】

患者入抢救室后予以吸氧 6 L/min,心电图检查示窦性心动过速,同时建立留置针静脉通路。询问病史:该患者因感冒曾在诊所输注头孢类抗生素,无饮酒史,既往有类似发作史。予肾上腺素、地塞米松等应用。生命体征逐渐稳定,心率 112 次/分钟,呼吸 22 次/分钟,SpO$_2$ 95%,血压 96/60 mmHg。血检示:GLU 8.4 mmol/L,WBC 37.85×10^9/L,NEUT% 91.7%,考虑药物过敏引起的过敏性休克。请皮肤科会诊,血压稳定后予收住皮肤科痊愈出院。

【启示】

(1) 对于荨麻疹患者,预检分诊护士一定要询问是否有头晕、黑矇现象并监测血压,防止过敏性休克发生。

(2) 问诊时,尽量请患者自己回答问题,便于护士听声音,快速评估是否有喉头水肿现象。

【知识拓展】

药疹又称药物性皮炎,是药物通过口服、外用和注射等途径进入人体而引起的皮肤黏膜炎症的反应。几乎所有的药物都有可能引起皮炎,但最常见的有碘胺类药、解热镇痛药、安眠药类以及青霉素、链霉素等。

药物引起的不良反应非常复杂,大致可以分为:药物过量、不耐受、特发性、副作用、继发作用和过敏反应等,药疹是过敏反应的最常见类型。

1. 常见的药疹类型

荨麻疹样药疹;发疹性药疹;剥脱性皮炎;大疱性表皮松解坏死型;固定型红斑;多形性红斑;湿疹样型;光敏皮炎型;血管炎型;紫癜型等。

2. 荨麻疹样药疹特点

荨麻疹是常见药疹之一,其发病机制可以是Ⅰ、Ⅲ型变态反应。皮疹特点为发生大小不等的风团,这种风团性皮疹较一般荨麻疹色泽红、持续时间长,自觉瘙痒,可伴有刺痛、触痛。荨麻疹可作为唯一的症状出现,也可以血清病样综合征、过敏性休克的一个症状。一般致敏患者表现为用药后数小时,皮肤才开始发生风团性皮疹并有瘙痒,但少数患者在注射青霉素、血清蛋白等药物后数分钟内即出现头晕、心慌、全身泛发大片红色风团、瘙痒与血压降低。

第十九节　心　悸

【案例】　患者,女,62 岁,突发心悸约 1 小时入急诊,既往有类似发作史,无高血压、冠心病、糖尿病病史。体检:神志清楚,心率快,肺部(一),四肢活动自如,无浮肿,T 36.5 ℃,P 192 次/分钟,R 20 次/分钟,BP 101/71 mmHg,SpO$_2$ 99%。

一、定义

心悸(palpitation)是指在心脏搏动频率、节律、起源部位、传导速度、激动顺序及心肌收缩力改变时,感到的一种不舒适的心脏跳动感,也称为"心慌",可表现为心律不齐、心率过快,或心率过慢、过强等,是急诊常见的临床症状,其严重程度并不一定与病情成正比。

二、病因

心悸是一种常见病,尤其是中老年人,常见的心悸病因见表 2.37。

表 2.37　心悸病因

类型		病因
心律失常	快速性心律失常	窦性心动过速、房性心动过速、阵发性室上性心动过速、房扑、快速房颤、室速、室扑、预激综合征等
	缓慢性心律失常	窦性心动过缓、病态窦房结综合征、三度房室传导阻滞等
	其他	室性早搏、房性早搏、交界性早搏、窦性心律不齐、I 度房室传导阻滞等
病理性心搏增强	器质性心脏病	高血压心脏病、主动脉瓣或二尖瓣关闭不全、动脉导管未闭、心肌炎、冠心病等
	全身性疾病	甲亢、贫血、感染、发热、低血糖
生理性心搏增强		运动、焦虑、情绪激动、酒精、浓茶、咖啡、拟交感活性药物
功能性疾病		心脏神经症、围绝经期综合征、β-肾上腺素受体反应亢进综合征等

三、分诊思路

(一) 紧急评估

按照 ABCDE 评估法快速评估有无呼吸、心跳骤停、心源性休克、阿斯发作等危及生命的征象。

(二) 次紧急评估

(1) 快速心电图检查,评估有无恶性心律失常、心肌梗死等。

(2) 生命体征监测,评估有无心源性休克、急性心力衰竭等。

(3) 必要时指测血糖,评估有无低血糖症等。

(三) 进一步评估

1. 询问病史

(1) 发作诱因:患者发病前有无大量饮浓茶、咖啡,过量吸烟、饮酒等;有无服药史、外伤及精神刺激等。

(2) 发作的时间、频率:患者心悸发作是阵发性的还是持续性的,发作和终止是突然的还是渐缓的。

(3) 既往病史:有无心血管疾病、内分泌疾病、肾脏疾病、贫血和神经症。

2. 体检

听诊心脏有无杂音。

(四) 伴随症状体征评估

(1) 伴心前区疼痛:常见于冠心病、心肌炎以及心血管神经官能症。

(2) 伴发热:常见于感染性疾病。

(3) 伴晕厥或抽搐:常见于阿-斯综合征、窦性停搏、三度房室传导阻滞。

(4) 伴贫血:常见于各种原因导致的贫血,常伴随出汗、脉搏减弱、血压下降等。

(5) 伴出冷汗或手抖:常见于低血糖。

(6) 伴凸眼、消瘦及出汗:常见于甲亢。

(7) 伴情绪激动或呼吸急促:常见于癔症。

(8) 中年妇女伴燥热出汗、月经紊乱:见于围绝经期综合征。

(9) 伴长期失眠、焦虑:常见于心脏神经征。

（五）必要的辅助检查

心电图,超声心动图,指测血糖,血常规,生化,T3、T4、TSH 检查等,以明确心悸原因。

四、分诊指引

分诊护士根据患者的现病史、既往病史及阳性检查结果进行快速临床分诊评估,综合判断予以分级分区、分科救治。

（一）分级分区指引

心悸患者的分级分区细则见表 2.38。

表 2.38　心悸患者分级分区

分级分区	红区（A）	黄区（B）	绿区（C）
	Ⅰ级	Ⅱ级、Ⅲ级	Ⅳ级
依据	心源性休克 恶性心律失常 急性心肌梗死 阿斯-发作 重度呼吸窘迫	血流动力学不稳定 心律不齐且脉搏<50 次/分钟 或>140 次/分钟无休克征象 心律失常 重度贫血	有心悸病史或心悸已缓解 癔症 围绝经期综合征 轻度贫血

（二）分科指引

对于病情Ⅰ级患者,开通绿色通道直接护送至红区（A 区）;Ⅱ、Ⅲ级患者至黄区（B 区）,急诊科首诊,同时请心内科、内分泌科、感染科等会诊;Ⅳ级患者指引至绿区（C 区）相应科室就诊。

案例分析与拓展

【分析】

患者入抢救室后立即予以心电图检查示宽 QRS 波群心动过速:室速?室上性心动过速? 予以心电监护、吸氧 4 L/min,抽血检查心肌酶谱、心功能、血常规、生化、DIC,建立静脉通道。鉴于患者生命体征平稳,无血流动力学改变,遵医嘱诊断性用药 5％GS 20 mL＋心律平 70 mg 静脉推注,心律平用药至 26.25 mg 时,转为窦性心律,83 次/分钟。血检结果正常,拟诊断为:宽 QRS 波群室上性心动过速,嘱患者心内科门诊就诊。

【启示】

（1）正确识别心电图，对精准救治至关重要。

（2）对宽 QRS 波群心动过速，要根据患者既往发作史、血流动力学情况，进行科学综合判断。

（3）对血流动力学稳定患者，遵医嘱予以诊断性用药，并密切观察心电图动态改变。

【拓展】

宽 QRS 波群室上性心动过速与室性心动过速心电图，常用 Brugada 4 部法鉴别。

Brugada 4 部法：

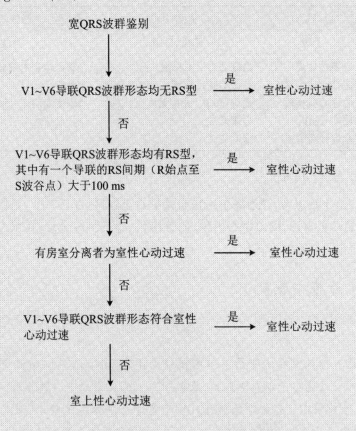

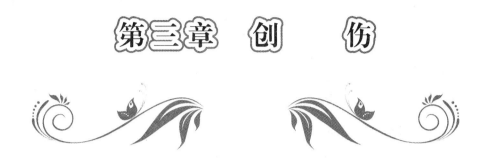

第三章 创 伤

【案例】 患者,男,25岁,因从5 m高处坠落1.5 h后,由120急救车送入急诊。查体:神志清楚,精神萎靡,面色苍白,胸部无挤压痛,右肺呼吸音粗,无干湿性啰音,腹部平坦,压痛明显,伴反跳痛和腹肌紧张,移动性浊音阳性,右腕部见刀叉样畸形,活动受限,T 36.5 ℃,P 120次/分钟,R 35次/分钟,BP 88/59 mmHg,SpO_2 95%。

第一节 概 述

一、定义

创伤(trauma)是指机械力能量传给人体后所造成机体结构完整性破坏的损伤。创伤分为广义和狭义两种。

广义的创伤,也称为损伤(injury):是指人体受外界某些物理性(如机械性、高热、电击等)、化学性(如强酸、强碱、农药及毒剂等)或生物性(犬、蛇、虫等动物咬蜇)致伤因素作用后所出现的组织结构的破坏和(或)功能障碍。

狭义的创伤:是指机械性致伤因素作用于机体,造成组织结构完整性破坏和/或功能障碍。严重创伤是指危及生命或肢体的创伤,常为多部位,多脏器的多发伤,病情危重,伤情变化迅速,死亡率高。

目前认为创伤患者死亡的3大高峰是:第一死亡高峰为伤后数分钟内,约占死亡人数的50%,往往死于现场,死亡原因多为心脏破裂、大出血、严重的脑或脑干损伤及脊柱损伤等;第二死亡高峰在伤后数分钟到数小时内,约占死亡人数的30%,多死于急诊室,死因主要为颅内血肿、血气胸、肝脾破裂、骨盆骨折伴大出血等;第三死亡高峰在伤后数天至数周,约占死亡人数的20%,这个阶段基本在重症监护室,死因主要为严重感染和多器官功能衰竭。

二、创伤分类及机制

根据不同的致伤因素和损伤类型进行如下划分:

(一)闭合性损伤

交通伤、殴打和坠落一般会引起闭合性损伤,很多因素能够加重或减轻闭合性损伤的程度。如车祸伤时,创伤患者的严重程度取决于个体在车祸发生时车辆内的位置,碰撞时的速度,刹车的距离,车辆的类型,碰撞点的位置,道路或高速路上是否有缓冲带以及是否及时采用安全制动系统等。

(二)爆炸伤

虽然爆炸伤一般常见于军事行动及恐怖袭击,但其仍然广泛存在于各个不同领域。爆炸伤是指由于大量的气体压缩,对暴露于爆炸所产生的压力区域中的个体引起的伤害。

(三)坠落伤

当患者是高处坠落或者跳落时,其受伤机制和严重程度需要考虑以下因素:① 患者的年龄;② 坠落或者跳落的高度;③ 着陆的地面类型;④ 患者之前的状况;⑤ 环境状况;⑥ 撞击点的解剖位置;⑦ 着地那一刻的能量。坠落伤是所有创伤性死亡的主要原因。坠落伤中最常见的骨折部位分别为椎骨、骨盆、股骨、胫腓骨、踝部、双上肢和双手。

(四)烧伤

由热力、化学、电力或放射等能量传递热量所引起的损伤,往往表现为细胞蛋白凝血功能的异常。

(五)刀伤

刀刺伤组织受损的程度取决于物体的长度造成伤害时的力度以及进入的角度。如果是狭窄的点状物可以导致微观组织损伤,其损伤局限于它点状一端的路径;如果物体是锋利且扁平将会磨损并碾压组织伤口;如果是钝物,伤口上会有更大面积的组织破坏,在造成开放性损伤的同时也造成了一定程度的闭合性损伤。

三、常用创伤评分

创伤严重程度评分(trauma scaling)简称创伤评分,是将患者的生理指标解剖指标和诊断名称等作为参数并予以量化和权重处理,再经数学计算得出分值,以显示患者全面伤情严重程度及预后的多种方案的总称。目前创伤评分系统,按其适用范围和目的可分为院前评分和院内评分两大类。

(一)修正创伤评分

修正创伤评分(revised trauma score,RTS),可用于院前,是目前较常采用且简便的创伤严重评分,由呼吸频率(RR)、收缩压(SBP)和格拉斯哥昏迷评分(GCS)三项指标构成,各赋予一定分值,RTS 分值范围为 0~12 分,分值>11 分诊断为轻伤,分值<11 分为重伤,RTS 评分愈低伤情愈重(见表 3.1)。

表 3.1　修正创伤评分表(RTS)

呼吸频率(次/分钟)	收缩压(mmHg)	GCS 分值	分值
>29	>89	13~15	4
10~29	76~89	9~12	3
6~9	50~75	6~8	2
1~5	<50	4~5	1
0	0	3	0

(二)损伤严重度评分

损伤严重度评分(injury severity score ISS),是以解剖损伤为基础的相对客观和容易计算的方法,适用于多部位、多发伤和复合伤者的伤情评估。其评分方法把人体分为六个区域,并进行编码,选择其中损伤最严重的 3 个区域,计算出每一区域的最高 AIS(简明损伤评分)值的平方其值相加即为 ISS 值。ISS 的有效范围为1~75 分,ISS 分值越高,则创伤越严重,死亡率越高。一般将 ISS 为 16 分时作为重伤的解剖标准,其死亡率约 10%;ISS<16 分定为轻伤,死亡率较低;ISS 在 16~25 范围内分为重伤,ISS>25 分为严重伤。ISS 的区域编码见表 3.2。

表 3.2　ISS 的区域编码

编码	ISS 身体区域	具体损伤范围
1	头部或颈部	包括脑或颈椎损伤,颅骨或颈椎骨折、窒息归入头部
2	面部	口、眼、鼻、耳和颌面骨骼
3	胸部	胸腔内脏、横膈、胸廓、胸椎以及溺水
4	腹部或盆腔内脏器	腹腔内脏、腰椎
5	肢体或骨盆	四肢、骨盆、肩胛带
6	体表	任何部位体表的裂伤、挫伤、擦伤和烧伤、体温过低或高压电击伤

[注]　ISS 所分区域不必与 AIS 的区域相一致。

四、病史采集方法

1. ATMIST 问诊法

A(age):患者年龄;

T(time):受伤时间;

M(mechanism of injury):受伤机制;

I(injured part):损伤部位;

S(symptoms):体征;

T(treatment):院前处置。

2. AMPLE 方法询问病史

A(allergies):过敏史;

M(medications currently used):当前所服用的药物;

P(past illness/pregnancy):过去疾病史/妊娠史;

L(last meal):最后进食时间;

E(events/environment related to the injury):与受伤有关的事故/环境。

第二节 颅 脑 损 伤

一、定义

颅脑损伤是由外力直接或间接作用于头部所造成的损伤。根据损伤的部位可分为头皮损伤、颅骨损伤、脑损伤以及脑损伤继发性病变,如颅内出血、脑水肿及脑疝等;根据颅腔内物质与外界是否相通可分成开放性和闭合性颅脑损伤。

二、病因

高空坠落、交通意外、拳击伤、锐器伤、挤压伤等致伤因素是颅脑损伤的主要原因,在战争时期大多数为武器伤害、爆炸性伤害带来的冲击所致。

三、分诊思路

(一)紧急评估

按 ABCDE 评估法快速识别危及生命的情况,如创伤性窒息、颅高压、脑疝导致的呼吸抑制、休克等。

A(airway with simultaneous cervical spine protection,气道及颈椎保护):气道是否通畅,有无窒息、发绀,患者能否说话,有无颈椎骨折。

B(breathing,呼吸):观察患者有无严重的呼吸窘迫、呼吸抑制、鼾声呼吸等。

C(circulation,循环):触摸大动脉波动判定脉搏强度和频率,有无脉搏缓慢,观察患者有无面色苍白、皮肤湿冷等休克征象。

D(disability,神经系统):评估患者的意识水平,瞳孔大小和对光反应,如瞳孔一过性缩小,另一侧瞳孔进行性散大,对光反射迟钝或消失,同时伴有意识障碍加重,可能是脑疝形成。观察肢体有无偏瘫或截瘫等。

E(exposure and environment control,暴露与环境控制):充分暴露与保温。快速检查有无开放性伤口、活动性大出血;有无熊猫眼、脑脊液、耳鼻漏。

(二)次紧急评估

(1)监测生命体征,观察有无"两慢一高"(即呼吸、脉搏慢,血压升高);注意患者有无头痛、呕吐等。

（2）询问病史：受伤的时间、受伤的机制；来院前的初步检查与处理。

（三）症状体征评估

1. 硬脑膜外血肿

（1）意识障碍：典型病例呈现昏迷-清醒-昏迷的"中间清醒期"过程；伤后无原发昏迷而逐渐陷入昏迷状态；伤后持续昏迷或昏迷由浅变深。

（2）颅内压增高症状。

（3）神经系统体征：伤后立即出现全瘫或偏瘫；一侧瞳孔散大，血肿侧瞳孔逐渐散大，对光反应减弱或消失，对侧肢体完全或不完全瘫痪；去大脑强直。

2. 硬脑下血肿

伤后持续昏迷或昏迷进行性加重，少有中间清醒期，较早出现颅内压增高和脑疝症状。

3. 脑挫裂伤

最突出症状是意识障碍，伤后立即出现昏迷，昏迷时间超过 30min，甚至为持续性昏迷；最常见的症状是头痛、呕吐；创伤性蛛网膜下腔出血，还可以出现颈项强直及克氏征阳性等脑膜刺激征。

4. 颅底骨折

皮下或黏膜下瘀斑、脑脊液外漏是颅底骨折的临床表现，常伴有脑神经损伤。分为颅前窝、颅中窝、颅后窝骨折。颅底骨折的鉴别见表 3.3。

表 3.3　颅底骨折的鉴别

骨折部位	皮下或黏膜下瘀斑	脑脊液漏	脑神经损伤
颅前窝	眶周、球结膜下（熊猫眼征）	鼻漏	嗅神经、视神经
颅中窝	耳后乳突区咽黏膜下	鼻漏和耳漏	面神经、听神经
颅后窝	耳后及枕下区	无	第 9～12 对

（四）动态评估

结合诊断性检查（CT、X 线、MRI）结果；生命体征的变化；意识、瞳孔的改变等动态分诊，同时评估有无其他部位的损伤。

四、分诊指引

急诊分诊护士根据患者紧急评估、次紧急评估、现病史、体检阳性结果，综合判断予以分级分区、分科救治。

（一）分级分区指引

颅脑外伤患者分级分区细则见表3.4。

表 3.4 颅脑外伤患者分级分区

分级分区	红区（A）	黄区（B）	绿区（C）
	Ⅰ级	Ⅱ级、Ⅲ级	Ⅳ级
依据	呼吸窘迫 GCS评分≤8分 脑疝形成 血流动力学不稳定 进行性抽搐	意识障碍、烦躁 头皮帽状腱膜伤口 9分≤GCS评分≤13分 年龄＜3月龄 年龄＞75岁 急性头痛、恶心、呕吐 疼痛评分＞3分	无意识障碍 神经系统体征（一） 头皮裂伤 疼痛评分＜3分

（二）分科指引

对于病情Ⅰ级的患者，开通绿色通道直接护送至红区（A）；Ⅱ级、Ⅲ级患者送至黄区（B），急诊科首诊，同时请脑外科、ICU等科室会诊；Ⅳ级患者指引至绿区（C）相应科室就诊。

第三节 胸 部 创 伤

一、定义

胸部创伤（thoracic trauma）是由于外部力量直接或间接作用于人体胸部所致的损伤。包括胸壁、胸腔内脏器和膈肌直接性损伤以及由此产生的继发性病变，如血气胸、纵隔气肿、心包填塞及连枷胸等。

二、病因

建筑倒塌、交通意外、高处坠落、暴力撞击、锐器或火器等致伤因素是造成胸部创伤的主要原因。根据损伤因素是否造成胸膜腔与外界相通，胸部创伤分为开放伤(blunt trauma)和闭合伤(open trauma)两大类,其中开放伤以是否穿通胸膜腔或纵膈为标准,其又分为非穿透性胸部损伤(non-penetrating chest trauma)和穿透性胸部损伤(penetrating chest trauma)。

三、分诊思路

(一)紧急评估

按 ABCDE 评估法快速识别危及生命的情况,如创伤窒息、反常呼吸、大量血胸、心包填塞、张力性气胸、开放性气胸、连枷胸、休克等。

A(airway with simultaneous cervical spine protection,气道及颈椎保护):气道是否通畅,有无窒息、发绀,患者能否说话,有无颈椎骨折。

B(breathing,呼吸):观察患者有无严重的呼吸窘迫伴呼吸困难,胸壁有无反常呼吸运动,受伤部位有无明显畸形和捻发音,伤侧胸部有无过度隆起,呼吸音有无消失,气管有无移位,颈静脉怒张等。

C(circulation,循环):观察患者有无面色苍白、皮肤湿冷等休克征象;触摸大动脉搏动,判断脉搏强度和频率(休克时能触摸动脉搏动:颈动脉搏动收缩压(SBP)≥60 mmHg;股动脉搏动 SBP≥70 mmHg;桡动脉搏动 SBP≥80 mmHg)。

D(disability,神经系统):评估患者的意识水平,瞳孔大小和对光反应,肢体有无偏瘫或截瘫等。

E(exposure and environment control,暴露与环境控制):充分暴露与保温。快速检查有无开放性伤口及气体逸出、活动性大出血;有无胸廓畸形、皮下气肿。

(二)次紧急评估

(1)监测生命体征及评估疼痛程度,注意监测四肢血压及大动脉搏动情况。

(2)询问病史:受伤的时间、受伤的机制;来院前的初步检查与处理。

(三)症状体征评估

(1)创伤性窒息:头面部有特征性青紫色瘀斑、结膜下出血、面部水肿,严重者意识障碍、呼吸困难等。

(2)心包填塞:典型的具有诊断意义的 Beck 三联征:颈静脉怒张;心搏微弱、心音低而遥远;低血压、脉压小、奇脉。患者临床表现为休克、呼吸困难、烦躁不安等。

(3)张力性气胸:开放的裂口与胸膜腔相通,形成单向活瓣,吸气时活瓣开放,空气进入胸膜腔,呼气时活瓣关闭,气体不能排出胸膜腔。表现为进行性呼吸困难、伴有紫绀、休克,体征有气管明显向健侧移位、颈静脉怒张、伤侧胸廓饱满、伤侧叩诊呈鼓音、呼吸音降低或消失、皮下气肿。

（4）开放性气胸：胸壁有开放性伤口与胸腔相通，呼吸时有空气进出伤口的响声。患者表现为烦躁不安、严重呼吸困难，体征有脉搏细速、血压下降、伤侧呼吸音减弱或消失、气管明显移向健侧、伤侧叩诊呈鼓音。

（5）肋骨骨折：胸痛、胸壁压痛、胸廓挤压试验阳性、严重时有反常呼吸。

（6）血胸：呼吸急促、胸闷、休克征象；肋间隙饱满；听诊呼吸音下降；叩诊浊音/实音；触诊语颤减低；胸腔穿刺抽出不凝血；X线见胸腔积液。

（7）肺挫伤：咯血、咳白色泡沫样痰、气促；听诊肺部有湿罗音；X线示肺野斑点状/片状阴影。

（四）动态评估

结合诊断性检查（胸腔穿刺、CT、X线、B超）结果；生命体征的变化；意识的改变等动态分诊，同时评估有无其他部位的损伤。

四、分诊指引

急诊分诊护士根据患者紧急评估情况、次紧急评估、现病史、既往病史、检查阳性结果，综合判断予以分级分区、分科救治。

（一）分级分区指引

胸部创伤患者的分级分区细则见表 3.5。

表 3.5　胸部创伤患者的分级分区

分级分区	红区（A）	黄区（B）	绿区（C）
	Ⅰ级	Ⅱ级、Ⅲ级	Ⅳ级
依据	呼吸窘迫 创伤窒息 气道阻塞 张力性气胸 开放性气胸 连枷胸 成人 35 次/分钟＜RR，或＜6 次/分钟 SpO$_2$＜90% 休克指数≥2.0 疼痛评分≥7 分 发绀、大汗、皮肤湿冷 伤口有异物或贯通伤	成人 30 次/分钟＜RR＜35 次/分钟 SpO$_2$：90%～95% 休克指数 1.0～2.0 疼痛评分 4～6 分 胸腹式呼吸不规则 大量皮下气肿	疼痛评分≤3 分 生命体征稳定 少量皮下气肿 胸部挤压伤 单纯肋骨骨折 单纯少量气胸 锁骨骨折 肩胛骨骨折

（二）分科指引

对于病情Ⅰ级的患者，开通绿色通道直接护送至红区（A）；Ⅱ级、Ⅲ级患者送至黄区（B），急诊科首诊，同时请心胸外科、ICU、血管外科等科室会诊；Ⅳ级患者指引至绿区（C）相应科室就诊。

第四节　腹　部　创　伤

一、定义

腹部创伤（abdominal trauma）是指人体腹部受各种致伤因子作用而发生的组织破坏和功能障碍，包括腹壁的损伤和腹腔脏器的损伤，如肝、脾、胰腺、胃、十二指肠、膀胱等脏器的损伤。

二、病因及分类

腹部创伤的原因很多，如坠落伤、冲击伤、挤压伤、打击伤、锐器刺伤、枪弹伤等。

根据损伤因素是否造成腹腔与外界相通，腹部创伤分为开放性损伤和闭合性损伤两大类，其中开放伤以是否穿通腹膜为标准，其又分为非穿透性损伤和穿透性损伤（见图3.1）。穿透性损伤中有入口、出口者为贯通伤；有入口无出口者为盲管伤。

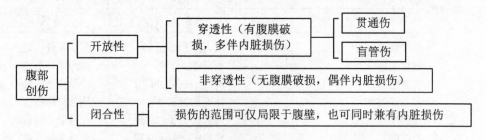

图3.1　腹部创伤分类

三、分诊思路

（一）紧急评估

按ABCDE评估法快速识别危及生命的情况，如休克、活动性大出血、意识障碍、内脏脱出、心搏骤停等。

A(airway with simultaneous cervical spine protection 气道及颈椎保护):气道是否通畅。

B(breathing 呼吸):观察患者有无严重的呼吸困难等。

C(circulation 循环):触摸大动脉波动判断脉搏强度和频率,观察有无明显的外出血、皮肤颜色和温度等循环状态。

D(disability 神经系统):评价患者的意识水平,瞳孔大小和对光反应。

E(exposure and environment control 暴露与环境控制):充分暴露与保温。将患者完全暴露,检查有无开放性伤口、活动性出血、腹腔脏器脱出、伤口有无异物或贯通伤等。暴露过程中注意给患者进行保温措施,避免低体温引发心律失常、凝血功能障碍等。

(二)次紧急评估

(1)监测生命体征及评估腹部疼痛程度。

(2)询问病史:受伤的时间、受伤的机制;来院前的初步检查与处理。

(3)腹部检查:① 视:仔细查看伤口大小、形状、边缘、伤道走向、可能伤及的脏器以及伤口污染情况,有无腹部膨隆;② 触:腹痛的部位、性质、有无腹膜刺激症(腹部压痛、反跳痛和腹肌紧张);③ 叩:腹部是否有鼓音或移动性浊音;④ 听:肠鸣音是否正常。

(三)症状体征评估

(1)空腔脏器损伤:① 腹痛剧烈,板状腹;② 腹膜刺激征(+);③ 腹穿:气体或混浊的液体。如胃肠道、胆管、膀胱等空腔脏器损伤破裂时,临床表现除了恶心、呕吐、呕血、便血等消化道症状外,以腹膜刺激症最为突出,严重者导致感染性休克。胆管系统损伤可出现黄疸;血尿、少尿甚至无尿考虑输尿管损伤。

(2)实质脏器损伤:① 腹痛;② 腹膜刺激征(+);③ 失血征象;④ 腹穿:不凝血。左上腹持续性疼痛可能为脾破裂;左上腹伴腰背部持续性疼痛,且会阴部、大腿内侧放射痛,可能为胰腺损伤及腹膜后血肿等;全程血尿提示为肾破裂;右上腹疼痛向肩部放射可能为肝脏破裂。

(四)动态评估

结合诊断性检查(腹腔穿刺、CT、X 线、B 超)结果、生命体征的变化等动态分诊,同时评估有无其他部位的损伤。

四、分诊指引

急诊分诊护士根据患者紧急评估情况、次紧急评估、现病史、体检阳性结果,综合判断予以分级分区、分科救治。

(一) 分级分区指引

腹部创伤患者的分级分区细则见表3.6。

表 3.6　腹部创伤患者的分级分区

分级分区	红区(A)	黄区(B)	绿区(C)
	Ⅰ级	Ⅱ级、Ⅲ级	Ⅳ级
依据	呼吸频率>35 次/分钟 呼吸频率<6 次/分钟 休克指数≥2.0 发绀、大汗、皮肤湿冷 活动性大出血 腹部开放性伤口 伤口有异物或贯通伤 疼痛评分≥7 分	休克指数 1.0～2.0 疼痛评分 4～6 分 胸腹式呼吸不规则 腹壁缺损 脏器脱出 排尿困难或无尿	疼痛评分≤3 分 生命体征稳定 腹壁血肿

(二) 分科指引

对于病情Ⅰ级的患者,开通绿色通道直接护送至红区(A);Ⅱ级、Ⅲ级患者送至黄区(B),急诊科首诊,同时请普外科、ICU、血管外科、泌尿外科等科室会诊;Ⅳ级患者指引至绿区(C)相应科室就诊。

第五节　骨 盆 骨 折

一、定义

骨盆骨折(fracture of pelvis)多由高能量外力所致,高能量损伤不仅导致骨盆本身的严重损伤,也常伴有复杂严重的并发症,死亡率很高。骨盆骨折分为四类,Ⅰ型骨折是指骨盆环完整的骨折,即骨折线不通过骨盆环者,包括撕脱骨折、髂骨翼骨折及单纯耻骨枝和坐骨枝骨折等;Ⅱ型骨折是指骨盆环一处断裂,同侧坐骨、耻骨枝双骨折最为常见,还有耻骨联合骨折分离及骶髂关节骨折脱位;Ⅲ型骨折是指骨盆环两处以上的断裂,即在骨盆环上有两处以上骨折裂口或一处骨折一处脱位,属不稳定性骨折;Ⅳ型骨折是指骨盆骨折合并髋臼骨折。

二、病因

骨盆骨折是创伤患者致残和致死的主要原因之一,交通事故、高处坠落、重物挤压是骨盆骨折的三个主要原因。骨盆骨折常伴有膀胱尿道损伤($5\%\sim20\%$)、肝脾破裂(12%)以及直肠损伤(4%),还常伴有四肢骨折和胸部外伤,偶尔合并颅脑损伤及脊柱脊髓损伤。失血性休克是伤后 24 小时最常见的死亡原因。

三、分诊思路

(一)紧急评估

按 ABCDE 评估法快速识别危及生命的情况,判断患者是否有休克征象、严重呼吸困难等。

A(airway with simultaneous cervical spine protection,气道及颈椎保护):评估气道是否通畅。对于复合伤、昏迷、特别是怀疑颈椎损伤患者应进行颈椎保护。

B(breathing,呼吸):观察患者呼吸的频率和节律,有无严重的呼吸窘迫。

C(circulation,循环):观察有无面色苍白、大汗、皮肤湿冷等休克征象;触摸大动脉搏动判断脉搏强度和频率。

D(disability,神经系统):判断患者的意识水平,瞳孔大小和对光反射;有无肢体感知觉功能丧失。

E(exposure and environment control,暴露与环境控制):有无开放性伤口及活动性大出血;有无骨盆毁损伤。

(二)次紧急评估

(1) 重点监测血压、呼吸、心率、疼痛等。

(2) 询问病史:受伤的时间、受伤的机制;来院前的初步检查与处理。

(3) 骨盆检查:骨盆挤压分离试验是否为阳性;"4"字实验是否为阳性;视诊是否出现两腿长短不一或者旋转,盆部有无淤血斑块或会阴、阴囊有挫伤、水肿;肛门指检是否能触及突起或大血肿且沿骨折线有压痛存在;是否存在下肢神经功能异常。

(三)症状体征评估

(1) 大血管损伤:骨盆骨折时髂内、外动脉及其伴行静脉损伤,发生后果严重,患者表现为局部有搏动出血或血肿,患侧肢体苍白,皮温低,多有感觉减退,足背、股动脉均无搏动。

(2)腹膜后血肿:比较隐匿不易早期识别。骨盆骨折后的广泛出血,常引起腹膜后血肿,巨大的血肿可沿腹膜后疏松结缔组织间隙,蔓延至肠系膜根部,肾区与膈肌下,还可向前扩散至腹侧壁。患者因血肿的化学刺激能引起腹膜反应、腹肌紧张及肠麻痹。

(3)神经损伤:因骶丛或腰丛损伤,患者可出现臀肌、腘绳肌和小腿腓肠肌肌力减弱,小腿后方和足外侧的感觉丧失。

(4)尿道或者膀胱损伤:轻度损伤患者表现为尿后滴血或血尿,并有尿痛、小腹痛症状;重度损伤时,患者可出现排尿困难,因尿液不能排出而致尿潴留。

(5)直肠、肛管及女性阴道损伤:检查时可发现肛门有血迹,阴道有流血,肛门指检可触及骨折端,指套上有鲜红的血迹。

(三)动态评估

结合诊断性检查(X线、腹腔穿刺、CT、B超)结果、生命体征的变化等动态分诊,同时评估有无其他部位的损伤。

四、分诊指引

急诊分诊护士根据患者紧急评估情况、次紧急评估、现病史、体检阳性结果等,综合判断予以分级分区、分科救治。

(一)分级分区指引

骨盆骨折患者的分级分区细则见表3.7。

表 3.7　骨盆骨折患者的分级分区

分级分区	红区(A)	黄区(B)	绿区(C)
	Ⅰ级	Ⅱ级、Ⅲ级	Ⅳ级
依据	骨盆毁损伤 Ⅳ型骨折 活动性大出血 腹膜后血肿 休克指数≥2.0 发绀、大汗、皮肤湿冷 呼吸频率>35次/分钟 呼吸频率<6次/分钟 疼痛评分≥7分	Ⅲ型骨折 合并女性阴道损伤 合并尿道或者膀胱损伤 合并神经损伤 休克指数1.0~2.0 疼痛评分4~6分	稳定型(Ⅰ、Ⅱ型)骨折

（二）分科指引

对于Ⅰ级的患者,开通绿色通道直接护送至红区(A);Ⅱ级、Ⅲ级的患者送至黄区(B),急诊科首诊,同时请骨科、ICU、泌尿外科、血管外科、妇产科等科室会诊;Ⅳ级的患者指引至绿区(C)相应科室就诊。

第六节 脊 柱 损 伤

一、定义

脊柱损伤(spinal injury)是指脊柱受到直接或间接暴力所致的脊柱骨折、关节脱位及相关韧带损伤,常见于 T12～L1,其次为 C1～C2、C5～C7。采用邱海滨的急性脊柱损伤急诊分型法,将急性脊柱损伤分为四型:Ⅰ型:有严重合并伤的脊柱损伤;Ⅱ型:有神经症状的脊柱损伤;Ⅲ型:有神经损伤倾向的不稳定脊柱损伤;Ⅳ型:单纯稳定性的脊柱损伤。

因脊柱组织构成的多样性,且常合并其他重要器官或脊髓的损伤。脊髓损伤(spinal cord injury)是脊柱骨折或脱位引起脊髓结构和功能的损害,造成损伤水平以下脊髓功能(运动、感觉、反射等)障碍。它是一种严重的致残性损伤,往往会造成患者不同程度的截瘫或四肢瘫。根据脊髓损伤病理及类型,脊髓损伤分为:① 脊髓休克:表现损伤平面以下感觉、运动、括约肌功能完全丧失。单纯脊髓休克可在数分钟、数小时或数日后自行恢复。球海绵体反射的出现或深腱反射的出现是脊髓休克终止的标志。② 脊髓挫裂伤:可以是轻度出血和水肿,也可以是脊髓完全挫裂或断裂,后期可出现囊性变或萎缩。③脊髓受压:由于突入椎管的移位椎体、碎骨块、椎间盘等组织直接压迫脊髓,导致出血、水肿、缺血变性等改变。

二、病因

常见的脊柱脊髓损伤病因列于表 3.8。

表 3.8　脊柱脊髓损伤病因

类型		病因
直接暴力	外力直接损害脊柱所致	以交通事故、自然灾害及火器伤多见,多伴有软组织损伤,并易引起内脏损伤
间接暴力	主要因作用于头颈部及足臀部的暴力纵向传导致脊柱的某一节段,由于压力的作用而引起骨折脱位	(1) 垂直压缩或暴力牵拉 (2) 屈曲压缩暴力 (3) 仰伸压缩暴力 (4) 侧向压缩暴力 (5) 旋转压缩暴力
肌肉牵拉	以腰椎及颈椎多见	常发生于腰部或颈部突然侧弯或前倾时,以致引起横突或棘突撕裂性骨折
病理性骨折	高龄者多见	当脊柱椎体有转移性肿瘤或骨质疏松时,对正常人不至于引起骨质受损的轻微外力,却可致椎体压缩性骨折样病变

三、分诊思路

(一) 紧急评估

对急性脊柱脊髓损伤的患者,必须就地处置,避免不必要的搬动和检查;按 ABCS 评估法快速识别脊髓休克以及呼吸肌麻痹等危及生命的征象。

A(airway with simultaneous cervical spine protection,气道及颈椎保护):观察呼吸道是否有梗阻,包括异物、分泌物、呕吐物等,对颌面部损伤的患者更应该注意。怀疑颈椎损伤患者应进行颈椎保护。

B(breathing,呼吸和通气):有无呼吸费力等脊髓损伤引起的呼吸肌无力。

C(circulation,循环):脊柱脊髓损伤后如出现轻度血压下降,而心率不快(小于 100 次/分钟),神志及一般情况良好,则可能是脊髓休克,而不是失血性休克引起,一定要鉴别失血性休克和脊髓损伤引起的低血压。

S(spinal cord,脊髓):有无排便失禁和尿潴留等脊柱脊髓损伤导致的括约肌障碍。

(二) 次紧急评估

(1) 重点监测呼吸、血压、心率及意识状态。

(2) 询问病史:受伤的时间、受伤的机制;来院前的初步检查与处理。

(3) 脊柱及相关部位的检查:脊柱局部有无压痛,棘突向后方突出的部位、程度及传导叩痛;检查上肢、下肢及躯干有无感觉及主动运动;会阴部和足趾的感觉、运动及反射是否存在。

（三）伴随症状与体征评估

（1）膈肌麻痹：呼吸困难、费力，呼吸时胸腹部矛盾运动，即吸气时腹部凹陷，可能为颈"4"以上损伤。

（2）节段征象：胸段脊髓损伤表现为截瘫；颈段脊髓损伤表现为四肢瘫；上颈椎损伤的四肢瘫为痉挛性瘫痪；下颈椎损伤的四肢瘫上肢为弛缓性瘫痪，下肢仍为痉挛性瘫痪。

（3）脊髓圆锥损伤：第一腰椎骨折致脊髓损伤时，表现为括约肌功能丧失，大小便不能控制，两下肢的感觉和运动功能正常。

（四）动态评估

结合诊断性检查(CT、MRI、X 线、B 超)结果；生命体征的变化尤其呼吸的改变；脊髓损伤的节段征象等动态分诊，同时评估有无其他部位的损伤。

四、分诊指引

急诊分诊护士根据患者紧急评估情况、次紧急评估、现病史、检查阳性结果，综合判断予以分级分区、分科救治，详见表 3.9。

表 3.9 脊柱脊髓损伤分级分区

分级分区	红区（A）	黄区（B）	绿区（C）
	Ⅰ级	Ⅱ级、Ⅲ级	Ⅳ级
依据	急性呼吸窘迫 创伤窒息 Ⅰ型损伤 GCS 评分≤8 分 SpO_2<90% 休克指数≥2.0 疼痛评分≥7 分 发绀、大汗、皮肤湿冷	感觉障碍 运动障碍 括约肌功能障碍 9 分≤GCS 评分≤13 分 SpO_2：90%～95% 休克指数 1.0～2.0 疼痛评分 4～6 分 Ⅱ型损伤 Ⅲ型损伤	无相关障碍 疼痛评分≤3 分 生命体征稳定 Ⅳ型损伤

第七节　四 肢 骨 折

一、定义

四肢骨折是指四肢肢体骨的完整性或连续性部分或全部中断。临床常见锁骨骨折、肱骨干骨折、尺桡骨双骨折、股骨颈骨折、股骨干骨折、髌骨骨折、胫腓骨骨折等。

二、病因

四肢骨折在临床上是一种常见的骨折类型,通常由于压砸伤、交通事故伤、坠落伤、机器绞轧伤、生活伤等。

三、分诊思路

(一)紧急评估

按 ABCDE 评估法快速识别危及生命的情况,如失血性休克、脂肪栓塞等。

A(airway with simultaneous cervical spine protection,气道及颈椎保护):气道是否通畅,有无窒息、发绀,患者能否说话,是否合并颈椎骨折。

B(breathing,呼吸):观察患者有无严重的呼吸困难。

C(circulation,循环):触摸大动脉搏动,判断脉搏强度和频率,观察患者有无面色苍白、皮肤湿冷等休克征象;观察四肢的颜色和灌注等。

D(disability,神经系统):评估患者的意识状态。

E(exposure and environment control,暴露与环境控制):查看是否是开放性骨折;有无活动性大出血;有无肢体毁损、离断。

(二)次紧急评估

(1) 重点监测呼吸、血压、心率;评估疼痛程度。

(2) 询问病史:受伤的时间、受伤的机制;来院前的初步检查与处理。

(3) 骨折特有体征:畸形;异常活动;骨擦音或骨擦感。

① 肩关节脱位:方肩畸形。

② 桡骨远端骨折：手部侧面可见"餐叉"样畸形、正面观可呈"枪刺刀"状畸形。

③ 肱骨髁上伸直型骨折肘部常呈半伸位，肘后突起，呈靴形肘畸形，在肘前可摸到突出的骨折近端。

④ 股骨颈骨折患肢呈外旋畸形，一般在 45°～60° 之间。

⑤ 股骨干骨折患肢显著缩短，功能障碍。

⑥ 胫腓骨骨折患肢表现为成角和重叠移位。

（三）伴随症状体征评估

（1）大动脉出血：检查受伤肢体出血情况，是否存在可触及的动脉搏动，搏动的强弱；皮肤是否苍白、皮温低。

（2）挤压综合征：患者伤肢肿胀、剧痛、有水疱形成、皮肤淤血斑、远端动脉搏动减弱；尿液呈红褐色的肌红蛋白尿；呼吸深大、神志模糊、烦躁不安等酸中毒表现。

（3）骨筋膜室综合征：与临床表现不相符的、一般镇痛药物不能解除的剧烈疼痛；患者出现被动牵拉肌肉引起的剧烈痛、肢体张力增高肿胀、肢体远端麻木感等，拒触压及肢体张力性水疱是早期的客观体征。

（4）脂肪栓塞：尤其是长管状骨骨折，因骨髓腔内脂肪滴在创伤血肿张力的挤压下从破裂的静脉窦进入血循环而造成的肺、脑、皮肤的血管栓塞，出现以意识障碍、皮肤瘀斑、进行性低氧血症、呼吸窘迫为特征的综合征。

（四）动态评估

结合诊断性检查（X 线、CT、MRI、B 超）结果；生命体征的变化尤其呼吸、血压的改变；患肢疼痛的程度；骨折特有体征等动态分诊，同时评估有无其他部位的损伤。

四、分诊指引

急诊分诊护士根据患者紧急评估情况、次紧急评估、现病史、体检阳性结果，综合判断予以分级分区、分科救治。

（一）分级分区指引

四肢骨折患者分级分区细则见表 3.10。

表 3.10　四肢骨折患者分级分区

分级分区	红区(A)	黄区(B)	绿区(C)
	Ⅰ级	Ⅱ级、Ⅲ级	Ⅳ级
依据	呼吸窘迫 肢体毁损、离断 脂肪栓塞 休克指数≥2.0 疼痛评分≥7分	休克指数 1.0～2.0 疼痛评分 4～6 分 骨筋膜室综合征 挤压综合征	疼痛评分≤3 分 生命体征稳定 单纯四肢骨折 轻微出血

（二）分科指引

对于病情Ⅰ级的患者,开通绿色通道直接护送至红区(A);Ⅱ级、Ⅲ级患者送至黄区(B),急诊科首诊,同时请骨科、ICU 等科室会诊;Ⅳ级患者指引至绿区(C)相应科室就诊。

第八节　成　批　伤

一、定义

当发生突发公共事件时,伤病员数量在短时间内急剧增加,经常造成群体伤亡也称为批量伤或成批伤,通常为一种或多种致伤因素同时造成 3 人以上的伤员。

二、成批伤特点

成批伤最显著的特点是突发性、不可预见性、伤情复杂、伤员数量多、伤势严重,给伤员、社会造成很大的伤害及损失,突发公共事件的发生率呈逐年增多的趋势,类型以中毒事件、交通安全事故为主。

三、灾害事故现场救护原则

在最短的时间内救治最多的伤员,秉承先救命后治伤,先重伤后轻伤的原则;先分类后转送的原则;医护人员以救为主,其他人员以抢为主的原则;救护人员在进入现场和接近患者前,不应立即展开救援,而应秉承 STOP 原则。

S(stop,停止):停顿片刻,评估现场环境是否安全。

T(think,思考):考虑发生了什么,怎么发生的,为什么,将会发生什么。

O(observe,观察):观察危险因素,外伤,颜色,体位,反应,逃生路线。

P(protect,保护和计划):穿戴完整的防护装备,制订应急计划。

四、伤员现场分拣

伤员现场分拣又名拣伤分类(triage),是指根据患者生命体征,解剖损伤,致伤机制和伤员情况,综合判断后,有效地对伤员实施救治和转运。

(一)现场检伤分类标准

运用国际通用标准的四色伤情分类标签,识别每个伤员,在现场中边分类边标记,同步完成,标签统一粘贴于伤员身体醒目的部位,通常为胸前或手腕,直到抵达最后的医疗救治机构。

1. 红色标记——立即救治

需要马上进行拯救生命的医疗干预措施,如休克、气道阻塞、开放性胸腔创伤、腹部骨盆挤压伤、大于50%Ⅱ度至Ⅲ度皮肤烧伤等。

2. 黄色标记——延迟救治

不需要马上拯救生命的医疗干预措施,其治疗可以稍后进行,如严重烧伤,严重头部创伤但神志清醒,开放性骨折等。

3. 绿色标记——等待救治

伤员仅需要简单救治或不需要救治,如可以自行行走及没有严重创伤,不造成休克的软组织损伤等。

4. 黑色标记

死亡或开放气道后仍无呼吸,没有生存希望的伤者。

(二)现场快速伤情分拣的方法

1. START简单分类快速治疗法

START简单分类快速治疗法是目前运用最广泛的拣伤分类方法:

第一步,能否行走:行动自如(绿色标记),不能行走进入第二步。

第二步,检查呼吸(首先保护颈椎,开放气道,确定气道通畅):没有呼吸(黑色标记),开放气道后有呼吸(红色标记)。

第三步,有呼吸:R>30次/分钟(红色标记),R≤30次/分钟进入第四步。

第四步,循环检查(桡动脉或毛细血管充盈试验时间):无脉搏(桡动脉触摸不到)或毛细血管充盈时间大于 2 秒(红色标记),脉搏搏动有力进入第五步。

第五步,意识检查(检查头部是否受伤):询问简单问题或给予简单指令,能听令自由行走(绿色标记),回答不确切(黄色标记),无反应(红色标记)。

2. SALT 拣伤分类法

通过总体分类和个体评估相结合完成分类(语言引导＋细致地观察),在总体分类环节,拣伤分类人员用两句话广播,将现场伤员快速区分为三部分,再重点进行评估,确定其中红色的伤员,优先安排转运。

这两句话是:一句话面向所有伤员:"我是急救员,请听到我说话的立即到××处集合"——第三位评估;另一句话面向剩余伤员:"剩下的伤员听到我说话的请挥挥手或脚"——第二位评估;拣伤人员需要立即开始对没有移动、没有挥手的伤员开始个体化的评估——第一位评估。

此法存在局限性:对听力损伤、语言障碍、恐惧、拒绝离开家人的伤员此法不适宜。

(三) 转运分类

是用来安排灾区患者转运至三级医疗机构的优先次序,根据创伤的严重程度和资源的可利用度来安排合适的转运,经陆路、空中或是水路,依据最快原则,一辆救护车搭载:① 1 名重伤者(红牌);② 1 名中度伤(黄牌)＋1 名轻伤(绿牌);③ 3～4 名轻伤(绿牌)。切忌同时送入同一家医院,根据医院级别护送相应级别患者,并提前充分沟通。

伤员分类是一个动态过程,患者状态也是在不断变化的,所以每隔几小时需要对患者情况进行重新评估并做出适当调整。

如果灾难现场是不安全的,需要重新应用反向伤员分类法,以挽救最多的伤员。顺序为:抢救和转运可以行走的伤员;轻伤员;重伤员;最后留下死者。

五、成批伤员院内救治

在成批伤的院内急诊救护中,遵循科学规范的急救程序、准确及时的抢救和护理措施,可减少伤残率。

(一) 急救伤员信息预警系统

当急诊科护士接到急救电话时,应详细询问事件发生的时间、地点、伤员的数量、严重程度。根据伤员人数和严重程度启动上报制度,第一时间通知科室主任、护士长逐层上报医务处、护理部等,夜间第一时间通知医院总值班、科主任、护士长。

(二)启动院内应急抢救预案

根据伤员数量及严重程度调度,启动急诊专科＋危重症＋多学科专业单元救治方案。第一梯队应急小组由急诊科主任、护士长、科内人员组成;第二应急梯队由院领导、医务科、护理部等组成,接到急救电话,10 min 内必须赶到急救现场,根据患者病情变化需求,随时调配医院应急护士。护士与轻伤员的比例为 1∶2,与中度伤员的比例为 1∶1,病情危重伤员的比例至少为 2∶1。

(三)患者分类、分流

1. 成立信息小组

信息小组由一名护士和信息员组成,快速为患者建立信息卡、腕带、门诊病历等,确保一名患者一个信息资料袋。

2. 成立拣伤预检小组、紧急评估

拣伤小组成员由高年资医生、护士组成,通过快速 ABCDE 紧急评估法、快速体格检查,区分伤员的轻、重、缓、急。

3. 快速分级、分区

(1) 一类(Ⅰ级)濒危:得不到紧急救治,很快危及生命,立即发放红色伤票,送入复苏区,目标反应时间为即刻,若为心跳、呼吸骤停者,快速行心电图检查,确认后,发放黑色伤票,放置于复苏区一角临时处理。

(2) 二类(Ⅱ级)急重:病情会急剧恶化,需紧急处理及马上密切观察,发放黄色伤票,进入抢救红区,目标反应时间＜10 min。

(3) 三类(Ⅲ级)急症:生命体征尚稳定,但有可能病情转差,立即发放黄色伤票,进入抢救黄区,目标反应时间＜30 min。

(4) 四类(Ⅳ级)非急症:生命体征稳定,目前无急性症状,发放绿色伤票,在绿区等候就诊,目标反应时间≤60 min。

成批伤分级分区细则见表 3.11。

表 3.11　成批伤分级分区

分级分区	红区(A)	黄区(B)	绿区(C)
	Ⅰ级	Ⅱ级、Ⅲ级	Ⅳ级
依据	脑疝形成 活动性大出血 创伤窒息 气道阻塞 张力性气胸 开放性气胸 连枷胸 穿透性创伤 腹部开放性伤口 骨盆毁损伤 Ⅳ型骨折 肢体毁损、离断 休克指数≥2.0 疼痛评分≥7分	头皮帽状腱膜伤口 9分≤GCS评分≤13分 胸腹式呼吸不规则 大量皮下气肿 腹壁缺损 脏器脱出 排尿困难或无尿 Ⅲ型骨折 合并女性阴道损伤 合并尿道或者膀胱损伤 合并神经损伤 骨筋膜室综合征 挤压综合征 休克指数1.0~2.0 疼痛评分4~6分	无意识障碍 神经系统体征(—) 头皮裂伤 少量皮下气肿 胸部挤压伤 单纯肋骨骨折 单纯小量气胸 稳定型(Ⅰ、Ⅱ型) 骨折 疼痛评分<3分

案例分析与拓展

【分析】

(1) 紧急评估该患者存在休克征象,休克指数1.36(休克指数=脉率/收缩压,此值0.5属于正常;1.0属轻度休克;1.0<休克指数<2.0属中度休克;休克指数在≥2.0属重度休克),立即护送至抢救B区。

(2) 进一步评估:患者腹部有明显的压痛、反跳痛、肌紧张腹膜刺激征症状,初步考虑腹腔脏器损伤。予以诊断性检查,腹腔穿刺抽出不凝固血;头颅、胸部CT未见出血;腹部CT及B超提示:肝挫裂伤,中等量腹腔积液;X线示:右尺骨、桡骨近端及下端粉碎性骨折。

(3) 动态评估患者,心率145次/分钟,血压72/48 mmHg,休克指数为2.01,将患者转移至A区。经液体复苏后,患者休克征象未得到明显改善,腹痛、腹胀症状逐渐加重且尿量少,保留导尿引出少许血性尿液,追问病史,患者受伤前5小时进食,一直未如厕,结合症状、体征判断,高度疑诊患者膀胱破裂可能。

（4）立即向导尿管注入生理盐水，生理盐水在患者体内滞留 10 min 后抽出，液体明显少于注入水量，考虑有膀胱破裂可能。

（5）紧急行剖腹探查术，患者系肝脏破裂、膀胱破裂，经积极手术治疗后痊愈出院。

【启示】

（1）国内多发伤患者漏诊率达 8.7%，在分诊评估中，应注重患者主诉、症状、体征并结合生命体征进行综合判断。

（2）多发伤患者应行详细的体格检查避免漏诊，常用 CRASHPLAN 方法评估伤情。

C（cardiac 心脏）：心率快注意有无休克；听诊心音遥远或不能闻及，提示心包破裂；心音位置偏向一边，提示气胸。

R（respiratory 呼吸）：呼吸急促，呼吸困难，警惕腹腔脏器破裂。

A（abdomen 腹部）
S（spina 脊髓）
H（head 头颅）　｝ 这几项注意查看有无伤口，若有伤口，应注意大小、形状、边缘、伤道走向、可能伤及的脏器以及伤口污染情况。有无骨折，若有须查看是否闭合性骨折及四肢有无骨关节伤。
P（pelvis 骨盆）
L（limb 四肢）

A（arteries 动脉）：有无动脉出血。

N（nerves 神经）：警惕有无合并颅脑损伤。

检查顺序：头、颌面结构、颈部和颈椎、胸部、腹部、会阴、直肠、阴道、肌肉骨骼系统和神经系统。

（3）急诊护士在多发伤救治过程中应秉承连续、动态评估，不能忽视血流动力学改变及复苏效果，整个救治过程中，坚持整体观，善于综合判断，及时为医生提供有价值的信息，安全救治是永恒的主题。

【知识拓展】

创伤性膀胱破裂典型临床表现：血尿、尿急、尿痛等症状。多由于车祸、锐器等暴力原因所致，膀胱破裂尿液进入腹腔、盆腔，并发症发生率高，临床统计接近 20%。

判断膀胱破裂的方法：

（1）通过导尿管注入含美蓝液生理盐水进行检测，让水在患者体内滞留

10 min 后抽出,观察注入前和排出后液体的含量变化,即可判断膀胱是否破裂,但部分患者膀胱破裂合并尿道断裂等症状无法顺利置入导尿管,则需要考虑其他判断方法。

(2) 造影检查是另一种检查方式,向患者体内注入造影剂,通过 CT 扫描,观察造影剂,判断患者膀胱破裂情况。

第四章 新型冠状病毒肺炎

　　21 世纪以来,突发呼吸公共卫生事件数起,2003 年传染性非典型肺炎 (SARS);2005 年人感染高致病性禽流感(H5N1);2009 年甲型 H1N1 流感(A/ H1N1);2013 年人感染 H7N9 禽流感;2019 年新型冠状病毒肺炎(NCP,简称"新冠肺炎"),严重影响人类生命安全和身体健康。这场在全球范围内大流行的瘟疫,究竟源自何方,罪魁祸首是谁,目前(截至 2020 年 5 月底)全世界,包括世界卫生组织(WHO)在内都在研究探讨。一个不争的事实是武汉检测出的新型冠状病毒,只是该病毒的第三代毒株,而美国却检测出该病毒的祖孙三代毒株。

　　2019 年 12 月,武汉市爆发流行了不明原因肺炎,现已确诊为是由一种新型冠状病毒(Corona Virus Disease 2019,COVID-19)感染引起的、人与人传播力强的流行病。随着疫情的发展,我国其他地区也相继发现了此类病例。现已将该病纳入《中华人民共和国传染病防治法》规定的乙类传染病,并采取甲类传染病的预防、控制措施。

　　2020 年 1 月 20 日,中共中央总书记、国家主席、中央军委主席习近平对新型冠状病毒感染的肺炎疫情作出重要指示,强调要把人民群众生命安全和身体健康放在第一位,坚决遏制疫情蔓延势头。2020 年 1 月 30 日晚,世界卫生组织宣布,将新型冠状病毒疫情列为国际关注的突发公共卫生事件(PHEIC)。2020 年 2 月 11 日,WHO 将新型冠状病毒引发的疾病正式命名为 2019 冠状病毒病(Corona Virus Disease2019, COVID-19)。

第一节　概　　述

一、病原学特点

冠状病毒亚科分为 α、β、γ 和 δ 四个属，新型冠状病毒属于 β 属。已知感染人的冠状病毒有 6 种，加上这次新发现的冠状病毒共 7 种。大多数冠状病毒引起上呼吸道感染，而中东呼吸综合征相关冠状病毒（MERS-CoV）、严重急性呼吸综合征相关冠状病毒（SARS-CoV）及这次的新型冠状病毒可引起肺炎，甚至重症肺炎，且可在人际间传播，但新型冠状病毒基因特征与 MERS-CoV、SARS-CoV 有明显区别，目前有研究显示与蝙蝠 SARS 样冠状病毒（bat-SL-CoVZC45）同源性达 85％以上。

对冠状病毒理化特性的认识多来自对 SARS-CoV 和 MERS-CoV 的研究。病毒对紫外线和热敏感，56℃，30 分钟以及乙醚、75％乙醇、含氯消毒剂、过氧乙酸和氯仿等脂溶剂均可有效灭活病毒，但氯己定不能有效灭活病毒，应避免使用含有氯己定的手消毒剂。

二、流行病学特点

（一）传染源

传染源主要是新型冠状病毒感染的患者。无症状感染者也可能成为传染源。

（二）传播途径

经呼吸道飞沫和密切接触传播是主要的传播途径。在相对封闭的环境中长时间暴露于高浓度气溶胶情况下存在经气溶胶传播的可能。由于在粪便及尿中可分离到新型冠状病毒，所以应注意防止粪便及尿对环境污染造成气溶胶或接触传播。

（三）易感人群

肆虐全球的新冠疫情证明，该病毒人群普遍易感。根据美国约翰·霍普金斯大学发布的实时统计数据显示，截至北京时间 2020 年 7 月 28 日上午 7:35，全球新冠肺炎确诊病例超 1639 万例，累计死亡病例逾 65.1 万例，其中美国累计确诊新冠肺炎病例超 428 万例，死亡病例逾 14.7 万例。

三、临床特点

（一）临床表现

潜伏期：一般为 1～14 天，多为 3～7 天，临床上也发现潜伏期长于 14 天的病例。

临床表现：以发热、乏力、干咳为主要表现。少数患者伴有鼻塞、流涕、腹泻等症状。重症患者多在发病一周后出现呼吸困难和/或低氧血症，严重者快速进展为急性呼吸窘迫综合征、脓毒症休克、难以纠正的代谢性酸中毒和出凝血功能障碍及多器官功能衰竭等。值得注意的是重型、危重型患者病程中可为中低热，甚至无明显发热。

部分儿童及新生儿病例症状可不典型，表现为呕吐、腹泻等消化道症状或仅表现为精神弱、呼吸急促。

轻型患者仅表现为低热、轻微乏力等，无肺炎表现。

从目前收治的病例情况看，多数患者预后良好，少数患者病情危重。老年人和有慢性基础疾病者预后较差。患有新型冠状病毒肺炎的孕产妇临床过程与同龄患者相近。儿童病例症状相对较轻。

（二）实验室检查

1. 一般检查

发病早期外周血白细胞总数正常或减少，可见淋巴细胞计数减少，部分患者可出现肝酶、乳酸脱氢酶（LDH）、肌酶和肌红蛋白增高；部分危重者可见肌钙蛋白增高。多数患者 C 反应蛋白（CRP）和血沉升高，降钙素原正常。严重者 D-二聚体升高、外周血淋巴细胞进行性减少。重型、危重型患者常有炎症因子升高。

2. 病原学及血清学检查

（1）病原学检查：采用 RT-PCR 或/和 NGS 方法在鼻咽拭子、痰和其他下呼吸道分泌物、血液、粪便等标本中可检测出新型冠状病毒核酸。检测下呼吸道标本（痰或气道抽取物）更加准确。标本采集后尽快送检。

（2）血清学检查：新型冠状病毒特异性 IgM 抗体多在发病 3～5 天后开始出现阳性，IgG 抗体滴度恢复期较急性期有 4 倍及以上增高。

3. 胸部影像学

早期呈现多发小斑片影及间质改变，以肺外带明显。进而发展为双肺多发磨玻璃影、浸润影，严重者可出现肺实变，但胸腔积液少见。

四、诊断标准

（一）疑似病例

结合下述流行病学史和临床表现综合分析如下：

1. 流行病学史

（1）发病前 14 天内有武汉市及周边地区，或其他有病例报告社区的旅行史或居住史（包括境外地区）。

（2）发病前 14 天内与新型冠状病毒感染者（核酸检测阳性者）有接触史。

（3）发病前 14 天内曾接触过来自武汉市及周边地区，或来自有病例报告社区的发热或有呼吸道症状的患者。

（4）聚集性发病：2 周内在小范围，如家庭、办公室、学校班级等场所，出现 2 例及以上发热和/或呼吸道症状的病例。

2. 临床表现

（1）发热和/或呼吸道症状。

（2）具有上述新型冠状病毒肺炎影像学特征。

（3）发病早期白细胞总数正常或降低，淋巴细胞计数减少。

有上述流行病学史中的任何一条，且符合临床表现中任意 2 条。无明确流行病学史的，符合临床表现中的 3 条，即可诊为"疑似病例"。

（二）确诊病例

疑似病例同时具备以下病原学或血清学证据之一者诊为"确认病例"：

（1）实时荧光 RT-PCR 检测新型冠状病毒核酸阳性；

（2）病毒基因测序，与已知的新型冠状病毒高度同源；

（3）血清新型冠状病毒特异性 IgM 抗体和 IgG 抗体阳性；血清新型冠状病毒特异性 IgG 抗体由阴性转为阳性或恢复期较急性期 4 倍及以上升高。

五、临床分型

根据是否有临床症状、是否有肺炎、肺炎的严重程度、是否出现呼吸衰竭、休克、有无其他器官功能衰竭等分为四型：

（一）轻型

临床症状轻微，影像学未见肺炎表现。

（二）普通型

有发热、呼吸道等症状，影像学可见肺炎表现的。

（三）重型

成人符合下列任何一条者：

（1）出现气促，RR≥30 次/分钟；

（2）静息状态下，指氧饱和度≤93％；

（3）动脉血氧分压（PaO_2）/吸氧浓度（FiO_2）≤300 mmHg。

高海拔（海拔超过 1000 m）地区应根据以下公式对 PaO_2/FiO_2 进行校正：$PaO_2/FiO_2 \times$［大气压（mmHg）/760］。

肺部影像学显示 24～48 小时内病灶明显进展＞50％者按重型管理。

儿童符合下列任何一条：

（1）出现气促（＜2 月龄，RR≥60 次/分钟；2～12 月龄，RR≥50 次/分钟；1～5 岁，RR≥40 次/分钟；＞5 岁，RR≥30 次/分钟），发热和哭闹的影响除外；

（2）静息状态下，指氧饱和度≤92％；

（3）辅助呼吸（呻吟、鼻翼扇动、三凹征），发绀，间歇性呼吸暂停；

（4）出现嗜睡、惊厥；

（5）拒食或喂养困难，有脱水征。

（四）危重型

符合下列任何一条者：

（1）出现呼吸衰竭，且需要机械通气；

（2）出现休克；

（3）合并其他器官功能衰竭需 ICU 监护治疗。

六、重型、危重型临床预警指标

（一）成人

（1）外周血淋巴细胞进行性下降；

（2）外周血炎症因子如（IL-6、C 反应蛋白）进行性上升；

（3）乳酸进行性升高；

（4）肺内病变在短期内迅速进展。

（二）儿童

（1）呼吸频率增快；

（2）精神反应差、嗜睡；

（3）乳酸进行性升高；

（4）影像学显示双侧或多肺叶浸润、胸腔积液或短期内病变快速进展；

（5）3月龄以下的婴儿或有基础疾病（先天性心脏病、支气管肺发育不良、呼吸道畸形、异常血红蛋白、重度营养不良等），有免疫缺陷或低下（长期使用免疫抑制剂）。

七、病例发现与报告

医务人员发现符合病例定义的疑似病例后，应立即进行单人间隔离治疗，院内专家会诊或主诊医师会诊，仍考虑疑似病例，在2小时内进行网络直报，并采集标本进行新型冠状病毒核酸检测，同时在确保转运安全前提下立即将疑似病例转运至定点医院。

与新型冠状病毒感染者有密切接触的患者，即使常见呼吸道病原检测阳性，也建议及时进行新型冠状病毒病原学检测。

疑似病例连续两次新型冠状病毒核酸检测阴性（采样时间至少间隔24小时）且发病7天后新型冠状病毒特异性抗体IgM和IgG仍为阴性可排除疑似病例诊断。

八、新型冠状病毒肺炎患者的急救与护理

新型冠状病毒肺炎患者的急救与护理详见本章第三节。

第二节 急诊预检分诊

一、分诊台物品配置

分诊台配有发热患者专用的体温器材（红外线测温仪/耳温枪/额温枪/水银体温计）、心电监护仪、一次性医用口罩及外科口罩、一次性手套、速干快速手消毒剂。

二、分诊护士防护标准

分诊护士需做到一级防护：戴一次性圆帽（充分包裹头发及双耳）、医用外科口

罩、工作服、一次性乳胶手套;另加:隔离衣、防护面屏或防护眼罩。

三、患者防护要求

患者及其陪同者应当正确佩戴口罩,针对未佩戴口罩患者予以发放口罩,并指导正确佩戴。两患者之间距离在 1.5 m 以上,尽量做到一患一陪。

四、预检分诊

(一)首次分诊

所有患者及家属经急诊大厅入口处红外线测温仪初筛体温。

分诊护士接诊患者后,迅速通过"边看、边查、边问",按照 SOAP 分诊技巧进行初步分诊,尽可能多地收集相关病情资料,重视潜在的危险因素。

1. 看

用眼直接全面仔细观察患者的入院方式、神志、表情、面色、行为、有无呼吸困难或呼吸急促,收集有价值的资料,快速识别有无危及生命的呼吸窘迫、循环衰竭征象,疑似危重患者立即送入抢救室隔离区。

2. 查

监测 T、P、R、BP、SpO_2。

3. 问

(1)一问:主诉、现病史,了解发热、乏力、咳嗽程度、病程、持续时间、相关症状以及好转与恶化的因素。

(2)二问:详问流行病学史,主要包括①发病前 14 天内有无武汉市及周边地区,或其他有确诊或疑似病例报告社区旅行史或居住史(包括境外地区,下同);②发病前 14 天内与新冠病毒感染者(核酸检测阳性者)接触史;③发病前 14 天内曾接触来自武汉市及周边地区或来自有确诊或疑似病例报告社区的发热或呼吸道症状的患者;④聚集性发病(如家庭、社区、单位、乘坐同一交通工具等)。

(3)三问:既往病史、用药史、过敏史、诱因及伴随症状等。

(4)四问:患者一般情况,如姓名、年龄、家庭住址、身份证号、手机号等,建立电子信息,做好详细记录。

(5)五问:基于目前临床研究分析,少数患者以头痛、咯血、鼻塞、流涕和腹泻等不典型症状就诊,极少数患者无症状,无疫情接触史。对于症状不典型患者或以其他症状就诊者,也必须详细询问病史。对于无接触史的发热、干咳、乏力患者,要有隔离意识,注意与其他患者分开,并动态观察。

大疫当前,有些患者或家属,害怕自己真的感染新型冠状病毒肺炎,否认疾病,害怕被隔离,故意隐瞒病史、隐瞒疫情接触史,不知道隐瞒事实带来的严重不良后果。分诊护士适当运用诱导问诊的技巧,耐心解释提供真实病史的重要性,问清与发病有关的细节;用智慧的双眼观察患者的行为动作,及时准确分诊,避免漏诊。

(二)二次分诊

(1) 对于首次分诊排除的其他普通急诊候诊患者,护士应行二次分诊,特别对于无接触史的发热、干咳、乏力患者,注意与其他患者分开区域等待就诊,并动态监测体温,观察患者的呼吸、面色、咳嗽等情况。根据病情合理安排就诊顺序,突发病情变化的患者,及时通知组织有关医生和护士参加抢救。

(2) 对于候诊患者,护士应主动关心,做到心中有数及耐心解释工作,积极进行疫情防控知识宣教,督促佩戴口罩、注意手卫生情况,动态观察。

五、分析判断与分级分区救治

分诊护士根据评估收集的信息,快速判断患者病情的轻、重、缓、急,对患者病情进行分级分区,决定患者就诊及处置的优先次序。

(1) 患者有流行病学史,确诊或高度疑似的成人重症及危重患者,应分诊至抢救室隔离区救治,急诊内科首诊抢救并请呼吸内科、感染科会诊。确诊或高度疑似的儿童重症及危重症患者分诊至抢救室隔离区进行抢救,请急诊儿科会诊。

(2) 患者有流行病学史,轻症者或无症状者应分诊至发热门诊,由专人护送(详见本章第四节)。

(3) 若患者无流行病学史,重症及危重症者应分诊至抢救室抢救,轻症者分诊至急诊内科,诊间保持一医一患并设置间距大于 1.5 m 的地标。儿童患者应分诊至急诊儿科。

六、急诊预检分诊流程

急诊预检分诊流程如图 4.1 所示。

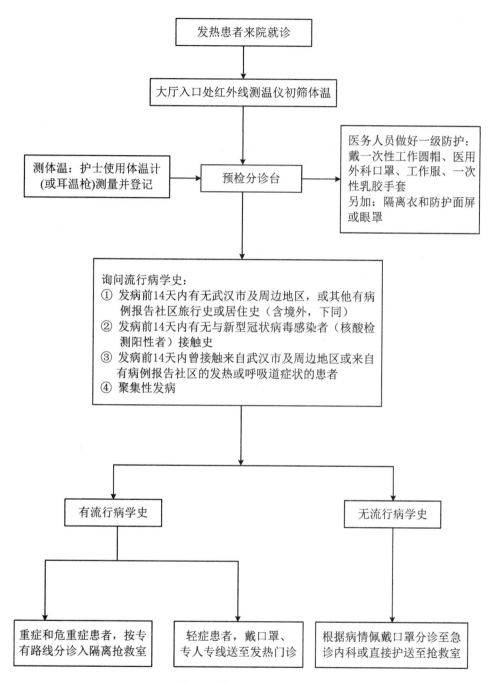

图 4.1　急诊预检分诊流程

第三节　急救护理

一、隔离抢救室的设置和人力安排

（一）隔离抢救室设置

满足单间隔离要求,设置在人员流动较少、处于下风口的一端。门口张贴醒目标识及工作流程,禁止无关人员进入。同时设立患者专用通道,避免交叉感染。

（二）设备设施

（1）急救物品及药品:配备含一定数量药品和物品的抢救车、氧气装置、吸引装置、心电监护仪、心电图机、除颤仪、气管插管用物、呼吸机、注射泵、输液泵、EC-MO 等设备。

（2）消毒设备:空气消毒剂、空气净化器、喷壶等。

（3）气体及负压设备:配备足够压力的壁氧系统、压缩空气系统及负压系统。

（4）防护设备:按三级防护措施配备:一次性工作帽、医用防护口罩(N95)、医用一次性防护服、一次性乳胶手套、防护目镜或面屏、鞋套或胶靴。

（5）其他设施:治疗车、抢救床单元、垃圾桶等。

（三）护理人力配置

（1）按床护比 1∶2 配置人力,备班。

（2）具有急诊急救专科护士资质,有较强的业务能力和较高的职业素质。

（3）身体健康,能承担高强度的工作。

二、可疑新冠肺炎重症患者的急救原则

（1）医护人员三级防护标准,单间隔离抢救,最少人员接触,高风险护理操作(吸痰护理、机械通气、动静脉穿刺、鼻/咽拭子采集、气管插管、心肺复苏、雾化吸入、气管切开护理等)必须采取接触隔离＋飞沫隔离＋空气隔离措施。

（2）保持患者呼吸道通畅,纠正缺氧和/或二氧化碳潴留。

（3）维持患者血流动力学稳定。

三、急救护理

动态监测患者的生命体征、水电解质、酸碱平衡及各器官功能,监测患者的感染指标,判断有无急性呼吸窘迫综合征、感染性休克、应激性溃疡、深静脉血栓等并发症的发生。救护的重点在于患者的呼吸支持、氧疗、气道管理、休克管理等。

(一) 一般护理

(1) 密切监测生命体征和意识状态,重点监测体温和血氧饱和度。

(2) 保持呼吸道通畅,对于无特殊体位要求的患者,需抬高床头 30°。

(3) 掌握输液指征,合理、正确使用静脉通路,控制输液速度。

掌握输液指征,满足以下任何一条:

① 安静时呼吸频率大于 20 次/分钟;

② 活动后心率大于 100 次/分钟;

③ 指氧饱和度小于 95%;

④ 患有基础疾病;

⑤ 体重指数(BMI)大于 30;

⑥ 外周血淋巴细胞计数低于 $1.0×10^9/L$。

执行输液方案并密切观察输液不良反应及治疗效果等。

(4) 清醒患者及时评估心理状况,做好心理护理。

(二) 氧疗及呼吸支持护理

遵照医嘱予以氧疗和呼吸支持护理,轻症患者采用鼻导管、面罩吸氧,危重症患者主要采用高流量鼻导管吸氧(HFNO)、无创机械通气(NIV)及有创机械通气等氧疗方式。

(1) 低氧血症患者,PaO_2/FiO_2 在 200~300 mmHg。

① 应接受鼻导管或面罩吸氧,并及时评估呼吸窘迫和/或低氧血症是否缓解。建议鼻导管氧流量一般不超过 5 L/min;面罩氧流量一般 5~10 L/min。

② 经鼻高流量氧疗(HFNC):当患者接受鼻导管或面罩吸氧后 2 小时,呼吸窘迫和/或低氧血症无改善,应使用经鼻高流量氧疗。经高流量氧疗支持 2 小时,如氧合指标无改善或进一步恶化,应改为无创机械通气(NIV)或有创机械通气。

(2) 低氧血症患者,PaO_2/FiO_2 在 150~200 mmHg。

首选 NIV 治疗。此类患者使用无创机械通气治疗的失败率很高,应进行密切监测。若短时间(1~2 小时)病情无改善甚至恶化,应及时进行气管插管和有创机械通气。

(3) 低氧血症患者，PaO_2/FiO_2 小于 150 mmHg。

① 有创机械通气。实施肺保护性机械通气策略，即小潮气量（4～6 mL/kg 理想体重）和低吸气压力（平台压＜30 cmH_2O）进行机械通气，以减少呼吸机相关肺损伤；应评估肺可复张性，依据最佳氧合法或 FiO_2-PEEP 对应表（ARDSnet 的低 PEEP 设定方法）设定 PEEP。

② 肺复张。有创机械通气 FiO_2 高于 0.5 才可达到氧合目标（或符合中重度 ARDS 标准）时，可采取肺复张治疗。肺复张前，需做可复张性评价，评价手段包括超声、P-V 曲线、电阻抗成像（EIT）等。

③ 俯卧位。PaO_2/FiO_2 持续低于 150 mmHg，应考虑实施每日 12 小时以上俯卧位通气。

④ 有创机械通气撤离。患者经治疗后若氧合指标改善（PaO_2/FiO_2 持续大于 200 mmHg），且神志清醒、循环稳定，可考虑启动评估撤机程序。

(4) 体外膜肺氧合（Extr Corporeal Mbrane Oxygenation，ECMO）。

① 掌握 ECMO 启动时机。当保护性通气和俯卧位通气效果不佳，且符合以下条件，应尽早考虑评估实施 ECMO。

在最优的通气条件下（$FiO_2 \geqslant 0.8$，潮气量为 6 mL/kg，理想体重，PEEP$\geqslant$10 cmH_2O，且无禁忌证），并符合以下之一：

a. PaO_2/FiO_2＜50mmHg 超过 3 小时；

b. PaO_2/FiO_2＜80mmHg 超过 6 小时；

c. FiO_2 1.0，PaO_2/FiO_2＜100mmHg；

d. 动脉血气 pH＜7.25 且 $PaCO_2$＞60 mmHg 超过 6 小时，且呼吸频率＞35 次/分钟；

e. 呼吸频率＞35 次/分钟，动脉血气 pH＜7.2，且平台压＞30 cmH_2O；

f. 合并心源性休克或者心脏骤停。

② 了解 ECMO 禁忌证。

合并无法恢复的原发疾病；存在抗凝禁忌；在较高机械通气设置条件下（FiO_2＞0.9，平台压＞30 cmH_2O），机械通气超过 7 天；年龄大于 70 岁；免疫抑制；存在周围大血管解剖畸形或者血管病变等。

③ 了解 ECMO 治疗模式的选择。

推荐选择 VV-ECMO 模式。当出现循环衰竭时应判断其原因，是否存在心源性休克，以决定是否需要 VA-ECMO 模式。

④ 熟练掌握 ECMO 系统安装及预冲，详见本书第六章体外膜肺氧合技术。

（三）气道管理

（1）正确评估患者的气道保护能力，呛咳反射弱、消失的患者可加强深部吸痰，呛咳反射明显的患者可进行浅部吸痰。

（2）按需吸痰，当患者剧烈咳嗽咳痰、喉部肺部有明显痰鸣音、呼吸机气道高压报警及患者血氧饱和度下降时，需及时吸痰。

（3）可采用翻身拍背、振动排痰、气道湿化等方法加强痰液排出。

（4）建立人工气道的患者应使用密闭式吸痰管吸痰，减少病毒播散，同时佩戴护目镜或防护面屏，有条件使用正压面罩，避免职业暴露。

（四）休克患者管理

（1）建立或维持静脉通路：患者出现低血压休克、循环衰竭情况时，应进行充分液体复苏。护理人员需立即建立 2 条以上外周大静脉留置通路给药，若有条件，使用无针式接头，避免针刺伤，减少穿刺频次，保证用药及时有效。如果有条件放置中心静脉导管，必要时可进行紧急骨髓通路。

（2）复苏方案：推荐用等渗晶体液进行复苏，前 1 h 请勿使用低渗晶体、淀粉或明胶进行复苏。若在液体复苏后仍存在休克，应使用缩血管药物，首选去甲肾上腺素。初始血压目标为：成人 MAP≥65 mmHg 或适合儿童年龄的目标值。

（3）使用血管活性药物、正性肌力药物和增强心肌收缩力药物时，护理人员应密切观察药物的速度和患者生命体征的动态变化，及时汇报医生调整。

（4）无需 96 h 常规更换留置针，使用过程中，加强对穿刺点周围观察，出现渗出、静脉炎及局部组织坏死的迹象等不良反应时，应停止输液，及时更换穿刺部位。

（四）心理护理

新型冠状病毒疫情下，一旦患者出现发热、咽痛、咳嗽、呼吸困难等症状时，患者及家属几乎都存在恐惧、焦虑心理，对清醒患者应高度重视其心理护理及人文关怀，可采用积极心理疏导（如正念减压等手段）缓解患者焦虑、恐慌的情绪，树立战胜疾病的信心。急诊科医护人员应关注患者的心理状态，予以恰当合适的沟通方式，提高患者及家属的遵医行为。有研究表明，治疗性沟通是一种有效的心理干预手段，对缓解患者和家属的负性情绪有良好的效果。

治疗性沟通系统（Therapeutic Communication System，TCS），是人际沟通的一种特殊形式，是医护人员与患者、家属之间在特定形式下进行相互交流的一种形式。系统的治疗性沟通包括关系性沟通、评估性沟通、治疗性沟通以及评价性沟通4 个环节：

（1）关系性沟通：此种沟通在首次接触患者时进行，旨在与患者或家属建立良好的治疗关系，为后续护理工作打好基础。

（2）评估性沟通：此种沟通一般在与患者或家属再次沟通时进行，目的在于评估患者或家属就诊时的心理状况及产生负性情绪的症结所在，通过交谈使患者或家属倾吐心中的忧虑和苦闷，为制定治疗性沟通的主题及内容提供依据。

（3）治疗性沟通：此种沟通在评估性沟通之后即可进行，根据评估性沟通后制订的方案，针对每位患者或家属不同的负性情绪给予合理的沟通技巧及认知行为干预等方法，进行个性化干预。

（4）评价性沟通：沟通的主要内容是评价、反馈治疗性沟通后的效果及延续性干预措施等。

三、新冠肺炎疑似重症患者急诊抢救流程

新冠肺炎疑似重症患者急诊抢救流程如图 4.2 所示。

第四节　新冠肺炎患者的转运及终末处理

一、发热患者的转运

（一）可疑轻症患者护送至发热门诊

由专人（指定护士或护理员），做好一级防护；专门路线（应当符合室外距离最短、接触人员最少的原则）；护送人员与患者距离保持在 1.5 m 以上，护送至发热门诊，并与发热门诊分诊护士进行病情交接。

（二）可疑重症或危症患者护送至抢救室隔离区

可疑重症或危重症患者，分诊护士将患者沿特殊感染通道护送至抢救室隔离区，单人单间隔离救护，并由专人（一医一护）按照标准预防原则，遵守三级防护措施进行抢救，并请呼吸内科、感染科会诊。

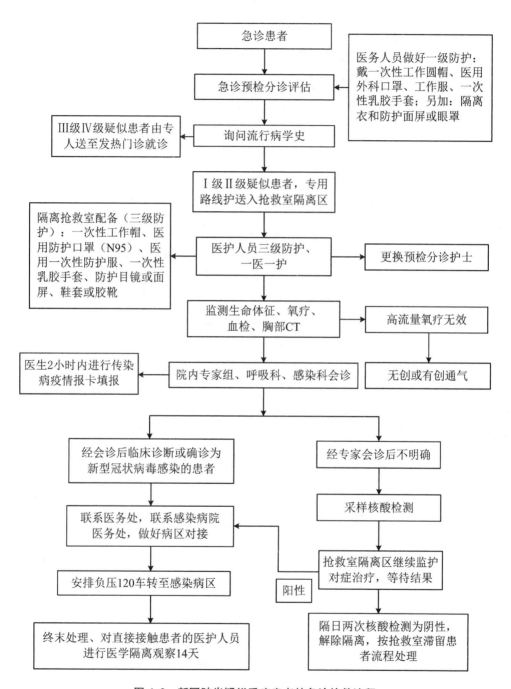

图4.2 新冠肺炎疑似重症患者的急诊抢救流程

（三）可疑重症或危重症患者检查转运

（1）可疑患者需进行影像学检查，应提前通知放射科技师做好接诊防护准备。

（2）由隔离区医护陪同，按规定通道路线行走，到指定的专用机房。

（3）检查过程中，规范扫描，确保检查安全。扫描后浏览图像，确认图像质量满足诊断需要，检查完后，患者及陪同人员按原路线返回病区。

（4）患者回隔离病房后，立即对患者的转运路线进行物表和地面消毒，采用 2000 mg/L 的含氯消毒液进行擦拭或喷洒消毒。

（四）确诊患者护送至定点感染病医院集中救治

（1）对于确诊患者，立即汇报医院相关负责人，联系定点收治的感染病医院。

（2）联系"120"救护中心，告知转运医生，患者病情及准备急救的设备，由配备专门的医务人员、司机、带负压及洗消设施、抢救设备齐全的"120"救护车辆，尽早转运患者。

（3）"120"救护转运，严格按照国家卫健委制定的《新型冠状病毒感染的肺炎病例转运工作方案（试行）》执行。

（4）与"120"急救人员详细交接患者病情、用药、特殊管道、皮肤情况，协助患者至"120"急救床。

（5）"120"工作人员由特殊感染独立通道进出抢救室隔离区。

（6）"120"急救人员将患者接走后，立即对患者的转运路线进行物品表面和地面消毒，采用 2000 mg/L 的含氯消毒液进行擦拭或喷洒。

二、抢救室隔离区的终末处理

疑似或确诊新型冠状病毒肺炎的重症或危重症患者离开抢救室隔离区后，依照《新型冠状病毒肺炎防控方案》（第 5 版）要求，立即进行终末消毒处理，以期降低感染风险并将抢救室隔离区处于完好备用状态。

（一）空气消毒

（1）最大限度开窗通风，保持空气流通。

（2）有条件的医疗机构可配备使用空气消毒机进行空气消毒 1 h。

（3）无人状态可以关闭门窗后采取以下消毒方式：① 紫外线灯照射 1 h。② 5000 mg/L 浓度的过氧乙酸溶液或 500 mg/L 浓度的二氧化氯溶液，20～30 mL/m³ 喷雾喷洒消毒，作用 2 h。③ 消毒完毕后开窗彻底通风 1 h 以上。

（二）患者使用物品的消毒

（1）箱包、皮鞋等物品表面可用含有效氯 1000 mg/L 的消毒液进行擦拭。

（2）手机等电子产品可用 75％乙醇消毒液擦拭消毒。

（3）纸质文件或不耐潮湿的物品可用环氧乙烷密闭消毒或紫外线灯照射消毒。

（三）医疗用品的消毒

1. 复用物品消毒

诊疗器械、器具的消毒：听诊器、温度计、血压计、呼吸机管道等医疗器具双层密闭运送至消毒供应中心处理，并做好"新型冠状病毒"标记。

患者用过的床单、被套、枕套送洗衣房进行清洗、消毒，棉絮等双层密闭送消毒供应中心消毒处理，均应做好"新型冠状病毒"标记。

2. 物体表面的消毒

诊疗设施、设备表面以及高频接触卫生表面，如门把手、床栏、床边桌、呼叫按钮、监护仪、微泵、呼吸机、各种导连线、计算机等物体表面、转运车辆、担架等运输工具（使用完之后立即消毒），首选 1000～2000 mg/L 的含氯消毒液擦拭消毒，作用时间 30 min；不耐腐蚀的使用 75％的乙醇擦拭消毒两遍。

（四）地面、墙壁消毒

有肉眼可以看见污染物时，应先使用一次性吸水材料完全清除污染物后再消毒，无肉眼可以看见污染物时，可用有效氯 1000 mg/L 的含氯消毒液或 500 mg/L 的二氧化氯消毒剂擦拭或喷洒消毒。地面消毒先由外向内喷洒一次，喷药量为 100～300 mL/m²，待室内消毒完毕后，再由内向外重复喷洒一次。消毒作用时间应不少于 30 min。

（五）衣服、被褥等纺织品消毒

在收集时应避免产生气溶胶，建议均按医疗废物集中处理。无肉眼可见污染物时，若需重复使用，可用流通蒸汽或煮沸消毒 30 min；或先用有效氯 500 mg/L 的含氯消毒液浸泡 30 min，然后按常规清洗；或采用水溶性包装袋盛装后直接投入洗衣机中，同时进行洗涤消毒 30 min，并保持 500 mg/L 的有效氯含量；贵重衣物可选用环氧乙烷方法进行消毒处理。

（六）医护人员个人卫生处置

（1）医务人员离开污染区前，应当先消毒双手，依次脱摘防护眼镜、外层一次性医用外科口罩和外层一次性帽子、防护服或者隔离衣、鞋套、手套等物品,分置于专用容器中,再次消毒手,穿工作服,进入潜在污染区。

（2）离开潜在污染区进入清洁区前,先洗手与手消毒,脱工作服,洗手和手消毒。

（3）离开清洁区前,洗手与手消毒,摘去里层一次性帽子、里层医用防护口罩,沐浴更衣,并进行口腔、鼻腔及外耳道的清洁。

（七）可重复使用的医护人员防护用品消毒处理

（1）隔离衣置双层黄色感染垃圾袋中密封后,做好"新型冠状病毒"标记,放在指定地点,由洗衣房专人回收清洗。

（2）护目镜、防护面罩,用 75% 乙醇或者 2000 mg/L 有效氯消毒液浸泡消毒30 min 后,用清水冲洗干净,晾干备用。

（八）医疗废物的处理

医疗废物的处置应遵循《医疗废物管理条例》和《医疗卫生机构医疗废物管理办法》的要求,规范使用双层黄色医疗废物收集袋封装后按照常规处置流程进行处置。

（九）尸体处理

若患者医治无效,死亡后要尽量减少搬动,应由接受过专业培训的人员在严密防护下及时处理:用含有效氯 3000～5000 mg/L 的消毒液或 0.5% 过氧乙酸棉球或纱布填塞尸体口、鼻、耳、肛门、气切等所有开放通道或伤口;用浸有消毒液的双层布单包裹尸体并放入防渗漏尸体袋中,由政府派专用车辆送至指定地点尽快火化。

第五节　鉴　别　分　诊

一、NCP 与甲流、SARS、人禽流感的鉴别

甲流("甲型流行性感冒"的简称)、SARS、人禽流感("流行性感冒"简称"流感")、NCP 的鉴别见表 4.1。

表 4.1 甲流、SARS、人禽流感、NCP 的鉴别

指标	甲流	SARS	人禽流感	NCP
病毒传播途径	H1N1 流感病毒人、猪相互传播;人群间以感染者的咳嗽、喷嚏为媒介	冠状病毒空气飞沫、接触传播	H5N1、H7N9 病毒禽传染给人;人与人之间不传染	2019-nCoV 主要是呼吸道飞沫和接触传播,人与人之间传染性强
潜伏期	7 天左右	2～7 天,最常见 3～5 天	1～3 天,通常小于 7 天	1～14 天,多为 3～7 天
易感人群症状	多见 20～45 岁青壮年	人群普遍易感	13 岁以下儿童	人群普遍易感
症状	最初普通流感症状,但突然体温超过 39 ℃,肌肉酸痛,伴眩晕、头痛、腹泻、呕吐等	体温超过 38 ℃伴一个或多个呼吸症状:咳嗽、呼吸急促、呼吸困难、低氧血症、肺炎	高热、咳嗽、流涕、肌痛等,多数伴严重肺炎,严重者心肾等脏器衰竭	发热、乏力、干咳为主要表现;重者呼吸困难和(或)低氧血症;危重者呼吸窘迫综合征、脓毒症休克、代谢性酸中毒和出凝血功能障碍
血检	白细胞正常或降低,淋巴细胞计数增高	白细胞计数正常或下降,淋巴细胞常见减少,部分患者血小板亦减少	白细胞水平均低于正常值,淋巴细胞计数不高甚或降低	早期外周白细胞总数正常或减少,淋巴细胞计数减少,部分患者可出现肝酶、LDH、肌酶和肌红蛋白增高;部分危重者可见肌钙蛋白增高
影像学	多数患者呈磨玻璃影、絮状影以及弥散实变影	多呈斑片状或网状改变进展迅速,呈大片状阴影;CT 检查以玻璃样改变最多见	肺内出现片状影;重症患者病变进展迅速,呈双肺多发毛玻璃影及肺实变影像,可合并少量胸腔积液	早期呈现多发小斑片影及间质改变,以肺外带明显。进而发展为双肺多发磨玻璃影、浸润影,严重者可出现肺实变,胸腔积液少见

二、NCP 与流感、普通感冒的临床症状异同点比较

NCP 与流感、普通感冒的临床症状异同点比较见表 4.2。

表 4.2　NCP、流感、普通感冒的异同点比较

临床症状	新型冠状病毒	流感	普通感冒
发烧	√	√	
咳嗽	√	√	√
流鼻涕		√	
鼻塞			√
打喷嚏			√
喉咙痛			√
咽部不适			√
呼吸急促	√		
浓痰	√（黄绿色）		
呕吐		√	
腹泻		√	
四肢无力	√		
肌肉酸痛		√	
胸部影像学改变	√		

案例分析与拓展

【案例】

患者,女,85 岁,因"发热半天"(最高体温 39.9 ℃)于 2020 年 2 月 7 日 17:43 发热门诊就诊过程中,突发抽搐伴意识不清,送入急诊抢救室,既往有冠心病、癫痫病史。家属和患者均表示无明确的新冠病毒流行病学接触史。查体:神志清楚,呼之能应,双侧瞳孔等大等圆、直径 3 mm,光反应灵敏,双肺呼吸音低,闻及痰鸣音,心律齐,听诊无杂音,腹部体征(—)。生命体征监测:T 36.5 ℃,P 92 次/分钟,RR 19 次/分钟,SpO_2 94%,BP 93/67 mmHg。急诊血检示:白细胞计数 6.1×10^9/L,淋巴细胞百分比 31.2%,超敏 CRP>5 mg/L,常规 CRP 50.18 mg/L,D-二聚体 1.69 μg/L,肌酸激酶 160 U/L。肺部 CT 示:双肺散在炎症、心包积液。急诊心电图:窦性心律。

【分析】

患者因"发热半天"前往发热门诊就诊,呼吸科专家会诊不排除新冠肺炎,联系感染病院等待转运时,患者突发抽搐伴神志不清,紧急送至抢救室,放置隔离区,实行单间隔离。予以畅通气道,吸出少量黄黏痰,鼻导管吸氧 5 L/min,监测生命体征,遵医嘱抽血,建立留置针静脉通路、用药。在进行吸痰、抽血等高风险的护理操作时,严格执行三级防护措施和防控原则。

【启示】

(1) 建立、健全完整的应急预案体系(组织架构、工作流程、诊疗救治、感染防控、信息对接、后勤保障等),以保障大型突发公共卫生事件的快速反应及应急能力。

(2) 对可疑病例引起高度重视,实行单间隔离,严格执行标准预防原则。

(3) 对高风险护理操作,严格执行高风险护理操作防控原则。

(4) 对患者及家属出现的焦虑情绪,护士及时进行有效的心理疏导,并教会患者及家属正确的自我防护。

【知识拓展】

A. 新冠肺炎患者高风险护理操作防控指引(华西推荐)

呼吸道疾病患者气溶胶和分泌物喷溅暴露是医护人员感染的高风险因素。研究显示,气管插管、吸痰以及雾化器治疗等操作会产生大量的气溶胶和飞沫,暴露于这类高风险操作的医护人员与非暴露者相比,有统计数据显示感染率增加 2.86 倍。为有效防控 2019-nCoV 感染,高效安全实施护理操作,提出如下防控指引:

1. 高风险护理操作的定义

高风险护理操作是指可能被患者体液、血液、分泌物喷溅的操作以及为疑似患者或确诊患者实施可能产生气溶胶的操作。

2. 常见高风险护理操作

常见的高风险护理操作有:① 吸痰护理;② 雾化吸入;③ 机械通气;④ 气管切开护理;⑤ 动静脉穿刺;⑥ 气管插管;⑦ 咽拭子标本采集等。

3. 高风险护理操作的防控原则

(1) 操作中可能受到患者血液、体液、分泌物等喷溅时,需戴医用防护口罩、护目镜、穿防渗长袖隔离衣、戴乳胶手套。

(2) 为疑似患者或确诊患者实施可能产生气溶胶的护理操作(开放式吸痰、气管切开护理、无创通气、雾化吸入、气管插管、咽拭子标本采集等)时,做到:

① 在接触隔离和飞沫隔离的基础上采取空气隔离措施;

② 佩戴医用防护口罩(N95 或更高级别),并进行密闭性能检测;

③ 眼部防护(如护目镜或面罩);

④ 穿防渗的长袖隔离衣和防护服,戴双层乳胶手套;

⑤ 操作应当在通风良好(即每小时至少要换气 12 次的负压病房,或至少达到 160 升/(秒·人)的换气量的自然通风)的房间内进行;

⑥ 房间中人数限制在患者所需护理和支持的最低数量。

4. 高风险护理操作的操作要点

(1) 吸痰护理:

① 对于气管切开及气管插管患者,原则上使用密闭式吸痰技术。

② 痰液通过传染病房设定的标准污水排放管网排放。若无,痰液收集器中加入 20000 mg/L 的含氯消毒液,按痰、药比 1∶2 比例,作用 2 h 后,及时倾倒入患者卫生间下水道,立即冲走。

(2) 雾化吸入:

① 非负压病房强烈不建议通过雾化吸入途径给药,以防气溶胶的产生和聚集。

② 在不具备负压病房的条件而又必须进行雾化吸入时,需使用面罩进行雾化,开窗通风。不能通风者在每次雾化后,在每日 2 次室内循环风消毒的基础上追加循环风消毒和房间内物体表面清洁消毒。

③ 无创正压通气过程中,需雾化吸入治疗的,应使用螺纹 T 型雾化装置,串联于呼吸机管路和面罩间。

(3) 机械通气患者的护理:

① 在呼吸机端口连接细菌过滤器。除送气端口外,尤其注意在排气孔前端加装过滤器,以减少新冠病毒的排出,并在阻力增大时及时更换。

② 注意无创呼吸机管排气孔朝向一侧,而非正对患者或医护人员。

③ 呼吸机表面擦拭消毒每日 3 次(2000 mg/L 的含氯消毒液),作用 30 min 后,用清水擦拭干净。

④ 终末处理:再次按照上述方法对呼吸机表面进行擦拭消毒,更换呼吸机机身内置过滤膜及外接细菌过滤器。在未进行彻底内部清洁消毒前,该呼吸机明确标识,仅限确诊"新冠"患者使用。

⑤ 需使用一次性管道,一人一用。使用后管路装于双层黄色垃圾袋密闭盛装,并标明"新冠病毒感染"字样,按医疗废物处理。

⑥ 对于重复使用的各种接头,用双层黄色垃圾袋盛装,标明"新冠病毒感染"字样密闭运送至消毒供应中心进行消毒灭菌处理。

(4) 气管切开护理:

① 行气管切开(简称"气切")前吸痰一次,避免在气切过程中,患者大量排痰。

② 在清洗气切伤口时,不要拆下封闭式吸痰管,避免操作中患者咳嗽排痰喷溅出管路外。

③ 操作及更换封闭式吸痰管时,动作轻柔,避免刺激引起患者咳嗽。

(5) 动静脉穿刺:

① 建议通过外周静脉留置针给药,减少穿刺频次。若有条件,使用无针式接头。

② 无需96小时常规更换留置针,使用过程中,加强对穿刺点周围观察,出现静脉炎等不良反应时,及时更换留置针。

③ 动静脉穿刺过程中,操作规范,严防锐器伤的发生。

(6) 气管插管:

① 气管插管配合时,安排能顺利完成该操作的最低护理人员数量。

② 强烈建议使用一次性球囊在气管插管前进行手动通气。若循环使用的球囊用双层黄色垃圾袋盛装,标明"新冠病毒感染"字样密闭运送至洗浆消毒供应中心进行消毒灭菌处理。

(7) 鼻/咽拭子标本采集:

① 环境宽敞,通风良好。

② 操作间人数限制,由操作者单人完成。

③ 操作间物体表面擦拭消毒3次/天(2000 mg/L 的含氯消毒液),空气消毒2次/天。

B. 预防医护人员器械相关压力性损伤新型敷料操作

预防医护人员器械相关压力性损伤(device related pressure injuries,

DRPI)新型敷料操作步骤如下：

　　(1) 清洁面部易发生 DRPI 的部位(鼻部、脸颊部、额部、耳郭后部)；

　　(2) 使用液体敷料喷洒或涂抹于易发生 DRPI 部位,待干；

　　(3) 根据面部轮廓裁剪超薄泡沫敷料或者水胶体敷料(见图 4.3)；

　　(4) 采用无张力粘贴方法,将超薄泡沫敷料或水胶体敷料贴于易发生 DRPI 的高危部位(见图 4.4(a)和(b))；

　　(5) 按照标准要求佩戴防护口罩及护目镜(见图 4.4(c))。

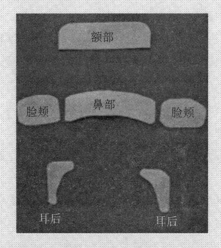

图 4.3　不同部位敷料剪裁形状示意图

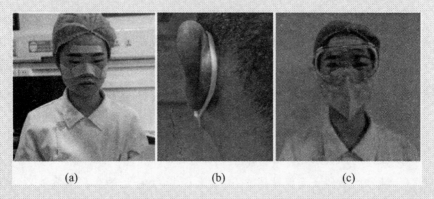

(a)　　　　　　　　　　(b)　　　　　　　　　　(c)

图 4.4　(a) 颜面部敷料粘贴部位；(b) 耳郭敷料粘贴部位；
(c) 按照标准要求佩戴防护口罩及护目镜

C. 何谓新型冠状病毒"炎症风暴"

炎症风暴即细胞因子风暴,是由感染、药物或某些疾病引起的免疫系统过度激活,一旦发生可迅速引起单器官或多器官功能衰竭,最终威胁生命。细胞因子风暴在 SARS、MERS 和流感中都是导致患者死亡的重要原因,在新型冠状病毒肺炎疫情中,细胞因子风暴也是引起许多患者死亡的重要原因。

新型冠状病毒诱发炎症风暴机理是:新型冠状病毒感染人体后,可以通过血管紧张素转化酶 2(ACE2)进入细胞,因此高表达 ACE2 又直接接触外界的肺组织成为新型冠状病毒的主要入侵对象。肺部免疫细胞过度活化,产生大量炎症因子,通过正反馈循环的机制形成炎症风暴。大量的免疫细胞和组织液聚集在肺部,会阻塞肺泡与毛细血管间的气体交换,导致急性呼吸窘迫综合征。一旦形成细胞因子风暴,免疫系统在杀死病毒的同时,也会杀死大量肺的正常细胞,严重破坏肺的换气功能,在肺部 CT 上表现为大片白色,即"白肺",患者会呼吸衰竭,直至缺氧死亡。

D. 隔离综合征

隔离综合征是指患者在隔离过程中出现的以精神障碍为主,兼具其他表现的一种综合征,表现为情感障碍、思维紊乱、行为动作异常。

下篇

急 救 技 术

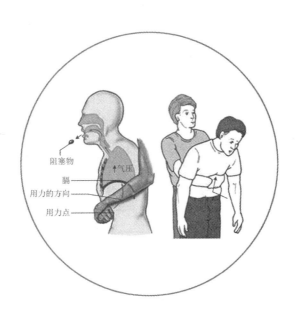

第五章　心肺脑复苏术

第一节　概　　述

心肺脑复苏术(cardio pulmonary cerebral resuscitation,CPCR)是针对心搏、呼吸骤停所采取的抢救措施,即用按压心脏的方法形成暂时的人工循环并恢复心脏自主搏动和血液循环,用人工呼吸代替自主呼吸并恢复自主呼吸,达到恢复、苏醒和抢救生命的目的,分为基础生命支持(basic life support,BLS)、进一步生命支持(advanced life support,ACLS)和延续生命支持(prolonged life support,PLS)三部分,是一个连贯的、系统的急救技术,各个步骤应紧密结合、不间断进行。

2015年10月15日,美国心脏协会公布了《2015心肺复苏心血管急救(ECC)指南更新》,并且在2017年和2019年分别作出重点更新,心肺脑复苏技术和理念发生了较大转变。

第二节　心肺脑复苏的实施

一、基础生命支持(BLS)

BLS是挽救生命的基础阶段,主要目标是向心脑及全身重要器官供氧,如果现场复苏不及时,操作不正确,将导致心肺复苏的失败。大量实践表明,4 min 内开始复苏,可能有一半的人被救活;4~6 min 开始进行复苏,10% 的人可能被救活;超过 6 min 开始复苏,存活率仅 4%;10 min 以上开始复苏,存活率已不足 0.1%。复苏开始越早,存活率越高,因此一旦发现患者没有反应,需迅速做出正确的现场反应,启动生存链(见图 5.1)。

院内心脏骤停(IHCA)与院外心脏骤停(OHCA)生存链

院内心脏骤停

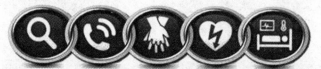

监测和预防　识别和启动　即时高质量　快速除颤　高级生命维持
　　　　　　应急反应系统　心肺复苏　　　　　　和骤停后护理

院外心脏骤停

识别和启动　即时高质量　快速除颤　基础及高级　高级生命维持
应急反应系统　心肺复苏　　　　　急救医疗服务　和骤停后护理

图 5.1　生存链

(一) 识别和启动急救反应系统

1. 早期识别成人心搏骤停

一旦发现患者没有反应,医护人员必须立即就近呼救,但在现实情况中,医护人员应继续同时检查呼吸和脉搏,然后再启动应急反应系统(或请求救援)。

2. 启动急救反应系统

对社区来说,利用社会媒体技术,帮助在院外疑似发生心搏骤停的患者呼叫附近有愿意帮助并有能力实施心肺复苏的施救者是有一定合理性的。

2019 年指南更新再次强调了在抢救院外心脏骤停(out of hospital cardiacarrest,OHCA)患者时,调度员实时指导 CPR(cardio pulmonary resuscitation,心肺复苏术)的重要性。其将远程指导 CPR 或电话 CPR 统一称为 DA-CPR(dispatcher assisted CPR)。

（二）胸外心脏按压

对于无反应、无呼吸的患者或呼吸异常的患者,都应当立即行胸外心脏按压,几分钟内氧气就会进入肺和血液,因此最先开始胸外按压会促进氧气更快地输送到大脑和心脏。另一方面,心跳停止初期血液中含氧量还比较高,此时循环支持比呼吸支持更重要,而且胸外按压本身也能产生一定的通气,所以开始只按压也不会造成机体的缺氧。

成人按压遵循以下原则:

（1）患者体位:患者仰卧于硬板之上,头颈躯干直线。

（2）胸外按压部位:胸骨的下半部(两乳头连线中点)。

（3）胸外按压速率:100～120 次/分钟。

（4）胸部按压深度:至少 5 cm,避免大于 6 cm(儿童为 5 cm,婴儿为 4 cm)。

（5）保证胸廓回弹:避免在按压间隙倚靠在患者胸上。

（6）应尽可能减少胸外按压中断的次数和时间(中断时间＜10 s)。

（7）避免过度通气(量和通气速度)。

（三）开放气道

患者心跳呼吸停止后,全身肌肉松弛,口腔内的舌肌也松弛会导致舌根后坠,因此阻塞了呼吸通路。开放气道时先清除口鼻腔内分泌物、呕吐物,利用仰头抬颏法或双手举颌(怀疑头部或颈部损伤时使用此法并采用徒手限制脊椎运动而非固定装置)开放气道,保持呼吸道通畅。如图 5.2～5.4 所示。

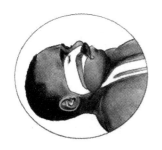 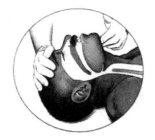 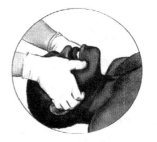

图 5.2　气道阻塞　　　　图 5.3　仰头抬颏法　　　　图 5.4　双手举颌法

（四）人工呼吸

在畅通呼吸道之后,及时通过人工呼吸或球囊面罩(可获得时)向患者肺内吹气。正常人吸入的空气含氧量为 21%,二氧化碳为 0.04%。肺脏吸收 20% 的氧气,其余 80% 的氧气按原样呼出。因此,我们给患者吹气时,只要吹出气量 400～600 mL,则进人患者肺内的氧气量可达 18%,基本上是够用的。人工呼吸遵循以下原则：

（1）每次给予人工呼吸的时间持续 1 s。

（2）注意每次人工呼吸时可见胸廓隆起。

（3）在 10 s 之内继续进行胸外按压。

（4）单人或双人施救时，成人按压∶通气均为 30∶2；如果双人实施 CPR，有条件可以建立高级气道（气管插管、声门上气道），医护人员每 6 s 进行 1 次人工呼吸（呼吸频率 10 次/分钟），胸外按压持续进行。儿童双人 CPR 按压∶通气为 15∶2。

BLS 人员进行高质量心肺复苏的要点总结如下（见表 5.1）：

表 5.1　BLS 人员进行高质量心肺复苏的要点总结[①]

内容	成人和青少年	儿童（1 岁至青春期前）	婴儿（不足 1 岁，除新生儿以外）
现场安全	确保现场对施救者和患者均是安全的		
识别心脏骤停	检查患者有无反应 无呼吸或者是喘息（即呼吸不正常） 不能在 10 s 内明确感觉到脉搏 （10 s 内可同时检查呼吸和脉搏）		
启动应急反应系统	如果独自一人，且没有手机，则离开患者启动应急反应系统并取得 AED[②]，然后开始心肺复苏；或者请其他人去，自己则立即开始进行心肺复苏；在 AED（自动体外除颤器）可用后尽快使用	目击的猝倒：成人和青少年遵照左侧栏内的步骤 无目击的猝倒：给予 2 min 的心肺复苏，离开患者去启动应急反应系统并取得 AED 回到该患者身边继续进行心肺复苏；在 AED 可用后尽快使用	
没有高级气道的按压-通气比	1 或 2 名施救者 30∶2	1 名施救者 30∶2 2 名以上施救者 15∶2	
有高级气道的按压-通气比	以 100～120 次/分钟的速率持续按压 每 6 s 给予一次呼吸（每分钟 10 次呼吸）		
按压速率	100～120 次/分钟		
按压深度	至少 5 cm	至少为胸廓前后径的 1/3，大约 5 cm	至少为胸廓前后径的 1/3，大约 4 cm

---

① 引自：2015 年国际心肺复苏指南。（资料来源：百度文库。）

② AED：自动体外除颤器。

续表

内容	成人和青少年	儿童（1岁至青春期前）	婴儿（不足1岁，除新生儿以外）
按压位置	将双手放在胸骨的下半部	将双手或一只手（对于很小的儿童可用）放在胸骨的下半部	1名施救者：将2根手指放在婴儿胸部中央，乳线正下方 2名以上施救者：将双手拇指环绕放在婴儿胸部中央，乳线正下方
胸廓回弹	每次按压后使胸廓充分回弹；不可在每次按压后依靠在患者胸上		
尽量减少中断	中断时间限制在10 s以内		

（五）早期除颤

1. 除颤时机

自动或手动除颤仪到场后，尽快使用。若通过监测心电波形发现需要为患者实施电击处理，则立即进行"充电清场—确认—放电"的原则进行电击。电击后，立即从胸外按压开始恢复高质量CPR。

2. 除颤部位

（1）前-侧位：即心尖-心底位。左侧电极板上缘置于心尖部，即左腋前线第五肋间内侧（心尖部），右侧电极板放置于胸骨右缘锁骨下（心底部）。

（2）前-后位：左侧电极板在心前区标准位置，右侧电极板置于左/右背部肩胛下区。

3. 除颤能量

（1）成人除颤：单相波360 J、双相波120～200 J。

（2）1～8岁儿童除颤：首次2～4 J/kg；第二次及续后4 J/kg＜剂量＜10 J/kg或成人最大剂量。

（3）对于小于1岁婴儿，建议可以除颤。

（六）团队实施基础生命支持

大多数急救系统和医疗服务系统都需要施救者团队的参与，由不同的施救者同时完成多个操作。例如，第一名施救者启动急救系统，第二名施救者开始胸外按压，第三名施救者则提供通气或找到气囊面罩进行人工呼吸，第四名施救者找到并准备好除颤器。

二、高级生命支持(ACLS)

在为患者进行 CPR 和除颤期间,医护人员应尽早做好进行高级生命支持(ACLS)的准备,及时进行 ACLS 探查,进一步评估患者的气道呼吸、循环状况,及早鉴别诊断并给予对症治疗,为挽救患者赢得宝贵时间。

首先,建立有效的静脉通道或骨髓腔输液通道,以及持续的心电监测,及时发现自主循环恢复(ROSC)。

其次,根据医嘱正确使用药物:

(1) 肾上腺素静脉注射 1 mg,每 3~5 min 推注一次,在静脉通路未建立之前,可通过气管内给药,剂量为 3 mg。不建议常规使用大剂量肾上腺素,对于非除颤心律的 CA(心脏骤停),尽早给予肾上腺素,对于可除颤心律的 CA,在最初数次除颤尝试失败后应给予肾上腺素。及早使用肾上腺素可增加 ROSC、存活出院率和神经功能完好存活率。

(2) CA 期间可以考虑联合使用血管加压素与肾上腺素,或者单用肾上腺素,但血管加压素作为肾上腺素单药的替代品并无优势。

(3) 胺碘酮:对 CPR、电除颤和缩血管药物等无反应的心室颤动或无脉性室性心动过速患者,首次剂量 300 mg,推注,第二次推注剂量 150 mg。

第三,高级气道:CPR 期间使用高级气道的 ACLS 建议,示意图如图 5.5 所示。

第四,治疗和辨识:低血容量、缺氧、酸中毒、低/高钾血症、低体温、张力性气胸、心脏压塞、毒素、肺栓塞、冠状动脉血栓形成可逆因素,针对病因给予对症治疗。

三、延续生命支持治疗(PLS)

心跳骤停后患者出现自主循环恢复只是呼吸、心跳骤停后救治的开始,若要提高患者的出院存活率和争取神经功能预后完好,需要多学科团队的综合救治。预防呼吸、心跳骤停再次发生的同时还应预防低血压的发生,积极治疗患者低体温,及时给予脑保护。

(一) 复苏后的血流动力学目标

在心脏骤停后救治中,应该避免和立即矫正低血压(收缩压低于 90 mmHg,平均动脉压低于 65 mmHg)。而收缩压大于 100 mmHg 时恢复效果更好。虽然较高的血压似乎更好,但收缩或平均动脉压的具体目标未能确定,由于患者的基线血压各不相同,不同患者维持最佳器官灌注的要求可能不同。

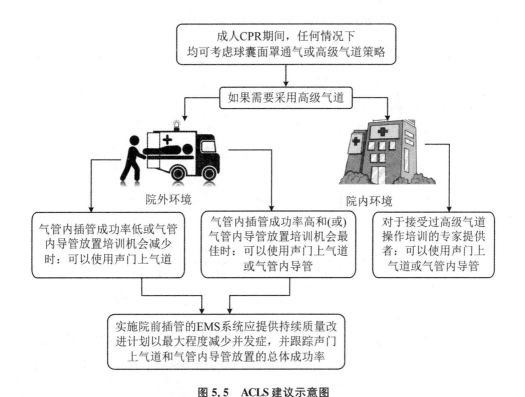

图 5.5 ACLS 建议示意图

（二）目标温度管理（TTM）

所有在心脏骤停后恢复自主循环的昏迷（即对语言指令缺乏有意义的反应）的成年患者都应采用将目标温度选定在 32～36 ℃ 之间，并至少维持 24 h 的降温措施。不建议对在入院前发生心脏骤停但已恢复自主循环的患者，进行快速输注冷静脉注射液降温方法作为常规做法。由于 TTM 后预防发热相对有益，但发热可能产生危害，故建议预防发热。

（三）冠状动脉血管造影（PCI）

对于疑似心源性心脏骤停，且心电图 ST 段抬高的院外心脏骤停患者，应急诊实施冠状动脉血管造影（而不应等到入院后再实施，或不实施）。对于需要冠状动脉血管造影的心脏骤停后患者，无论其是否昏迷，都应当实施冠状动脉血管造影。

（四）心脏骤停后预后评估

对于没有接受 TTM 治疗的患者，利用临床检查预后不良神经结果的最早时间，是在心脏骤停发生 72 小时后，但若怀疑有镇静的残留效果或瘫痪干扰临床检查时，还可进一步延长时间。对于接受了 TTM 治疗的患者，当镇静和瘫痪可能干扰临床检查时,应等回到正常体温 72 小时后再预测结果。

(五)终止心肺复苏的指标

(1)自主呼吸及心跳已有良好恢复。

(2)其他人接替抢救,或有医师到场承担了复苏工作。

(3)有医师到场,确定患者已死亡。

(4)施救者由于体力不支,或环境可能造成施救者自身伤害,或由于持久复苏影响其他人的生命救治。

(5)发现有效的书面"不复苏遗嘱"指令。

第三节　腹部心肺复苏术

武警总医院急救医学中心主任王立祥教授开创了经腹部实施 CPR,另辟腹路开展心肺复苏的新思路,揭示了现代腹部心肺复苏的新机制,即利用负压装置吸附于腹部并进行有节律的提拉和按压。腹部提压心肺复苏法(active abdominal compression-decompression CPR,简称 AACD-CPR),就是经过多种途径引起腹腔内和胸腔内压力变化,对循环和呼吸产生影响,其机制主要为"腹泵"机制、"胸泵"机制、"肺泵"机制、"心泵"机制以及"血泵"机制,通过这些机制的综合作用,最终为复苏提供更高的冠脉灌注压和脑灌注压,并能更好地实现肺氧合功能,达到真正意义上的心肺复苏并举,使复苏中循环与呼吸支持同步进行。经过多年临床摸索实践,现已总结出 AACD-CPR 标准化、多元化、个体化的实施方法。图 5.6 为腹部按压示意图。

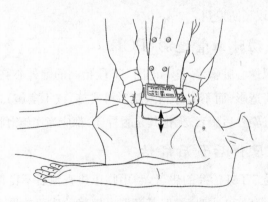

图 5.6　腹部按压示意图

一、适应证与禁忌证

（一）适应证

（1）开放性胸外伤或心脏贯通伤、胸部挤压伤伴 CA 且无开胸手术条件。

（2）胸部重度烧伤及严重剥脱性皮炎伴 CA。

（3）大面积胸壁不稳定（连枷胸）、胸壁肿瘤、胸廓畸形伴 CA。

（4）大量胸腔积液及严重胸膜病变伴 CA。

（5）张力性及交通性气胸、严重肺大泡和重度肺实变伴 CA。

（6）复杂先天性心脏病，严重心包积液、心包填塞以及某些人工瓣膜置换术者（胸外按压加压于置换瓣环可导致心脏创伤）。

（7）主动脉缩窄、主动脉夹层、主动脉瘤破裂继发 CA。

（8）纵隔感染或纵隔肿瘤伴 CA。

（9）食管被裂、气管破裂伴 CA。

（10）胸椎、胸廓畸形，颈椎、胸椎损伤伴 CA。

（11）标准心肺复苏（STD-CPR）过程中出现胸助骨骨折者。

（二）禁忌证

腹部外伤、膈肌破裂、腹腔脏器出血、腹主动脉瘤、腹腔巨大肿物（如妊娠、肠梗阻、腹腔脏器癌肿、腹水、巨大卵巢囊肿）等状况。

二、操作方法

（一）AACD-CPR 标准化操作

AACD-CPR 标准化操作方法包括：

（1）跪在患者一侧（身体中线与患者肚脐和剑突的中点一致），双手抓紧手板。

（2）启动仪器，将仪器放置患者的中上腹部自动吸附。

（3）吸附完成后根据指示以 100 次/分钟的速率进行腹部提压。

（4）提压过程中肘关节不可弯曲。

（5）提压时面板要与患者平行，使用过程中垂直进行提压，避免前后左右晃动。

（6）操作完毕后，双手指按压吸附处皮肤，移除仪器，操作完毕。

（二）AACD-CPR 多元化操作

AACD-CPR 多元化操作方法包括：

主要有头腹位操作方法、肢腹位操作方法、胸腹联合操作方法、与球囊面罩配合操作方法等。

（三）AACD-CPR 个体化操作

AACD-CPR 个体化操作方法：

此法适用于空间受限（如直升飞机机舱、灾难废墟等狭窄空间）、患者无法平躺、战场复杂环境等情景。主要有：站姿侧卧位操作方法、坐姿侧卧位操作方法、半卧侧卧位操作方法等。

三、腹部提压心肺复苏操作系统分类

腹部提压心肺复苏操作系统分类如图 5.7 所示。

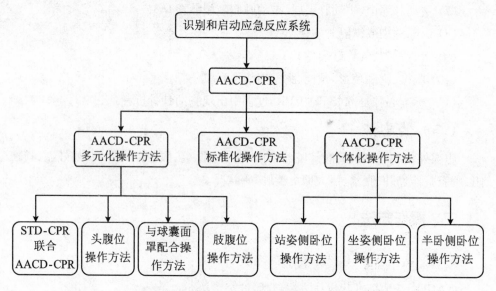

图 5.7 腹部提压心肺复苏操作系统分类

通过运用腹部提压心肺复苏的标准化、多元化、个体化等临床操作方法，AACD-CPR 为高质量心肺复苏奠定了基础。

第四节 孕妇心肺复苏术

据统计，全球每天有 800 名孕妇死亡。1987～2009 年期间，美国的孕妇病死

率从 7.2/(10 万)上升至 17.8/(10 万)。住院期间,孕妇的心脏骤停发生率达1:12 000。孕产妇发生心跳骤停的存活率只有 6.9%,妊娠期心脏骤停,已成为威胁孕妇生命健康的严峻问题。对于孕妇心脏骤停事件的特殊人群,2015 年 AHA(美国心脏协会)心肺复苏指南中第一次对孕妇心肺复苏指南做出了全面的科学阐明。

一、基础生命支持(BLS)

(一)胸外按压

按压时,患者置于仰卧位;按压部位为胸骨下半段,手掌根部置于按压点,两手平行交叉;按压频率≥100 次/分钟、深度>5 cm,胸壁回弹充分,按压间隔最小化,按压与通气比率 30:2;除高级气道建立、除颤等特殊情况外,按压中断时间应不大于 10 s。不建议对孕妇实施机械胸外按压。

(二)孕妇胸外按压期间的特殊要求

子宫位于脐部及以上者,使子宫左侧移位,减轻子宫对主动脉与腔静脉的压迫程度。将孕妇以仰卧位放置于坚固背板上,术者位于患者左侧用双手将子宫向左上侧拉。若向下用力,腔静脉压迫更为严重。如果不能在孕妇左侧进行操作,可在孕妇右侧用单手或双手将子宫推向上(朝向天花板方向)。对于子宫位置难以确定,如病理性肥胖者,尝试将子宫左侧移位(见图 5.8 和图 5.9)。

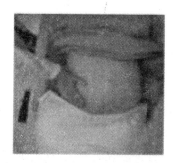
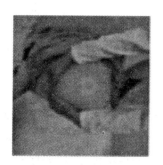

图 5.8 单手搬离子宫　　　　图 5.9 双手搬离子宫

(三)除颤

妊娠期心脏骤停的除颤要求,与成人心肺复苏指南一致。

二、高级生命支持(ACLS)

(一)孕妇心跳骤停急救团队

高级生命支持仅靠产科医师难以组织全程的有效救治,通常选择成人复苏小组领导作为孕妇心跳骤停抢救团队的总指挥。心跳骤停抢救团队成员应包括:重症医学医生和护士、急诊医生和护士、心内科医生和护士、普外科和创伤科医生、呼吸科医生、药剂师、产科医生和护士、麻醉科医生和护士、新生儿科医生和护士。

(二)呼吸与气道管理

妊娠期 ACLS 与成人心肺复苏指南一致,进行气管插管通气支持,推荐内径6.0～7.0 mm 气管内导管。

(三)心律失常治疗

ACLS 推荐的常用药物及其剂量保持不变。

(四)其他药物应用

与成人心肺复苏指南一致,建议每 3～5 min 经静脉/骨髓注射 1 mg 肾上腺素。鉴于血管加压素对子宫的影响,而且血管加压素与肾上腺素效果等同,优先选用肾上腺素。

(五)胎儿评估

心肺复苏期间,不建议进行胎儿评估,尽早进行围死亡期剖宫产。

(六)分娩

指南推荐在孕妇心跳骤停期间,如果孕妇的宫底在脐部或脐以上,通过常规复苏与子宫左侧移位不能恢复自主循环时,建议复苏期间分娩。心跳骤停的时间至分娩的时间越短越好,尽力复苏 4 min 后仍未恢复自主循环的孕妇,强烈推荐围死亡期剖宫产。

三、延续生命支持治疗(PLS)

孕妇复苏后如果没有分娩,在不影响心电监测及气道、静脉输液通畅的情况下,建议将孕妇置于完全左侧卧位。如果无法左侧卧位,建议手法持续维持子宫左侧移位。孕妇患者如果无须手术,应尽快转移至 ICU。胎儿需进行持续胎心监护,出现胎儿窘迫时应对母体与胎儿再做全面评估,必要时可考虑分娩。复苏后其他管理方案与非孕妇一致。

第五节　心肺复苏操作术及其操作路径

一、适应证、禁忌证与操作步骤

(一)适应证
心脏病突发、溺水、窒息、其他意外事件等造成的心跳呼吸骤停的患者。

(二)禁忌证
胸部开放性创伤、连枷胸等无法实施胸外心脏按压的患者。

(三)操作步骤
(1) 确认现场环境是否安全;

(2) 检查患者是否有反应;

(3) 呼叫附近人帮助抢救;

(4) 安置体位;

(5) 检查脉搏和呼吸;

(6) 胸外按压;

(7) 开放气道;

(8) 人工呼吸;

(9) 按压5个循环或是每2 min评估患者脉搏、呼吸,判断复苏是否成功;

(10) 若无脉搏呼吸即重复上述步骤,若有脉搏无呼吸即每6 s做一次人工呼吸,若脉搏呼吸均恢复即复苏成功,测血压、脉搏、呼吸等,整理用物,完善抢救记录。

二、并发症与复苏效果评价

(一)并发症
(1) 骨折:肋骨骨折、胸骨骨折、连枷胸、脊柱骨折。

（2）脏器损伤：肺、肝脏、腹部其他脏器损伤，心脏撕裂或破裂。

（3）其他：血气胸，心脏压塞。

（二）复苏效果评价

（1）停止按压后，大动脉搏动可触及，则说明患者心跳已恢复。

（2）口唇面色由发绀转为红润则复苏有效，如患者面色为灰白，则说明复苏无效。

（3）瞳孔由大变小随后出现腱反射、眼泪、吞咽动作、咳嗽反射、角膜反射、痛觉反应等，说明复苏有效；如瞳孔由小变大、固定或角膜混浊等，则说明复苏无效。

（4）基本生命体征（包括心率、血压、呼吸、基本反射）在 20 min 内恢复或患者有眼球活动，睫毛反射与对光反射出现，甚至手脚开始抽动、张力增加提示脑功能和自主循环恢复良好。

三、操作路径

如前所述，心肺复苏术分为单人心肺复苏术和双人心肺复苏术。表 5.2 列出了单人徒手心肺复苏术操作步骤，表 5.3 列出了双人呼吸囊心肺复苏术操作步骤。

表 5.2　单人徒手心肺复苏术

技术要点	操作步骤
准备	1. 护士准备：着装整齐，动作敏捷 2. 环境准备：脱离危险环境、使用隔帘，请与抢救无关人员离开 3. 用物准备：硬板床或硬板、护士挂表、纱布、弯盘、电筒、记录单、血压计、听诊器；若为模拟操作需准备模拟人
判断	4. 口述："开始" 5. 判断患者意识：轻拍患者双肩，俯身分别对左、右耳高声呼叫："喂，你怎么啦?"，口述："意识丧失" 6. 呼叫：口述"×××患者需要抢救，快来人，取除颤仪"，看开始复苏时间，解开衣领 7. 判断呼吸和大动脉搏动：触摸颈动脉，右手中、示二指并拢，由喉结向内侧滑移 2 cm，检查颈动脉搏动，同时俯身耳听、面感、眼视患者胸廓判断呼吸，时间 5~10 s，口述"无自主呼吸、大动脉搏动消失"
体位	8. 安置体位：去枕平卧，确认硬板床或置按压板，解开上衣、松解裤腰带

续表

技术要点	操作步骤
胸外按压	9. 胸外心脏按压 ① 术者体位:位于患者一侧,根据个人身高及患者位置高低选用踏脚凳或跪式体位 ② 按压部位:快速方法——两乳头连线中点 ③ 按压姿势:双手按压,双手掌根重叠、十指相扣、指端翘起,双臂肘关节绷直、中心垂直向下用力 ④ 按压深度:成人为胸骨下陷5~6 cm ⑤ 按压频率:100~120 次/分钟 ⑥ 按压与放松时间比1∶1,每次按压后使胸廓充分回弹,不可按压后倚靠在患者胸壁上,注意观察患者面色和四肢循环改变
开放气道	10. 开放气道 ① 检查确认有无颈椎骨折,并报告。双手轻转头部(已有颈椎骨折的除外),检查口腔,去除异物或义齿 ② 开放气道:采用仰头抬颏法——左手掌外缘置患者前额,向后下方施力,使其头部后仰,同时右手示指、中指指端放在患者颏下骨下方,旁开中点2 cm,将颏部向前抬起,使头部充分后仰,下颌角与耳垂连接和身体水平面呈90°(疑有颈椎骨折采用托颌法)
人工呼吸	11. 口对口人工呼吸2次:每次吹气超过1 s,同时观察胸廓是否隆起
5 个循环	12. 按压吹气比:30∶2,连续操作5个循环
终末判断	13. 判断大动脉搏动和自主呼吸是否恢复,时间5~10 s,口述"自主呼吸、大动脉搏动恢复";测量血压,血压超过90/60 mmHg;检查瞳孔和面色,瞳孔较前缩小、面色转红润,观察有无并发症。报告复苏成功时间
整理记录	14. 安置患者、处理用物 15. 洗手,记录,口述操作结束
效果评价	1. 急救意识强,反应敏捷 2. 操作熟练,动作规范,无并发症 3. 结合案例,提问回答正确、流畅 4. 操作时间不超过5 min

表5.3　双人呼吸囊心肺复苏术

技术要点	操作步骤
准备	1. 护士准备:着装整洁、态度严肃、反应敏捷 2. 物品准备 首选:硬板床或硬板、纱布、弯盘、呼吸囊一套(性能完好)、氧气装置 次选:抢救车,除颤器、电筒、血压计、笔、护理记录单、输液架等处于备用状态 3. 环境准备:脱离危险环境或使用隔帘,请与抢救无关人员离开
判断	4. 口述:"开始" 5. 判断患者意识:轻摇或手拍患者双肩,俯身分别对左右耳大声呼叫:"喂,你怎么啦?"口述:"意识丧失" 6. 呼救:通知同事或医师,取除颤仪;看时间 7. 判断大动脉搏动和呼吸:触摸颈动脉,右手中、示二指并拢,由喉结向内侧滑移 2 cm,检查颈动脉搏动,同时俯身耳听、面感、眼视患者胸廓判断呼吸,时间 5~10 s,口述"无自主呼吸、大动脉搏动消失"
体位	8. 安置体位:去枕平卧,确认硬板床或置按压板,解开上衣、松解裤腰带
胸外按压	9. 胸外心脏按压 ① 术者体位:位于患者一侧,根据个人身高及患者位置高低选用踏脚凳或跪式等体位 ② 按压部位:胸骨的下半部 ③ 按压姿势:双手掌根重叠,手指不触及胸壁,双臂肘关节绷直,垂直向下用力 ④ 按压幅度:胸骨下陷 5~6 cm ⑤ 按压频率:100~120 次/分钟 ⑥ 按压与放松时间 1:1;放松时掌根部不能依靠在患者胸部;注意患者面色及四肢循环
开放气道	10. 开放气道 ① 双手轻转头部,检查口腔,去除异物或义齿(疑有颈椎骨折除外) ② 开放气道:采用仰头抬颏法——左手掌外缘置患者前额,向后下方施力,使其头部后仰,同时右手示指、中指端放在患者颏下骨下方,旁开中点 2 cm,将颏部向前抬起,使头部充分后仰,下颌角与耳垂连接和身体水平面呈 90°(疑有颈椎骨折采用托颌法) **以上步骤由第一位操作者完成**
人工呼吸	11. 人工呼吸 面罩-呼吸囊辅助:连接呼吸囊与氧气,氧流量>10 L/min,一手 EC 手法压住面罩,另一只手挤压呼吸囊,潮气量为 500~600 mL,挤压时间>1 s,抬头看胸廓起伏 **此步骤由第二位操作者完成**

技术要点	操作步骤
5个循环	12. 按压与人工呼吸比例为 30∶2 **共完成 5 个循环,此步骤由二位操作者共同完成** 13. 判断大动脉搏动和呼吸是否恢复,判断时间 5～10 s,口述"自主呼吸及大动脉搏动均未恢复,继续 CPR" **以上步骤由第一位操作者完成**
操作者互换	14. 两人交换后从胸外心脏按压开始再次复苏,交换时间在 5 s 内完成,继续完成 5 个循环的按压与人工呼吸周期 **此步骤由二位操作者共同完成**
终末判断	15. 判断大动脉搏动和呼吸是否恢复,判断时间 5～10 s,口述"自主呼吸及大动脉搏动恢复,心肺复苏成功",报告复苏成功时间。如无效继续 CPR(同前) **以上步骤由第二位操作者完成**
整理记录	16. 整理用物,洗手,记录,报告"操作结束" **以上步骤由二位共同完成**
效果评价	1. 有急救意识 2. 操作熟练、正确 3. 关心爱护患者 4. 时间控制在 5 min 内

第六章　体外膜肺氧合技术

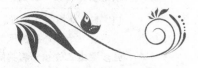

第一节　概　述

一、认识体外膜肺氧合

体外膜肺氧合（extracorporeal membrane oxygenation，ECMO），又称体外生命支持系统（extracorporeal life support system，ECLS），是以体外循环系统为基本设备，采用体外循环技术进行操作和管理的一种辅助治疗手段。ECMO 是利用血泵（离心泵）将静脉血从体内引流至体外，经膜式氧合器氧合后再将血液灌入体内。临床上主要用于呼吸功能不全和心脏功能不全的支持，ECMO 能使心脏和肺脏得到充分休息，有效地改善低氧血症，以及因机械通气所致的气道损伤；心脏功能得到有效支持，增加心输出量，改善全身循环灌注，为心肺功能的恢复赢得时间。

根据患者的心肺功能选择不同的血液回输的途径，ECMO 技术主要有静脉到静脉（VV-ECMO）和静脉到动脉（VA-ECMO）两种形式，前者仅具有呼吸辅助作用，而后者同时具有循环和呼吸辅助作用。

二、目的

（1）使肺脏和/或心脏得到充分休息，从而有效地改善低氧血症以及因机械通气所致的气道损伤。

（2）心脏功能得到有效支持，增加心输出量，改善全身循环灌注，为心肺功能的恢复赢得时间。

（3）等待心肺移植。

（4）作为供体捐献。

三、适应证

（一）VV-ECMO

（1）新生儿肺部疾病引起的呼吸衰竭：包括胎粪吸入性肺炎综合征、透明膜肺病、先天性膈疝、新生儿顽固性肺动脉高压等。

（2）呼吸窘迫综合征：各种原因（外伤性、感染性、手术后、肺移植前后）导致的、内科治疗无效的严重 ARDS。

（二）VA-ECMO

（1）心脏术后心源性休克。

（2）各种原因引起的心搏骤停或心源性休克。

（3）为高危冠心病患者介入治疗或搭桥手术提供保障。

（4）用于创伤、冻伤、溺水、一氧化碳中毒、急性药物中毒患者的抢救性治疗。

四、禁忌证

（1）不能全身抗凝及存在无法控制的出血、严重溶血、血栓形成。

（2）伴有重度预后不良性疾患（如终末期癌症）。

（3）多器官功能衰竭。

（4）不可恢复性中枢神经系统损伤。

（5）不可逆的心肺功能损伤。

（6）免疫抑制性疾患。

（7）未经修复的主动脉夹层。

（8）预计 ECMO 不能使其获得较好的生命质量。

（9）肝衰竭、门脉高压、肝硬化为绝对禁忌证。

第二节　技术操作

一、操作程序

（一）患者全面评估

根据病情、检查结果及医生要求等确定 ECMO 辅助支持的必要性、可行性，选择 ECMO 辅助方式，并做好 ECMO 团队协作与分工。

（二）物品准备

1. 仪器设备准备

包括 ECMO 台车（如图 6.1 所示）、离心泵、气源、空氧混合器、水箱、氧饱和度仪、ACT 测定仪、便携氧气瓶、手动驱动器、管道钳 5～6 把，必要时备床旁 B 超机、无影手术灯、备用活动多头电源插座、器械车。

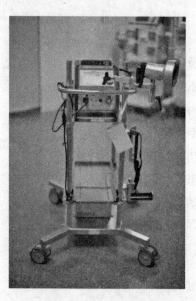

图 6.1　ECMO 转运车

2. 耗材准备

包括 ECMO 使用的一次性管道套包（内含氧合器、离心泵头、流量监测探头、氧饱和度探头及循环管路)、手摇泵、变温水箱、空氧混合器、血氧监测仪,氧源,电源,电插板,支架车,预冲液(常用生理盐水 1 500～3 000 mL),三通 2～3 个,管路钳 4 把,扎带套件,无菌手套,胶布,弯盘,手电筒,必要时备无菌纱布、无菌剪刀等。

3. 药品准备

预冲液(如生理盐水或血浆)。

4. 其他相关物品准备

ECMO 记录单等。

(三) 环境准备

将患者安置于单间病房,环境清洁、安静,保证足够的空间,便于抢救及治疗,预防交叉感染,保护患者隐私。

(四) ECMO 系统安装及预冲

1. ECMO 系统

ECMO 系统包括氧合器、离心泵头、流量监测探头、氧饱和度探头及循环管路(如图 6.2 所示)。根据临床需要还可以连接其他监测装置或治疗设备(如 CRRT)。

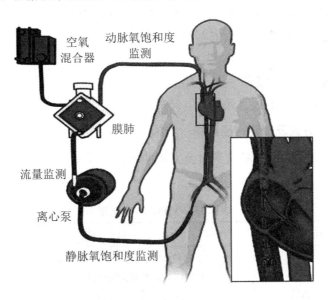

图 6.2　ECMO 系统示意图

2. 连接要点

(1) 动静脉氧饱和度接头。

(2) 三通接头。

3. ECMO 系统预冲排气

不同的 ECMO 系统因设计、安装的不同而需要不同的预冲方法。

4. 预冲后的 ECMO 系统试运行

预冲完成、确认系统排气完全后,将 ECMO 离心泵头及氧合器固定在离心泵及 ECMO 转运车上。连接电源,打开控制器开关,自检完成无误后打开流量开关,观察离心泵运转是否正常,流量计数调零,设定流量标尺和报警流量范围,负压管调零,松开离心泵进出口管道钳和动静脉管道钳,观察流量显示是否正确,检查管道各连接口和膜肺有无渗漏、氧气管连接是否正常、气源供应是否正常;再次检查 ECMO 系统内有无气体,确保一切正常后夹闭动静脉管道,机器预冲调试完毕,可以移至床旁安装 ECMO。

(五) ECMO 系统建立

1. 患者准备

(1) 安置体位:患者头偏向对侧,肩下垫肩垫保证颈部过伸。

(2) 遵医嘱给予镇静镇痛药物。

(3) 监测生命体征。

(4) 建立动静脉通路进行监测、给药。

(5) 患者全身肝素化,监测 ACT,保持在 300 s。

2. ECMO 方式及插管途径选择

(1) VV-ECMO:根据插管和血流方式的不同,VV-ECMO 可分为以下几种类型,见表 6.1。

表 6.1　VV-ECMO 的类型

血流方式	具体类型
连续血流	1. 两个部位 VV:分别在两处静脉插单腔管 (1) 颈内静脉引流,股静脉回输 (2) 股静脉引流,颈内静脉回输 (3) 一侧或双侧股静脉回输 2. 颈内静脉单腔管完成血液引流和回输

(2) VA-ECMO:① 周围静脉-动脉转流:将静脉插管从股静脉置入,插管向上

延伸至右房,引出的静脉血在氧合器中氧合,经泵从股动脉注入体内。② 中心静脉-动脉转流:这是小儿目前最常用的方法。一般通过颈内静脉插管,经右心房将血液引流至氧合器,氧合血通过颈动脉插管至主动脉弓输入体内。

3. ECMO 运转前设备检查

(1) 机电部分。

(2) 管道部分。

4. ECMO 启动

台上先松开动静脉管道钳,台下先松开静脉管道钳,旋转流量开关,转速达到1 500 r/min 后,再打开动脉管道钳,ECMO 开始运转。首先观察血流方向和流量读数,打开气体流量计($1\sim3$ L/min,FiO_2 80%),观察动脉血颜色,检查动静脉氧饱和度读数是否正常,观察静脉有无抖动和负压读数(<40 mmHg),检查膜肺和各个接头有无渗漏,观察患者动脉血压、中心静脉压、左房压、脉搏氧饱和度等。

5. ECMO 运行后的监护管理

(1) 监测记录血流动力学参数。

(2) 动态监测呼吸、氧合指标。

(3) 监测手术创面和插管处出血情况,同时监测 ACT、血小板、体温等指标。

(4) 监测肢体血运。

(5) 观察头及面部是否肿胀。

(6) 观察 ECMO 与患者连接时的异常数据。

(7) 监测出凝血、游离血红蛋白、血浆胶体渗透压、血常规、生化、细菌培养、床旁 ECG、X 线与超声等检查指标,为临床医师下一步治疗提供合理方案。

(8) 观察设备运转情况。

(9) 监测体温、神志、出入量、胃肠道功能。

(10) 管道护理。

(11) 气道护理。

(12) 落实基础护理,遵医嘱给予营养支持治疗。

(13) 做好心理疏导,安抚患者情绪。

二、操作路径

(一) 体外膜肺氧合操作流程

体外膜肺氧合(ECMO)操作流程如图 6.3 所示。

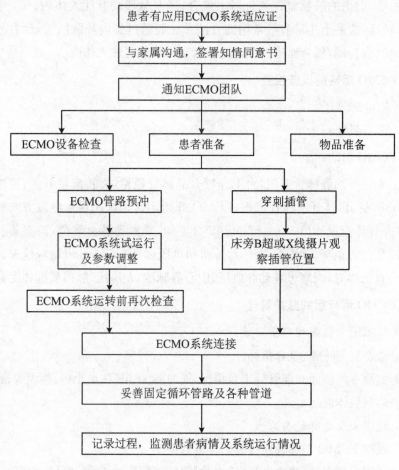

图6.3　体外膜肺氧合(ECMO)操作流程示意图

(二) 体外膜肺氧合管路预冲操作路径

体外膜肺氧合(ECMO)管路预冲操作路径见表6.2。

表6.2　体外膜肺氧合(ECMO)管路预冲操作路径

技术要点	操作步骤
准备	1. 护士准备:着装整洁,洗手,戴口罩、帽子
	2. 患者准备:评估患者年龄、病情、意识、生命体征、循环和氧合状况,有无EC-MO操作的禁忌证、心理状态、合作程度。对清醒患者做好沟通、解释工作
	3. 物品准备:ECMO主机、血泵、手摇泵、变温水箱、空氧混合器、血氧监测仪,ECMO管路套包,氧源,电源,电插板,支架车,预冲液(常用生理盐水1500～3000 mL),三通2～3个,管路钳4把,扎带套件,无菌手套,胶布,弯盘,手电筒,必要时备无菌纱布、无菌剪刀

续表

技术要点	操作步骤
准备	4. 环境准备:将患者安置于单间病房,环境清洁、安静、宽敞、安全,请与操作无关的人员离开
设备检查	5. 组装好支架车上 ECMO 主机、血泵、手摇泵、变温水箱等仪器,并妥善固定 6. 连接电源、氧源,打开主机,机器自检至准备状态 7. 洗手,检查 ECMO 管路套包型号及有效期,外包装有无潮湿、破损等,打开 ECMO 管路套包
预冲	8. 戴无菌手套 9. 妥善固定套包内管路接头,连接氧合器前后的三通 10. 打开预冲液并灌入袋内,管路和膜肺氧合器充分排气,检查有无气泡,夹闭预冲管 11. 再次检查管路连接的严密性,保证管路通畅
运转	12. 血泵管正确安装固定在泵头上,流速监测探头正确固定在管路上,膜肺氧合器妥善固定在支架车上 13. 调节 ECMO 主机血泵转速,从低速向高速,观察管路接口、泵管和膜肺氧合器有无气泡并排气 14. 观察并调整水箱水量,变温水箱管路正确连接在膜肺氧合器进、出水管上,打开水箱,调节温度
连接患者	15. 连接膜肺氧合器上氧气管至空氧混合器,根据患者病情调节氧流量
固定	16. 妥善固定好各种管路和线路,安置好管路套包内无菌管路包
记录	17. 处理用物,洗手,记录
效果评价	1. 操作正确、熟练 2. 管路、泵头及膜肺无气泡出现 3. 管路妥善安置、固定 4. 无菌观念强,用物、污物处置恰当

三、评价

（1）ECMO 团队人员急救意识强、沟通有效、团队协作良好。

（2）严格执行医院感染管理相关制度和规范。

（3）管道连接正确、紧密,充分预冲,无气泡。

（4）操作流程正确、熟练,无相关并发症发生。

（5）病情观察全面、仔细,及时预见相关并发症。

（6）物品终末消毒处理规范。

四、注意事项

（1）团队人员协作紧密，分工明确。

（2）负压测定装置连接口连接必须牢固且确切。动、静脉氧饱和度接头连接必须正确、牢固，根据血气校正数据，确保监测准确。所有三通接头必须连接紧密，锁扣牢固，用消毒的肝素帽盖紧。所有针对三通部位的操作需要严格按照无菌技术原则操作，动、静脉间的侧路在 ECMO 开始前必须保证关闭。

（3）ECMO 运转前必须要做设备检查（包括机电和管道）：检查电源、备用电源、离心机手动摇把或滚压泵摇把、离心泵头是否安装到位；检查流量计安装方向，打开主电源，旋转流量开关检查泵头运转情况、有无振动和异常声音；检查流量报警设定，流量和压力调零点，检查动静脉氧饱和度仪是否校正；检查管道各个接头是否牢固，管道是否扭曲打折，固定管道防止脱落；检查桥连管、预冲管和内循环是否夹闭；检查气源连接管路，氧气管连接无误，有无气体流出，变温水管正确连接，无渗漏，关闭血样采集三通；检查静脉负压监测管路连接是否牢固，确保动静脉管道钳夹到位。

（4）预冲后的 ECMO 系统必须先试运行，确保没有问题才可进行下一步操作。

（5）动静脉插管与动静脉管道连接完成后，台上和台下必须分别查对静脉管道，确保无误，才可运行机器。

（6）机器运转过程中，严密监测，发现异常，及时汇报医生，及时处理。交接班一定要交接清楚准确，严格按照记录表上的项目交接。

五、并发症

（1）机械并发症：包括血栓形成、血管阻塞、血管破裂、动静脉瘘、神经并发症、氧合器功能异常、空气栓塞等。

（2）出血。

（3）中枢神经系统并发症：主要表现为脑水肿、脑缺氧、脑梗死和颅内出血等。

（4）循环系统并发症：主要表现为动脉血压不稳定、心输血量降低、心腔内血栓形成、心律失常和心搏骤停等。

（5）肺部并发症：包括胸腔出血、气胸、肺水肿、肺出血、肺不张及肺部感染等。

（6）肾功能不全。

（7）感染。

（8）溶血。

（9）水、电解质和酸碱平衡紊乱。

第三节 体外心肺复苏

作为体外膜肺氧合技术的知识拓展，有必要要以一节内容来介绍一下体外心肺复苏的相关知识。

一、概念

心脏停搏进行 CPR 抢救至少 30 min 仍不能恢复自主循环，被视为难复性心脏停搏。体外心肺复苏（extracorporeal cardiopulmonary resuscitation，ECPR）是指传统 CPR 抢救难复性心脏停搏失败，没有恢复自主循环（ROSC）时开始使用的生命支持方法。ECPR 安装到运行开始期间需要确保高质量的 CPR，常规 CPR 不充分直接影响 ECPR 的效果及患者预后。

二、患者筛选标准

患者选择直接影响预后，因此需了解病史及症状，迅速做出判断。影响 ECPR 预后的高危因素包括：低体重、严重的酸中毒、肾功能不全、肺出血和脑损伤等。无严重并发症病史，发病有目击证人，具有可治性原发病，发病地点在医院院内或邻近医院可考虑行 ECPR。

（一）ECPR 常见心搏骤停原因

ECPR 常见心搏骤停原因有：① 心源性休克；② 心脏创伤；③ 肺功能衰竭；④ 哮喘持续状态；⑤ 烟雾吸入；⑥ 肺泡蛋白沉积；⑦ 药物中毒；⑧ 肺水肿；⑨ 肺栓塞；⑩ 低温。

（二）绝对禁忌证

临床实践证明并非所有心搏骤停患者都可以行体外心肺复苏术，以下 9 种情况是该心肺复苏术的绝对禁忌证：① 无人目击的心搏骤停；② 主动脉反流；③ 主动脉夹层；④ 心搏骤停大于 30 分钟；⑤ 未纠正的解剖学缺陷；⑥ 终末期疾病；⑦ 周围血管疾病；⑧ 不可逆的神经系统损伤史；⑨ 高龄（75 岁以上）患者。

以下 6 种情况为相对禁忌证：① 肾功能障碍；② 肝功能障碍；③ 神经系统疾病；④ 活动性出血；⑤ 近期脑血管意外；⑥ 头外伤患者。

三、ECPR 步骤

（1）持续有效地胸外心脏按压直到 ECMO 运转；

（2）胸外心脏按压同时进行 ECMO 插管；

（3）开始 ECMO 并停止胸外心脏按压；

（4）增加心、脑、肾及其他器官氧合血流灌注，同时依患者情况给予诱导性低温治疗；

（5）纠正心脏停搏病因，监测并发症，改善复苏生存率。

四、ECMO 管理

（一）物品及人员准备

心肺复苏装置可组合于 ECMO 转运车上，任何 ECPR 所需的设备和耗材等尽可能满足床旁随时可得。团队合作在 ECPR 抢救过程中尤为重要，团队中应以 ECMO 指挥者、血管外科医师、重症医学科或急诊医生、ECMO 专科护士或体外循环师为主导，并以胸外科、介入科、麻醉科医生为辅。进行 ECPR 时，医护人员应分工协作。一组持续进行有效的胸外心脏按压及药物复苏，一组进行动静脉置管，另一组进行连接、预冲 ECMO 管道，以确保在最短的时间内完成对患者的紧急循环支持。

（二）置管

置管与管路组装和预冲可同时进行。外周插管动脉可选择股动脉、颈动脉等，静脉可选择股静脉、颈静脉。根据依患者体重所选的插管部位，选择合适型号的插管。

（三）ECMO 中的管理

一旦 ECMO 运转，需调整合适的血流速度，补充血容量，应用血管活性药物，使组织得到充分的灌注。密切观察重要器官功能和血液酸碱平衡，根据平均动脉压、尿量、混合静脉血氧饱和度、血乳酸水平等判断灌注效果。ECMO 期间可以采用保护性呼吸机设置。诱导性低温可应用 ECPR 早期（第 1 个 24 小时），用于恢复自主循环后尚未清醒的成人患者。神经功能评估是 ECPR 期间很重要的一项内容。ECPR 患者需要超滤或肾替代治疗，维持体液平衡。每日复查心脏 B 超监测心肌收缩力。

第七章 紧急开放气道与气道异物梗阻急救

第一节 紧急开放气道

一、概述

畅通的气道是人体生命活动的前提,当窒息发生时,保持呼吸道通畅是急诊抢救的关键,常用的气道管理方法是手法开放气道和建立人工气道。目的是防止昏迷患者舌后坠,便于清除气道分泌物,保持气道通畅。

(一) 气道梗阻的病因

(1) 咽喉部感染因素:急性喉炎、喉头水肿、咽后壁脓肿等。

(2) 机械性因素:咽喉及气道异物、血块阻塞等。

(3) 炎性水肿因素:麻醉插管、变态反应、心肾疾病等。

(4) 创伤因素:喉内外的损伤可引起水肿、血肿、气肿等。

(5) 其他因素:喉肿瘤、声带麻痹、喉痉挛等。

(二) 气道梗阻的表现

气道梗阻的患者常呈吸气性呼吸困难,出现"三凹征"(胸骨上凹、锁骨上凹、肋间隙)。根据气道是否完全阻塞可分为:

(1) 气道不完全阻塞:患者张口瞪目,有咳嗽喘气或咳嗽微弱无力,呼吸困难、烦躁不安、皮肤甲床、口腔黏膜和面色青紫。

（2）气道完全阻塞：患者面色灰暗青紫，不能说话及呼吸，很快意识丧失、呼吸停止。如不紧急解除窒息，将迅速导致死亡。

（三）开放气道的方法

正确开放气道是一种救护技术，是抢救急危重症患者时首要解决的问题。

1. 手法开放气道

（1）仰头举颏法：将一手小鱼际置于患者前额部，用力使其头部后仰；另一手置于患者下颏骨性部分向上抬颏，使下颏尖-耳垂连线与地面垂直。

注意事项：不能用力压迫下颌部软组织，否则易造成气道梗阻；避免口腔闭合；迅速清除口腔内异物或呕吐物；开放气道3~5 s内完成，保持气道持续开放；头颈部损伤者禁用此法。

（2）托颌法：将肘部支撑在患者所处的平面上，双手放置在患者头部两侧并握紧下颌角，同时用力向上托起下颌。如患者紧闭双唇，可用拇指把其口唇分开。如需要进行辅助呼吸，则将下颌持续上托，对于怀疑有头颈部外伤的患者，此法更安全，不会因颈部动作而加重损伤。

2. 人工气道建立的方法

建立人工气道的方法主要包括：口咽通气道、鼻咽通气道、喉罩、呼吸囊面罩、环甲膜穿刺术、气管插管、气管切开术。

二、口咽通气道

口咽通气道是一种非气管导管性通气管道，是最简单、有效且经济的气道辅助物。可用于没有咳嗽或呕吐反射的无意识（无反应）的患者，在临床急救时及全麻术后复苏中应用广泛。

（一）适应证

（1）气道梗阻。

（2）急性中毒洗胃时患者不配合。

（3）气道分泌物增多，便于吸引。

（4）癫痫发作或抽搐，保护舌齿免受损伤。

（5）同时有气管插管，取代牙垫的作用。

（二）禁忌证

（1）呼吸肌麻痹或中枢性呼吸衰竭。

（2）下气道梗阻。

（3）患者需要进行机械通气。

（4）喉头水肿、气管内异物、哮喘、咽反射亢进。

（5）前四颗牙具有折断或脱落的高度危险。

（三）操作程序

1. 口咽通气道型号选择

根据患者具体情况选择合适的型号。口咽通气管长度相当于从门齿至耳垂或下颌角的距离，宁长勿短，宁大勿小，因为口咽管太短不能经过舌根，起不到开放气道的作用；口咽管太小容易误入气管。口咽通气管应有足够宽度，以能接触上颌和下颌的 2～3 颗牙为最佳。

口咽通气道常用型号见图 7.1，口咽通气道测量方法示于图 7.2。

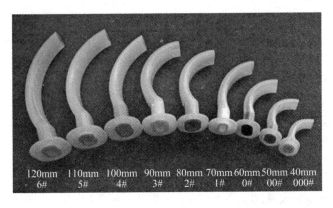

| 120mm | 110mm | 100mm | 90mm | 80mm | 70mm | 60mm | 50mm | 40mm |
| 6# | 5# | 4# | 3# | 2# | 1# | 0# | 00# | 000# |

图 7.1　口咽通气道常用型号

2. 置管的方法

（1）直接放置法：患者仰卧位，操作者站在一边，一手用压舌板压迫舌头，另一只手持口咽导管插入口腔，沿自然弯曲前进达咽后壁，将舌根与口咽后壁分开，该法主要用于儿童。

（2）反向插入法：先反向插入口咽导管时用压片压住舌头，并推进使其尖端达硬腭，当其全部进入口腔后，反转180°，抵舌根后部即可。

虽然后者比前者操作难度大，但在开放气道及改善通气方面更为可靠。

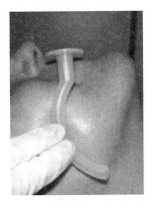

图 7.2　口咽通气道测量

（四）注意事项

（1）根据患者切牙到耳垂或下颌角的距离选择适宜的口咽通气管型号。

（2）禁用于意识清楚、有牙齿折断或脱落危险和浅麻醉的患者（短时间应用的除外）。

（3）牙齿松动者，插入及更换口咽通气道前后应观察有无牙齿脱落。

（4）口腔内及上下颌骨创伤、咽部占位性病变、咽部异物梗阻患者禁忌使用。

（5）定时检查口咽通气管是否通畅。

（五）操作路径

放置口咽通气管操作路径列于表 7.1。

表 7.1　口咽通气管操作路径

技术要点	操作步骤
准备	1. 护士准备：着装整齐，规范洗手，必要时戴口罩 2. 环境准备：脱离危险环境、使用隔帘，请与抢救无关的人员离开 3. 用物准备：口咽通气管，弯盘，胶布，必要时备压舌板、开口器、拉舌钳、一次性吸痰用物
评估	4. 评估患者的病情、生命体征、意识及合作程度 5. 评估并清洁患者的口腔 6. 评估患者咽部及气道分泌物情况 7. 评估有无活动义齿 8. 根据患者的年龄大小选择合适的口咽通气管型号
体位	9. 协助安置：取平卧位，头偏向一侧，抬起患者下颌角，使其保持气道通畅
置管	10. 置管（两种方法） ① 直接置入法：将口咽通气管的咽弯曲沿舌面顺势送至上咽部，将舌根与口咽后壁分开 ② 反向插入法：将口咽通气管的咽弯曲部分贴近硬腭插入口腔，当其内口接近口咽后壁时（已通过悬雍垂），即将其旋转180°，借患者吸气，顺势向下推送，弯曲部分下面压住舌根，弯曲部分上面抵住口咽后壁 11. 对于意识障碍、牙关紧闭、抽搐、躁动患者，操作者用一手的拇指与示指将患者的上唇齿与下唇齿分开，另一手将口咽通气管从患者后臼齿处插入 12. 检查口腔，以防止舌或唇夹置于牙和口咽通气管之间
固定	13. 固定（两种方法） ① 用胶布交叉固定于面颊两侧 ② 在口咽管翼缘两侧各打一个小孔，用绷带穿过这两个小孔，将绷带绕至患者颈后部固定

续表

技术要点	操作步骤
测试通畅	14. 测试人工气道是否通畅 ① 将手掌放于口咽通气管外侧,于呼气期感觉是否有气流呼出 ② 少许棉絮放于口咽通气管外,观察其随呼吸运动的幅度 ③ 观察患者胸壁运动幅度和听诊双肺呼吸音
清理呼吸道	15. 保持有效通气,清除口腔分泌物 ① 用吸痰管由口咽通气管两侧插入,轻轻将口咽部的分泌物吸净 ② 痰多时送吸痰管到气管深部,由下到上旋转式吸痰,便于清理气道深部的痰液
整理用物	16. 整理用物,洗手,记录
效果评价	1. 急救意识强,反应敏捷 2. 操作熟练,动作规范,无并发症 3. 掌握禁忌证和适应证

三、呼吸囊面罩辅助通气

(一) 组成

简易呼吸器由面罩、球囊、储氧袋、氧气连接管四部分组成,共有单向阀、压力安全阀、呼气阀、储氧阀、进气阀、储气安全阀六个阀。

(二) 工作原理

当挤压球体时产生正压,将进气阀关闭,内部气体强制性推动鸭嘴阀打开,并堵住呼气阀,球体内气体即由鸭嘴阀中心切口送向患者。如用氧气,则氧气随球体复原吸气动作暂存于球体内,在挤压球体时直接进入患者体内。

当被挤压的球体松开,鸭嘴阀即刻向上推,并处于闭合状态,以使患者呼出的气体由呼气阀放出。与此同时,进气阀受到球体松开所产生的负压,将进气阀打开,储氧袋内氧气进入球体,直到球体完全回复原状。

为避免过高的氧气流量及过少的挤压次数造成球体及储氧袋内压力过高,特设计储气安全阀释放出过量气体,以便保持低压氧气供应,保障患者的安全。呼吸囊面罩组成见图 7.3,呼吸囊面罩工作原理见图 7.4。

(三) 适应证

(1) 在未行气管插管建立紧急人工气道时、辅助呼吸机突然出现故障时使用。

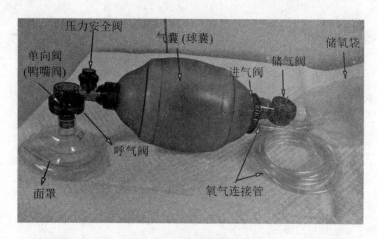

图 7.3　呼吸囊面罩组成

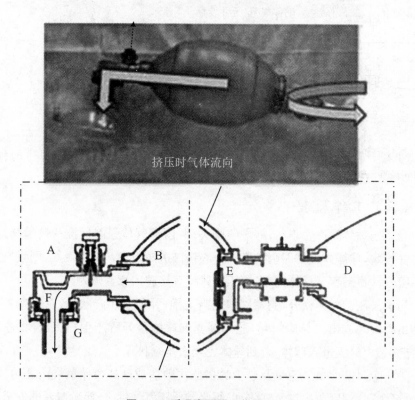

图 7.4　呼吸囊面罩工作原理

（2）各种原因引起的呼吸停止或呼吸衰竭抢救时、麻醉前管理、呼吸机使用前或停用时。

（3）在吸入 100% 氧气下，动脉血氧分压仍达不到 50～60 mmHg。

（4）严重缺氧和二氧化碳潴留引起意识、循环障碍。

（四）禁忌证

（1）中等以上活动性咯血。

（2）大量胸腔积液。

（3）未经引流的气胸。

（4）颌面部外伤或严重骨折。

（五）性能检测

（1）球体测试：取下储氧阀和储氧袋，挤压球体，将手松开，球体应很快自动弹回原状。

（2）压力安全阀测试：关闭压力安全阀，将出气口用手堵住，挤压球体时，将会发觉球体不易被压下，打开压力安全阀挤压球体时，部分气体自压力安全阀逸出。

（3）单向阀测试：挤压球体，鸭嘴阀会张开，有气体逸出。

（4）储气安全阀、储氧袋测试：将储氧阀和储氧袋接在一起，将气体吹入储氧阀，使储氧袋膨胀，将接头堵住，压缩储氧袋，气体自储氧安全阀逸出。

（六）并发症

胃胀气、反流、误吸、肺炎等并发症以及胃胀气致膈肌上抬影响肺通气。

（七）操作路径

呼吸囊面罩操作路径见表7.2。

表7.2 呼吸囊面罩操作路径

技术要点	操作步骤
准备	1. 护士准备：着装整洁、洗手、仪态庄重、反应敏捷 2. 环境准备：用氧环境安全，使用隔帘，请无关人员离开 3. 用物准备：纱布一块、10 mL注射器一副、选用口咽通气管、模拟肺、弯盘 4. 呼吸囊检测：选择合适呼吸囊一套（面罩、呼吸囊、氧气连接管、储氧袋）；检查其各配件性能及连接 ① 面罩气垫予10 mL注射器充气1/2～2/3满，饱和度适当且无漏气 ② 球囊及储氧袋完好无漏气 ③ 单向阀工作正常 ④ 各配件连接后检查各接头处无漏气 5. 口述：供氧、吸痰装置，硬板床或按压板，内置压舌板、开口器、药品等的抢救车均已呈备用状态 6. 评估患者：病情、年龄、面部结构、有无禁忌证等

技术要点	操作步骤
判断呼吸	7. 判断患者意识:手拍患者双肩大声呼叫患者,口述"意识丧失" 8. 呼救,看抢救时间 9. 判断大动脉搏动、检查呼吸:判断时间 5～10 s,口述"患者有循环征象,无自主呼吸"
体位	10. 安置体位:移开床头,去枕、平卧,确认硬板床或置按压板
开放气道	11. 解开衣领、腰带 12. 双手轻转头部,检查口、鼻腔,清除义齿等任何可见异物(疑有颈椎骨折除外) 13. 采用仰头抬颏法;疑有颈椎骨折采用双手举颌法;舌后坠者置口咽通气管
面罩接氧	14. 面罩-呼吸囊人工呼吸两次(站于患者头侧):将简易呼吸囊接上氧气,调节氧流量 10 L/min 以上,确定给氧管道通畅、有效
EC手法 固定、人工 呼吸	15. 送气:一手以"EC"手法固定面罩,另一只手挤捏呼吸囊,挤压时间持续1 s,使胸廓抬起;成人每次潮气量 500～600 mL、儿童 150～200 mL、婴儿 30～50 mL 16. 送气频率:成人 10～12 次/分钟,有高级气道后则可按 8～10 次/分钟;儿童及婴儿送气频率 12～20 次/分钟 17. 辅助呼吸 2 min 18. 口述:挤压过程应做到"三看一感觉",以判断患者是否处于正常换气状态 ① 看患者胸廓是否起伏 ② 看患者嘴唇与面部颜色的变化,在呼气过程中,面罩内是否呈雾气状 ③ 看单向阀工作是否正常 ④ 感觉手挤压呼吸囊的阻力,以判断气道是否通畅
判断呼吸	19. 再次判断呼吸是否恢复及大动脉搏动情况,判断时间 5～10 s 20. 口述:"自主呼吸恢复、有循环征象",再观察面色及四肢末梢循环等情况,报告"抢救成功",看抢救成功时间
鼻导管 接氧	21. 改为鼻导管吸氧 4～6 L/min
整理记录	22. 安置患者、整理用物、洗手、记录
效果评价	1. 有急救意识,反应敏捷 2. 操作熟练,无并发症 3. 操作时间不超过 7 min

四、环甲膜穿刺术

（一）适应证

(1) 各种原因引起的上呼吸道完全或不完全性阻塞尚有自主呼吸时。

(2) 有紧急气管插管或气管切开的指征，但不具备立即执行的条件。

(3) 紧急情况下气管内给药。

（二）禁忌证

(1) 解剖标志无法识别。

(2) 有出血倾向患者（相对的）。

(3) 喉气管断裂并且远端气管收缩至纵隔。

(4) 未满 8 周岁的儿童。

(5) 喉部病变（狭窄、癌症、感染等所有与之相关的）。

(6) 对技术不熟练（相对的）。

（三）并发症

出血、穿破食管、皮下或纵隔气肿、喉狭窄等。

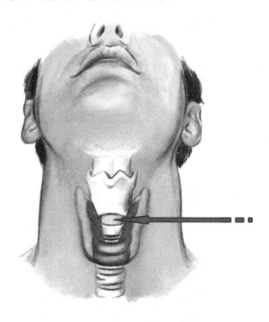

图 7.5　环甲膜穿刺部位

（四）操作路径

环甲膜穿刺操作路径见表 7.3。

表 7.3　环甲膜穿刺操作路径

技术要点	操作步骤
准备	1. 护士准备：衣帽整齐,规范洗手,戴口罩 2. 环境准备：脱离危险环境、使用隔帘,请与抢救无关人员离开 3. 用物准备：环甲膜穿刺包、一次性手套、消毒棉签等
评估	4. 评估意识及合作程度,并向患者做好解释,以取得其配合
体位	5. 安置体位：平卧位或斜坡卧位,头部保持正中,颈部后仰
定位	6. 术者站患者一侧,确定穿刺部位（在第一环状软骨与甲状软骨之间正中可触及一凹陷即为环甲膜） 7. 常规消毒环甲膜区的皮肤
穿刺	8. 穿刺 ① 左手示指和拇指固定环甲膜处皮肤,右手持针在环甲膜上垂直下刺,通过皮肤、筋膜及环甲膜 ② 有落空感时,挤压双侧胸部,自针头处有气体逸出或抽吸易抽出气体,患者出现咳嗽,固定针头于垂直位 ③ 以 T 形管的上臂与针头连接,下臂连接氧气,也可以左手固定穿刺针头,以右手示指间歇地堵塞 T 形管上臂的另一端开口处而行人工呼吸
固定	9. 妥善固定
整理记录	10. 脱手套,整理用物,洗手,记录
效果评价	1. 急救意识强,反应敏捷 2. 无并发症

第二节　气道异物梗阻急救

一、概述

食物或异物进入气道阻塞呼吸,快速进展为窒息、昏迷、心搏骤停,称气道异物梗阻（Foreign body airway obstruction, FBAO）。当 FBAO 发生后,患者多立即出现呼吸困难、剧烈呛咳、反射性的恶心呕吐、喉头发紧、发音困难或声音嘶哑等,幼儿可同时大哭大闹。窒息常在几分钟内导致患者死亡,这就要求现场目击人员熟练掌握抢救方法。图 7.6 为气道解剖示意。

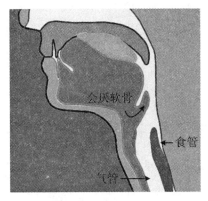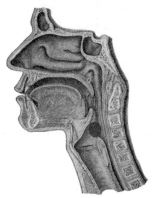

图 7.6　气道解剖

二、病因机理

（1）婴幼儿会厌软骨发育不成熟，口中含物说话、哭笑、打闹，剧烈活动时，容易将口中含物吸入气管。

（2）老年人的咽喉肌萎缩，吞咽时反应能力差，食物误送入气道引起梗阻；老人的假牙或牙托脱落误入。

（3）较少发生于成人。但以下情形也可发病：① 酒精刺激咽喉部肌肉麻痹、松弛，食物残渣更易进入呼吸道；② 呼吸道、消化道、咽喉局部的疾病刺激影响作用；③ 自杀或精神障碍的特殊患者，有意将异物送入口腔或挤进呼吸道。

三、病情评估

（1）呼吸道不完全梗阻出现：憋气、呼吸困难、呛咳不止、反射性呕吐、紫绀，患者多情不自禁地将一手的示指和拇指张开呈"V"字形紧贴喉部的特殊体征。

（2）呼吸道完全梗阻的表现：不能说话，不能咳嗽，不能呼吸，颜面青紫，肢体抽搐，昏迷倒地，继之呼吸心跳停止。任何患者突然呼吸骤停都应考虑到 FBAO，尤其是年轻患者，呼吸突然停止，出现紫绀，无任何原因的意识丧失。

四、紧急救治

Henry Jay Heimlich 教授于 1974 年发明的 Heimlich 手法被证实非常实用有效。Heimlich 手法可使膈肌抬高，气道压力骤然升高，促使气体从两肺排出，这种压力足以产生人为咳嗽,把异物从气管内冲击出来。可根据患者当时的病情和体位采用 Heimlich 手法不同的救治姿势和方法。

(一)立位腹部冲击(Heimlich)法

适用于清醒患者,方法如下:

(1)抢救者站在患者背后,用两手臂环绕其腰部;

(2)一手握拳,将拳头的拇指一侧放在患者胸廓下和脐上的腹部;

(3)用另一手抓住拳头、快速向内向上重击压迫患者的腹部;

(4)重复以上手法直到异物排出。

此方法图示于图 7.7。

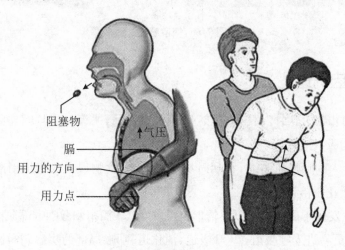

阻塞物

↑气压

膈

用力的方向

用力点

图 7.7　成人立位腹部冲击

(二)仰卧位腹部冲击法

适用于意识丧失患者,方法如下:

(1)立即呼救,仰卧位,头偏向一侧;

(2)骑跨在患者髋部两侧;

(3)两手掌根重叠置于脐上两横指处;

(4)两手合力快速向内、向上冲击 5 次;

(5)检查口腔,取出异物;若未排出,重复操作;

(6)检查无呼吸心跳,立即进行 CPR。

此方法示于图 7.8。

(三)成人自救腹部冲击法

如果自己发生哽塞,无人相助,可握拳挤压上述位置,或使劲压靠椅背、桌缘等凸出物品。见图7.9。

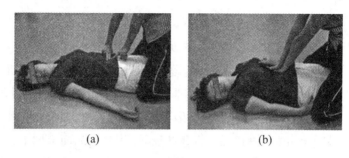

(a)　　　　　　　　(b)

图7.8　成人仰卧位腹部冲击

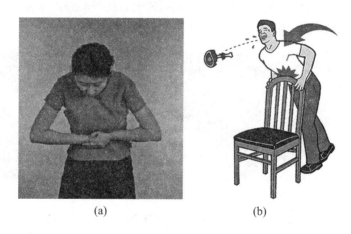

(a)　　　　　　　　(b)

图7.9　成人自救腹部冲击法

（四）儿童腹部冲击法

适用于1～8岁儿童发生气管异物梗塞,手法要领和成人相同。见图7.10和图7.11。

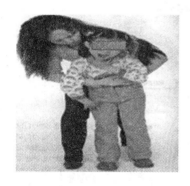

图7.10　儿童腹部冲击法(清醒)

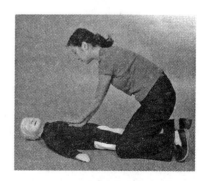

图7.11　儿童腹部冲击法(无意识)

（五）拍背压胸法

适用于 1 岁以内的婴幼儿，方法如下：

对于仰卧位婴儿，操作者一只手扶着头部，虎口位置放在婴儿下颚，以前臂放在患儿的胸腹，另一只手从下面伸入固定婴儿的头、颈及背，慢慢将婴儿反转，让婴儿俯卧在抢救者的前臂上，将前臂斜放在同侧的大腿上稳定的承托，婴儿的头部应低于躯体，再以另一只手掌根部在婴儿两肩之间拍击 5 次，如未能把哽塞物拍出，再以拍背的手支持婴儿的头和背部，将婴儿反转，使婴儿的面部向上，仰卧于抢救者的前臂上，将前臂放在同侧的大腿上，婴儿头部略低于躯体，将两指放在婴儿两乳头连线中点下，按压 5 次，深度为 2～3 cm，速度较胸外心脏按压慢。重复 5 次拍背及 5 次压胸，直至驱出气道内异物。见图 7.12。

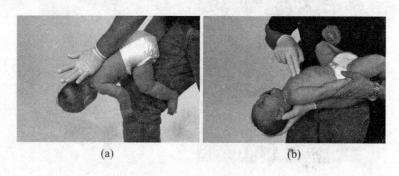

(a)　　　　　　　(b)

图 7.12　拍背压胸法

（六）孕妇及过度肥胖胸部冲击法（立位、仰卧位）

适用于妊娠晚期妇女和过度肥胖患者。压胸位置：病患胸骨中央下端两横指处，手法要领无改变。见图 7.13。

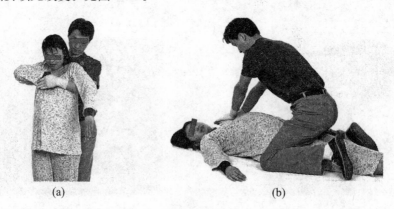

(a)　　　　　　　(b)

图 7.13　孕妇及过度肥胖胸部冲击法

五、医疗救助

如 Heimlich 手法不能及时清除气道异物,应进一步采取医疗干预措施,如:喉镜取异物、吸痰法、环甲膜穿刺法、气管切开法、支气管镜下取异物、开胸术等。

六、预防

气道异物梗阻,预防是第一位,利用多元化媒介平台进行异物误吸预防知识宣教,社会大众掌握误吸异物的症状、处置方法、有效预防等,日常生活中注意以下几点:

(1)儿童口含食物时不要跑步或玩耍等。

(2)将果冻、豆类、糖果、药丸、药片放在安全地方,避免婴幼儿误服。

(3)将食物切成小条,避免吞咽过量或体积过大食物。

(4)避免进食时谈话或大笑,细嚼慢咽。

(5)避免体内酒精浓度过高。

第八章 气管插管术

第一节 概 述

一、认识气管插管术

气管插管术(tracheal intubation)是指将一特质的导管经口或鼻通过声门直接插入气管内的技术，是快速建立通畅稳定的人工气道,进行有效通气的最佳方法之一。

根据插管时是否使用喉镜显露声门,气管插管术又分为明视插管和盲探插管两类。临床急救中最常用的是经口明视插管术。

二、目的

(1) 建立通畅稳定的气道,维持气道通畅,减少气道阻力,保证有效的通气量。

(2) 清除呼吸道分泌物,解除上呼吸道阻塞。

(3) 为加压给氧、人工呼吸、气管内给药、气道内雾化或湿化提供条件。

三、适应证

(1) 呼吸、心跳骤停,行心肺脑复苏者。

(2) 呼吸功能衰竭,需有创机械通气者。

(3) 上呼吸道不通畅,如分泌物阻塞呼吸道、胃内容物返流或气道出血,有误吸可能,需行气管内吸引者。

（4）上呼吸道损伤导致呼吸道狭窄、阻塞、气管食管瘘等影响正常通气者。

（5）缺乏保护性反射,如呕吐反射、呛咳反射消失。

（6）手术需要:手术时需要全身气管内麻醉或静脉复合麻醉的各种手术者。

四、禁忌证

气管插管无绝对禁忌证。然而,当患者出现下列情况时操作应慎重:

（1）喉头水肿或黏膜下血肿、急性喉炎、插管创伤引起的严重出血等。

（2）颈椎骨折或脱位。

（3）肿瘤压迫或侵犯气管壁,插管可导致肿瘤破裂者。

（4）胸主动脉瘤、重度心功能不全、呼吸困难者。

（5）正在抽搐者。

五、困难气管插管的处理

困难气管插管是指常规喉镜下插管时间超过 10 min 或插管次数超过 3 次,急诊室困难插管的发生率为 3%～5%。

（一）常见的原因

患者因发育畸形、创伤或疾病引起解剖部位差异而不能完全暴露声门,如张口困难、颈短粗、咽喉部水肿等。快速的床旁评估有助于预见可能的困难气道。"3-3-2"法则是以患者的手指为标准,分别测量张口度(了解喉镜和气管导管置入是否困难)、颏骨-舌骨距离(评估下颌间隙是否足够)、舌骨-甲状软骨切迹距离(反映喉的位置是否足够低,以满足经口插管),不能同时满足 3 指、3 指、2 指,则困难插管发生率高。

（二）处理措施

（1）在建立高级人工气道失败时,通常情况下可采用球囊面罩加压呼吸。

（2）对过度肥胖、颈部粗短、喉头过高、显露声门困难的,由助手进行环状软骨压迫操作,大多能使声门显露明显改善;应用经口改良插管法。

（3）急诊科内备一定量的肌松药,遇到喉肌痉挛患者时,在值班医师指导下,使用适量肌松药,对插管很有帮助。

（4）急诊科可以备气管插管型喉罩、食管-气管联合导管等盲插管,在紧急情况下可以快速建立人工气道。

（5）无盲插管也可采用食道气管双管插管法。

（6）条件和时间许可，可纤维支气管镜引导下插管、环甲膜穿刺逆行引导插管、环甲膜切开术、紧急气管切开术。

第二节 技 术 操 作

一、经口明视下气管插管操作程序

（一）评估

（1）有无插管指征。

（2）有无禁忌证：喉头水肿、血肿、急性喉炎、颈椎骨折、升主动脉瘤、Ⅲ度张口困难等（相对禁忌证）。

（3）预计有无困难插管。

（4）插管途径有无解剖异常：颈部活动度；张口度；鼻腔、牙齿、咽喉部等情况。

（二）准备

1. 物品准备

喉镜（有成人、儿童、幼儿三种规格；镜片有直、弯两种类型，常用为弯形片，因其在暴露声门时不必挑起会厌，可减少对迷走神经的刺激）和喉镜柄、备用电池、气管导管、导引钢丝、5 mL 注射器、消毒润滑剂、消毒纱布和换药盒、手套、牙垫与胶布、弯盘、无菌治疗巾；带活瓣的复苏球囊、面罩、听诊器、吸引装置及吸痰管、生理盐水、吸氧装置；必要时备插管钳和喷雾器。

2. 导管选择

选择合适的导管对于成功插管至关重要，选择细则列于表 8.1。

表 8.1　导管选择

性别	年龄	导管内径(mm)	插入深度(cm)
男	成年	7.5～8.5	22～24
女	成年	7.0～7.5	20～22
	儿童	年龄÷4+4	年龄÷2+12

续表

性别	年龄	导管内径(mm)	插入深度(cm)
	6～12个月	4.0	12
	1～6个月	3.5～4.0	11
	足月儿	3.0～3.5	11
	早产儿	2.5～3.0	10

3. 其他

铺无菌巾;选择、安装喉镜,检查性能;选择、检查、气管导管,润滑导管前端,正确置管芯;安装、检查吸引装置。

(三) 操作流程

1. 安置体位

去枕平卧,头后仰位或头部垫高5～10 cm,术者站立于患者的头顶部,两脚一前一后呈蹲弓步,身体尽量往下沉,使口轴、咽轴、喉轴尽量重叠在同一直线,以充分暴露声门。

2. 清理呼吸道

去除假牙,必要时(指患者有心跳时),面罩给纯氧1 min。

3. 开放气道

将右手拇指伸入患者口腔,示、中指提起下颌,拇指和示指交叉拨开上下嘴唇,保护好口唇和牙齿。

4. 准确置入喉镜

术者左手持弯形喉镜 ,沿右侧口角垂直进入口腔;将舌体推向左侧,喉镜移至口腔正中线上。喉镜进入口腔后,术者右手不需再保护口唇,应及时将右手移至患者前额,用右手虎口往下压额头。

5. 解剖标志为引导深入喉镜

喉镜在口腔居中见到悬雍垂(第一标志)后,继续慢慢推进;喉镜转弯绕过舌根部,即可见会厌 (第二标志)始终在会厌的上方继续深入,直至尖端抵达会厌根部。

6. 上提喉镜暴露声门裂

喉镜尖端抵达会厌根部,即须向前向上用力提喉镜(沿45°角的合力),禁止以患者的牙齿为支点去撬喉镜(可下压喉结),用力上提喉镜即可使会厌随之而抬起,暴露其下方的声门,立即见到左、右声带及其之间的裂隙。

7. 直视下插入气管导管

右手以握毛笔手势持气管导管(握持部位在导管的中后 1/3 段交界处),斜口端朝左对准声门裂,沿着喉镜的镜片凹槽在明视下送入导管,轻柔旋转导管,使其顺利地一次通过声门裂进入气管内。

8. 拔出管芯

拔出管芯后再前进到位,导管通过声门裂 1cm 左右,迅速拨出导管芯,插入气管,调整好插管深度后,放入牙垫再退出喉镜。

9. 确认导管在气管内及深度

(1) 出气法:看——导管壁有白雾;感觉——导管开口是否有温热气流呼出。

(2) 进气法:看——胸廓起伏;听诊五点——两肺上下、上腹部。

(3) 监测法:呼气末 CO_2 和 SpO_2。

10. 妥善固定导管与牙垫

(1) 内固定:向气管导管气囊内充气 5~10 mL,最适宜的气囊压力为 25~30 cmH_2O。

(2) 外固定:两条胶布十字交叉,将导管固定于患者面颊部;第一条胶布应把导管与牙垫分开缠绕一圈后,再将两者固定在一起。

11. 清理污物

根据实际情况,酌情清理呼吸道分泌物。

12. 接呼吸机

接呼吸囊或试机正常的呼吸机。

13. 记录

记录插管时间、型号、深度;患者面色等缺氧状况改善程度;血氧饱和度等。

二、评价

(1) 操作熟练,正确及时有效,急救意识强。

(2) 无插管并发症发生。

(3) 导管插入深度合适。

(4) 关心爱护患者。

三、气管内插管术注意事项

（一）插管前

（1）对呼吸困难或呼吸停止者,行人工呼吸或吸氧。

（2）检查物品是否齐全、完好适用。

（二）插管时

（1）部位暴露充分,视野清晰。

（2）动作轻柔、准确,以免造成损伤。

（3）动作迅速,勿使缺氧时间过长而致使心脏停搏。

（4）导管插入深度合适,太浅容易脱出,太深易插入右总支气管,造成仅单侧肺通气,影响通气效果。

（三）插管后

（1）注意气囊的管理。

（2）留置时间:经口 72 小时,经鼻一周。

（3）妥善固定导管,每班记录导管插入长度。

（4）加强气道湿化。

四、并发症

组织损伤;喉痉挛;误吸;缺氧;血压骤升;心动过缓;心搏骤停等。

五、操作路径

气管插管术操作路径归纳列于表8.2。

表 8.2　气管插管术操作路径

技术要点	操作步骤
准备	1. 护士准备:着装整洁、仪态庄重、反应敏捷 2. 患者准备:患者一般情况,如年龄、性别、身高、有无插管指征、有无禁忌证、预计有无困难插管,插管途径有无解剖异常,向家属告知并取得同意(急诊抢救例外) 3. 用物准备:喉镜和喉镜柄、备用电池、气管导管、导引钢丝、5 mL 注射器、消毒润滑剂、消毒纱布和换药盒、手套、牙垫与胶布、弯盘、无菌治疗巾;带活瓣的复苏球囊、面罩、听诊器、吸引装置及吸痰管、生理盐水、吸氧装置 4. 环境准备:安全、使用隔帘,请与操作无关人员离开

技术要点	操作步骤
体位	5. 安置体位(去枕平卧位),头部后仰或头部垫高 5~10 cm
清理气道	6. 清理呼吸道、去除义齿或活动性牙齿、必要时面罩纯氧 1 min
开放气道	7. 开放气道:右手拇指伸入患者口腔,示、中指提起下颌,继之拇指和示指交叉拨开上下嘴唇
插管	8. 准确置入喉镜:术者左手持弯形喉镜,沿右侧口角垂直进入口腔;将舌体推向左侧,喉镜移至口腔中线上。喉镜进入口腔后,术者右手不需再保护口唇,应及时将右手移至患者前额,用虎口往下压额头 9. 以解剖标志引深深入喉镜:喉镜在口腔居中见到悬雍垂(第一标志)后,继续慢慢推进;喉镜转弯绕过舌根部,即可见会厌 (第二标志)始终在会厌的上方继续深入,直至尖端抵达会厌根部 10. 上提喉镜暴露声门裂:喉镜尖端抵达会厌根部,即须向前向上用力提喉镜(沿 45°角的合力),禁止以患者的牙齿为支点去撬喉镜,用力上提喉镜即可使会厌随之而抬起,暴露其下方的声门,立即见到左、右声带及其之间的裂隙 11. 直视下插入气管导管:右手以握毛笔手势持气管导管(握持部位在导管的中后 1/3 段交界处),斜口端朝左对准声门裂,沿着喉镜的镜片凹槽在明视下送入导管,轻柔旋转导管,使其顺利地一次通过声门裂进入气管内
退管芯	12. 拔出管芯后再前进到位,导管通过声门裂 1 cm 左右,迅速拔出导管芯,插入气管,调整好插管深度后,放入牙垫再退出喉镜(距门齿男性 22~24 cm、女性:20~22 cm)
确认	13. 确认导管在气管内,看气管插管成功时间 出气法:看——导管壁有白雾;感觉——导管开口是否有温热气流呼出 进气法:看——胸廓起伏;听诊五点——两肺上下、上腹部 监测法:呼气末 CO_2 和 SpO_2
固定	14. 妥善固定导管和牙垫: 内固定:套囊内充气 5~10 mL,气囊适宜压力 25~30 cmH_2O 外固定:胶布固定导管与牙垫
接呼吸机	15. 酌情清除分泌物、血液等 16. 接呼吸囊或呼吸机,看接机时间
评估	17. 评估患者气道、呼吸、缺氧改善情况、有无插管并发症
整理记录	18. 整理用物、洗手、记录:插管时间、型号、深度;呼吸机参数、患者面色等缺氧状况改善程度;血氧饱和度等
效果评价	1. 操作熟练、正确,有急救意识 2. 关心爱护患者,体现救死扶伤精神 3. 无并发症

第九章 呼吸机的使用

第一节 概 述

一、认识呼吸机

呼吸机是一种能代替、控制或改变人的正常生理呼吸,增加肺通气量,改善呼吸功能,减少呼吸功消耗的装置,其工作原理是建立气道口与肺泡间的压力差,是完成机械通气的基本仪器。

二、目的

(1) 纠正急性呼吸性酸中毒。

(2) 纠正低氧血症。

(3) 降低呼吸功耗,缓解呼吸肌疲劳。

(4) 防止肺不张。

(5) 为使用镇静和肌松剂保驾。

(6) 稳定胸壁。

三、适应证

任何原因引起的缺氧和二氧化碳潴留。具体应用范围如下:

(1) 心肺复苏。

(2) 呼吸衰竭。

(3) 特殊目的的机械通气：① 预防性机械通气；② 康复治疗；③ 分侧肺通气。

四、禁忌证

机械通气无绝对禁忌证。相对禁忌证有：

(1) 气胸及纵隔气肿未行引流者。

(2) 肺大疱和肺囊肿。

(3) 低血容量性休克未补充血容量者。

(4) 严重肺出血。

(5) 气管-食管瘘。

五、常用机械通气的模式

(1) 控制通气 CMV。

(2) 间歇正压通气 IPPV。

(3) 辅助/控制通气 A/C。

(4) 同步间歇指令通气 SIMV。

(5) 压力支持通气 PSV。

(6) 持续气道正压 CPAP。

(7) 呼气末正压 PEEP。

六、常用呼吸机参数

(1) 潮气量 TV：8～15 mL/kg（潮气量＝流速×吸气时间）。

(2) 呼吸频率 f：12～20 次/分钟；对于 COPD 患者应选用较慢的通气频率，一般为 12～16 次/分钟，对于限制性肺部疾病患者应选用较高的通气频率一般为 18～24 次/分钟。

(3) 分钟通气量 V_E：$V_E＝TV×f$。

(4) 吸呼比 I/E：1∶1.5～2；慢阻肺 1∶2～3；碱中毒 1∶1～1.5。

(5) 流速：40～100 L/min。

(6) 触发灵敏度：−0.5～−2 cmH$_2$O；1%～3% L/min。

(7) 吸入氧浓度 Fio$_2$：40%～50%。

(8) 呼气末正压 PEEP：当 FiO$_2$≥0.6，PaO$_2$≤60 mmHg 时应加 PEEP。

① 作用：阻止肺泡和小气道陷闭；增加功能残气量，改善肺顺应性；改善氧合；

改善肺内分流,减少肺间质的渗出。

② 副作用:使胸腔内压增加,心输出量下降。

③ 正常值:5~15 cmH$_2$O。

第二节 技 术 操 作

一、操作程序

(一) 评估

1. 一般情况

病情、血气分析结果、神志、体重、合作程度。

2. 专科情况

一听,二看,三检查:

(1) 评估气道是否通畅,有无分泌物——听诊双肺。

(2) 评估病人的缺氧程度——看口唇、甲床、面色,看血氧饱和度。

(3) 评估人工气道情况——仔细检查气管插管深度、固定情况及气囊压力情况。

(二) 准备

(1) 护士准备:着装整洁,洗手,戴口罩、帽子。对于急诊抢救病例,要有急救意识。

(2) 物品准备:呼吸机、一套呼吸机管道、湿化罐、灭菌注射用水、模拟肺、呼吸囊、听诊器、吸氧装置、胶布、弯盘、床边备有吸引装置一套。必要时备多功能电插板、约束带、气囊压力表。

(3) 环境准备:整洁、安静、安全。

(三) 实施

(1) 正确连接呼吸机管道和湿化罐;

(2) 检查气源压力和电源电压;

(3) 推呼吸机至床旁,核对患者并解释;

（4）连接电源、气源；

（5）开机，开湿化罐；

（6）选择模式，设置参数及报警范围；

（7）接模肺，观察机器运转是否正常；

（8）连接患者，评估患者通气效果；

（9）无禁忌证者抬高床头 30°～45°；

（10）严密观察呼吸、循环、血氧饱和度等各项指标，并做好记录；

（11）30 min 后复测血气，根据结果调节参数及报警范围；

（12）根据患者病情及医嘱逐渐下调呼吸机参数至脱机水平；

（13）患者符合条件可试脱机；

（14）脱机后吸氧；

（15）关机，关湿化罐；

（16）整理床单位，并记录；

（17）做好仪器维护。

二、评价

（1）操作熟练、正确。

（2）尊重、关心、爱护患者。

（3）患者呼吸道通畅，通气功能良好，气体交换有效。

三、注意事项

（1）使用呼吸机期间，床旁应备有呼吸囊、吸引及吸氧装置，并且性能良好。

（2）使用呼吸机期间，应严密观察生命体征的变化，加强气道的管理，保持呼吸道通畅，遵医嘱定时做血气分析，防止机械通气并发症的发生。

（3）及时正确处理呼吸机报警。

（4）加强呼吸机的管理：调节呼吸机支架，妥善固定好人工气道，防止因牵拉造成气管插管或气管套管脱出，导致患者窒息。

（5）长期使用呼吸机的患者，应每周更换呼吸机管道，每月清洗过滤网。

（6）及时添加湿化罐内灭菌注射用水，使之保持在所需刻度处。

（7）保持集水杯在管道最低位，及时倾倒集水杯和管道内的冷凝水。

四、并发症

（1）人工气道相关并发症：人工气道导管易位、气道损伤、气道梗阻、气道出血、气管-食管瘘等。

（2）正压通气相关并发症：① 呼吸机相关性肺损伤（VALI）：包括气压伤/容量伤/生物伤/切割或剪切伤。② 呼吸机相关性肺炎（VAP）。③ 氧中毒。④ 呼吸机相关的膈肌功能不全。

（3）对肺外器官功能的影响：低血压与休克、心律失常、肾功能不全、消化系统功能不全、精神障碍。

（4）镇静与肌松相关的并发症。

五、操作路径

呼吸机使用的操作路径归纳列于表9.1。

表 9.1 呼吸机操作路径

技术要点	操作步骤
准备	1. 护士准备：着装整洁，洗手、戴口罩、帽子 2. 患者准备：评估患者病情、意识、血气分析结果，人工气道情况、听诊双肺呼吸音、生命体征，有无紫绀，交流、解释取得合作（急诊抢救例外） 3. 用物准备：呼吸机连接管路及湿化罐、呼吸囊、模拟肺、灭菌注射用水、听诊器、吸氧装置、胶布、气囊压力表、弯盘、床边备吸引及吸氧装置一套 4. 环境准备：整洁、安静、安全
核对	5. 携用物至床旁，核对患者、解释取得合作
连接管路	6. 检查并连接气源（压缩气、氧气）和电源 7. 湿化罐中加入无菌灭菌注射用水，正确连接呼吸机管道和湿化罐 8. 检查各管路是否连接完好
开机	9. 开机，开湿化罐
设置参数	10. 根据患者病情及体重选择运行模式及各项参数，并设置报警范围
试运行	11. 接模拟肺试运行，检查机器运转是否正常
连接患者	12. 连接患者，妥善固定呼吸机管路
观察	13. 观察胸廓起伏情况，听诊双肺呼吸音，检查通气效果，严密观察呼吸、循环、血氧饱和度等，交代患者注意事项，检查约束情况，查看监测参数，根据患者情况再次调节报警范围

技术要点	操作步骤
抬高床头	14. 无禁忌证者,抬高床头 30°～45°,整理床单位并洗手,记录
血气分析	15. 机械通气 30 min 后,行动脉血气分析,根据结果调整通气参数及报警,观察通气效果
下调参数	16. 患者病情平稳,遵医嘱予逐渐下调呼吸机参数至脱机水平,调节报警范围,观察通气效果
记录	17. 洗手、记录
试脱机	18. 患者病情平稳,符合条件,可试脱机 19. 核对,解释,脱呼吸机,吸氧,观察患者自主呼吸情况及监护数值
关机	20. 关机 ,关湿化罐
整理、记录	21. 整理床单位,处理用物,洗手、记录
管路处理	22. 患者脱机成功,撤呼吸机管路送消毒,洗手
效果评价	1. 操作熟练、正确 2. 尊重、关心和爱护患者 3. 患者呼吸道通畅,通气功能良好,气体交换有效

第十章　脉搏血氧监测技术

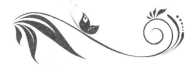

第一节　概　述

一、认识血氧监测

血氧饱和度（SpO_2）指的是血液中氧合血红蛋白的容量占总血红蛋白的比例，是衡量呼吸循环状态的重要生理参数之一，成人正常值为 95％～100％，新生儿正常值为 91％～94％。其测值与血气分析测定的动脉血氧饱和度密切相关，因此监测血氧饱和度可以评估血红蛋白的携氧能力。近年来应用较为广泛的脉搏血氧饱和度监测是一种利用氧合和还原状态的血红蛋白光吸收特性不同而设计的一种连续无创的监测方法，通过手指末端及耳垂等处的传感器实时监测氧合血红蛋白浓度，具有无创、简便、迅速、对低氧血症敏感度高等优势，可及早发现低氧血症，为急救提供指导。

二、目的

（1）了解患者血氧情况，判断有无异常。

（2）动态监测血氧变化，间接了解患者的组织缺氧状况。

（3）为诊断、预防、治疗及采取处置措施等提供依据。

三、适应证

（1）多用于呼吸异常、休克、低氧血症等或有人工气道的急危重症患者的监护。

（2）麻醉或手术过程中需严密监护的患者。

（3）一般患者的预防性监护。

第二节　技 术 操 作

一、操作程序

（一）评估

（1）了解患者病情、意识状态、合作程度。

（2）向患者解释监测目的及方法，取得患者合作。

（3）评估局部皮肤或者指（趾）甲情况及末梢循环血液供应情况。

（二）准备

（1）护士准备：着装整洁，洗手，戴口罩。

（2）环境准备：光照适宜，无电磁波干扰。

（3）物品准备：脉搏血氧饱和度监测仪、75％酒精纱布1块、护理记录单、笔。

（三）实施

（1）携用物至床旁，核对患者。

（2）连接电源，打开电源开关，连接导联线，检查血氧探头性能是否完好。

（3）协助患者取舒适体位，四肢放松，清洁患者局部皮肤及指（趾）甲。

（4）将传感器正确安放于患者手指、足趾或者耳郭处，使其光源透过局部组织，保证接触良好。

（5）根据患者病情调整波幅及报警界限。

（6）交代注意事项：告知患者不可随意摘取传感器，并避免在监测仪附近使用手机，以免干扰监测波形。监护过程中，不要剧烈运动，防止探头移位滑脱。

二、评价

（1）操作正确,符合要求,监测结果准确。

（2）患者舒适,无并发症发生。

（3）报警界限设置合理。

三、注意事项

（1）发现监测结果异常,及时汇报医生。

（2）患者发生休克、体温过低、使用血管活性药物及贫血等,可影响监测结果;周围环境光照太强、电磁波干扰及涂指甲油等也可影响监测结果。

（3）注意保暖,体温过低时,积极采取保暖措施。

（4）观察患者局部皮肤及指(趾)甲情况,定时更换传感器位置,防止长时间受压造成压伤的发生。

四、操作路径

血氧饱和度监测技术操作路径归纳列于表 10.1。

表 10.1　血氧饱和度操作路径

技术要点	操作步骤
准备	1. 护士准备:着装整洁、洗手、戴口罩 2. 患者准备:了解患者病情、意识状态、合作程度,向患者解释监测目的及方法,取得合作。评估局部皮肤或者指(趾)甲情况及末梢循环 3. 环境准备:光线适宜,无电磁波干扰 4. 用物准备:脉搏血氧监测仪、75%酒精纱布 1 块、护理记录单、笔
核对	5. 携用物至床旁,核对患者
体位	6. 协助患者取舒适体位,四肢放松,清洁患者局部皮肤及指(趾)甲
检查	7. 连接电源,打开电源开关,连接导联线,检查血氧探头性能是否完好
监测	8. 将传感器探头正确安放于患者手指、足趾或者耳郭处,使其光源透过局部组织,保证接触良好
设置	9. 根据患者病情调整波幅及报警界限
宣教	10. 告知患者不可随意摘取传感器探头,并避免在监测仪附近使用手机,以免干扰监测波形。监护过程中,不要剧烈运动,防止探头移位滑脱

技术要点	操作步骤
整理记录	11. 整理用物,洗手,记录
效果评价	1. 操作正确熟练,监测结果准确 2. 患者舒适,无并发症发生 3. 报警界限设置合理

第十一章 心电图机的应用

第一节 概　述

一、认识心电图

　　心电图机是通过检测和记录心脏活动时产生的体表生物电信号，进行心脏功能结构状况的分析和心律失常类型的鉴定，为临床诊断和疾病研究提供重要参考依据的医用电子仪器。

　　随着临床医学装备的飞速发展，传统的模拟心电图机已不能满足医学发展要求，数字心电图机因其诊断技术成熟、性能稳定，且操作简单便捷，具有生理信号放大、系统采集、打印记录、抗干扰性强等功能，被广泛应用于心脏的相关疾病诊断中，具有重要的临床应用价值。

二、心电图在临床诊断中的作用

　　心脏机械收缩之前，先产生电激动，心房和心室的电激动可经人体组织传到体表。心电图是利用心电图机从体表记录心脏每一心动周期所产生电活动变化的曲线图形。具体表现在以下各类情况，可进行准确的诊断或协助诊断。

　　（1）各种心律失常，包括激动形成的异常和传导障碍。

　　（2）心肌疾病：包括心肌梗死、急性及慢性冠状动脉供血不足、心肌炎、心肌病等。

（3）急、慢性心包炎。

（4）心房及心室肥大。

（5）药物影响，如洋地黄、毒毛旋花素 K 等。

（6）电解质紊乱。

（7）心脏骤停，可及时了解心律及心肌状态。

（8）外科大手术前及手术中、心脏手术、心导管检查、心脏的电起搏和电复律，可随时了解心脏情况。

（9）急性传染病；神经、呼吸、血液、内分泌及肝肾疾病，观察对心脏的影响。

三、正常典型心电图

正常心电活动始于窦房结，兴奋心房的同时经结间束传导至房室结，然后沿希氏束→左、右束支→浦肯野氏纤维顺序传导，最后兴奋心室，这种先后有序的电激动的传播，引起一系列电位改变，形成了心电图上的相应的波段，临床心电学对这些波段规定了统一名称：P 波、P-R 间期、QRS 波群、T 波、S-T 段和 Q-T 间期。正常成人心电图如图 11.1 所示。

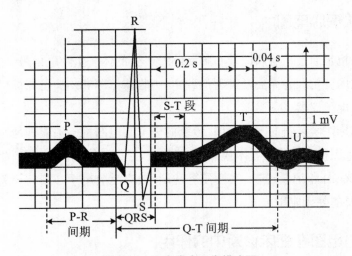

图 11.1　正常成人心电模式图

（1）P 波：是心房的激动波，波形小而圆钝，时限 0.08～0.11 s，波幅不超过 0.25 mV。

（2）P-R 间期：自 P 波起点到 QRS 波起点之间的过程，称房室传导时间，时限 0.12～0.20 s，房室传导阻滞时，PR 间期延长。

（3）QRS 波群：表示左右心室先后除极所产生的电位变化，反映心室内传导时间,时限 0.06~0.10 s。

(4) S-T 段:是指 QRS 波终点到 T 波起点的一段时间。即表示心室全部兴奋除极,各部位之间无电位差。时限 0.05~0.15 s。

(5) T 波:表示心室复极化过程中的电位变化,为心室复极波,波幅为 0.10~0.80 mV,在 R 波较高的导联中,T 波不应低于 R 波的 1/10,时限 0.05~0.25 s。

(6) Q-T 间期:从 QRS 波起点至 T 波终止的时程。它代表心室兴奋到复极完毕的过程,时限 0.32~0.44 s。

(7) U 波:是 T 波之后 0.02~0.04 s 出现的振幅低小的波。

四、导联

(一) 标准导联

Ⅰ导联:右臂("一")→左臂("+"),反映心脏左侧壁电位变化。

Ⅱ导联:右臂→左足,反映心脏下壁电位变化。

Ⅲ导联:左臂→左足,反映心脏下壁电位变化。

(二) 加压单极肢体导联

aVR 导联:将单极的探查电极置于右臂,无效电极接到左腿及左臂的中心端(反映右壁及心室腔的电位变化)。

aVL 导联:有效电极置于左臂,无效电极接左腿及右臂的中心端(反映心脏左侧壁的电位改变)。

aVF 导联:有效电极置于左腿,无效电极接左右臂中心端(反映心脏下壁电位变化)。

(三) 单极胸导联

V_1 导联探查电极置于胸骨右缘第四肋间。

V_2 导联:探查电极置于胸骨左缘第四肋间。

V_3 导联:探查电极置于 V_2 与 V_4 连线的中点。

V_4 导联:探查电极置于左锁骨中线第五肋间。

V_5 导联:探查电极置于左腋前线与 V_4 同一水平。

V_6 导联:探查电极置于左腋中线与 V_4、V_5 同一水平。

第二节 技 术 操 作

一、心电图操作

（一）准备

（1）护士准备：着装整洁、洗手、戴口罩、态度和蔼。

（2）患者准备：向患者说明检查目的，消除紧张心理，取下金属物，选择合适体位（急诊抢救例外）。

（3）环境准备：门窗关闭、注意保暖，使用隔帘、保护隐私。

（4）用物准备：心电图机、酒精棉签、心电图纸、污物桶。

（二）操作程序

（1）将用物携至床旁核对，再次解释。

（2）将心电图机与电源正确连接，开机。

（3）暴露两手腕内侧、两下肢内踝。

（4）擦拭接触部位：手腕关节内侧上方 3 横指处，内踝上 3 横指处 。

（5）接肢体导联：红：右手；黄：左手；绿：左足；黑：右足。

（6）解开衣扣，暴露胸前区，酒精棉签擦拭接触部位。

（7）接胸前导联：V_1、V_2、V_3、V_4、V_5、V_6；$V_7 \sim V_9$（后壁心梗）；$V_{3R} \sim V_{5R}$（疑有右位心或右室心梗）；V_{3R}、V_{4R}、V_{5R} 置胸骨右侧，分别与 V_3、V_4、V_5 相对应。

（8）定标：ACMFDF（抗干扰）；S＝AUTO（振幅为自动）；25 mm/s（走纸速度）；自动或手动；安静时。

（9）确认心电图波形走动正常无干扰。

（10）按"STAR/STOP"按钮，描记心电图。

（11）去除导联线，整理患者衣物、床单位。

（12）记录患者姓名、性别、年龄、日期、时间。

（13）临床医师进行诊断。

（14）清洁、整理物品，充电、定位放置。

（三）心电图伪差识别

（1）左右导联接错时：Ⅰ导联的三波（P、QRS、T）全倒立。

（2）上下导联接错时：aVR 波变直立。

（3）肌肉震颤波（肌电干扰波）：寒冷、情绪紧张、诊察床过窄（小于 80 cm）、甲亢、帕金森等。

（4）基线不稳：身体移动、电极松动、深呼吸。

（5）交流电干扰：电扇、X 线机等。

二、注意事项

（1）环境准备：安静、安全、无电磁波干扰，室内温、湿度适宜，有隔帘。

（2）患者准备：操作前患者安静休息 10 min。

（3）严格遵守操作规程，正确连接各导线。

（4）操作中患者应保持安静、勿说话、勿移动体位及过度呼吸。

（5）描记时注意基线是否平稳，有无干扰。

三、维护与保养

（1）心电图机专人保管，定期保洁维护，液晶屏避免受热，避免接触腐蚀液体及外力撞压等影响。

（2）使用完心电图机后应定点放置，导联线整理整齐，避免打结和相互缠绕。

（3）连接电缆时应将箭头对准再进行插拔，防止电缆插针弯曲变形损坏。

（4）长时间使用的导联线应观察金属接头处是否生锈，定期保洁消毒，防止交叉感染。（注意：如果发现金属接有锈斑，可用细砂纸擦拭后，再用生理盐水浸泡一夜，使电极表面形成电化性能稳定的薄膜；镀银的电极，用水洗净即可，使用时应避免擦伤镀银层。）

四、操作路径

心电图机操作路径归纳列于表 11.1。

表 11.1　心电图机操作路径

技术要点	操作步骤
准备	1. 护士准备：着装整洁、洗手、戴口罩 2. 用物准备：心电图机、酒精、遮挡物（隔帘或屏风）、纱布、记录笔，必要时备皮刀 3. 患者准备：评估患者意识状态、配合情况以及皮肤情况 4. 环境准备：室温不低于 18 ℃，使用隔帘或屏风遮挡

续表

技术要点	操作步骤
核对解释	5. 备齐用物,携至床旁,查对患者身份信息 6. 向患者解释操作目的,取得合作
描记心电图	7. 接通电源,开机,检查机器性能及导线 8. 输入患者基本信息 9. 校对标准电压与走纸速度(心电图机默认走纸速度为 25 mm/s,振幅为 1 mV)
描记心电图	10. 取合适体位,解开上衣,暴露胸部、手腕、脚腕处皮肤,去除手表等导电介质,如胸部毛发过多,予以剔除 11. 用酒精涂于局部皮肤 12. 正确连接各导联 13. 解除干扰:启动滤波键;指导患者平静呼吸、制动,再次确认导联无干扰 14. 按走纸键完成 12 个导联的心电图记录 15. 先取胸部电极,后撤肢体导联
整理记录	16. 擦净患者皮肤,整理衣物及床单位,协助取舒适卧位 17. 整理、妥善安置心电图各种导线,充电备用 18. 洗手,记录
效果评价	1. 操作准确、熟练,查对规范 2. 与患者沟通有效(操作中态度和蔼,使患者感到亲切) 3. 尊重、关心、爱护患者

第十二章　非同步电除颤术

第一节　概　　述

一、认识电除颤

利用除颤器发出高能量短时限的脉冲,使电流通过心肌,使所有心肌细胞在瞬间内同时发生除极,然后心脏自律性最高的起搏点重新主导心脏节律,通常是窦房结。

二、目的

消除异位性快速心律失常,使之转复为窦性心律。

三、适应证

VF(室颤)、Vf(室扑)或无脉性室速。

四、类别及能量

(一)类别

(1)单向波除颤:单方向释放电流。

(2)双向波除颤:释放的电流在一个特定时限是正向的,而在剩余的数毫秒内其电流方向改变为负向。

（二）能量

（1）成人除颤：单相波：360 J；双相波：120～200 J。

（2）1～8 岁儿童除颤：首次：2～4 J/kg；第二次及续后：4 J/kg＜剂量＜10 J/kg 或成人剂量。

（3）年龄＜1 岁婴儿建议除颤。

第二节　技术操作

一、操作程序

（1）迅速将患者平卧木板床，或床上垫一硬板；

（2）启动心电监护仪（紧急情况下启动电极板监护）；

（3）确定除颤器处于非同步状态；

（4）取出电极板，表面涂以导电糊或生理盐水纱布；

（5）能量选择；

（6）安放电极板：前-侧、前-后、前-左肩胛下、前-右肩胛下；

（7）充电（充电完成标识：指示灯点亮、警鸣音连续响起、显示屏上显示可用能量）；

（8）再次确认病人有 VF；

（9）放电：双拇指同时按电击按钮；

（10）自动走纸记录心电波形；

（11）放电后调至监护位，并立即 CPR（2 min）；

（12）擦干患者胸前和电极板上导电糊；

（13）记录。

二、注意事项

（1）除颤前要识别心电图类型，选择除颤方式。

（2）充分暴露除颤部位、皮肤干燥，电极板放置位置正确。如有植入性起搏器，应避开起搏器部位（远离起搏器至少 10 cm）。

（3）消瘦的患者垫 4~6 层盐水纱布。

（4）导电糊涂抹均匀，两块电极板之间的距离应超过 10 cm，不可用耦合剂替代导电糊。

（5）除颤时，操作者及周围人员不要接触患者或接触连接患者的物品，尤其金属物品。

（6）保持除颤仪及电极板整洁，及时充电，完好备用。

三、并发症

（1）心律失常：如窦缓、房性及交界性逸搏、停搏。

（2）栓塞：外周动脉栓塞、肺栓塞。

（3）低血压。

（4）肺水肿：见于严重的二尖瓣狭窄合并肺动脉高压或左心功能不全者。

（5）皮肤灼伤、呼吸抑制、心肌损伤等。

四、操作路径

非同步电除颤操作路径归纳于表 12.1。

表 12.1　非同步电除颤操作路径

技术要点	操作步骤
准备	1. 护士准备：着装整洁，动作敏捷 2. 患者准备：评估患者病情、年龄、体重、局部皮肤情况、是否安装心脏起搏器；去除金属饰物，平卧于硬板 3. 物品准备：75％酒精、棉签、电极（3~5 个）、心电图纸、除颤仪、导电糊或生理盐水纱布、两个治疗碗（内置：干燥纱布 5 块、酒精纱布 2 块）、弯盘、护理记录单、笔、砂轮（必要时） 4. 环境准备：安静、安全，使用隔帘，请无关人员离开
评估 心电图	5. 携用物至病床旁，接电源、开机，连接电极 6. 评估心电图并打印、看时间、呼救
除颤	7. 选择非同步除颤 8. 选择电极板（成人和儿童） 9. 电极板均匀涂抹导电糊或包裹生理盐水纱布 10. 选择电击能量：（单向/双相，成人/儿童） 11. 正确握持电极板：如右手 Apex Paddle，左手 Sternum Paddle 12. 放置电极板：一电极板放置在心尖部（左腋前线第五肋间），另一电极板放置在心底部（胸骨右缘第 2 肋间），两电极板相距 10 cm 以上

技术要点	操作步骤
除颤	13. 按充电按钮充电,术者两臂伸直固定电极板,并以 10～12 kg 压力按压,使电极板与胸壁皮肤紧密接触 14. 再次观察心电示波,确定需要除颤,嘱旁人离开床边,术者身体离开床缘,双手同时按下放电按钮进行除颤,调至监护位
CPR	15. 放电后立即 CPR(2 min)
评估效果	16. 观察心电示波,了解效果(口述恢复窦性心律时间) 17. 评估有无并发症(心律失常、肺水肿、低血压、栓塞、心肌损伤及皮肤灼伤等)
整理记录	18. 整理:患者、床单位、物品、仪器、自身 19. 记录:除颤方法、除颤能量、时间、效果、次数
效果评价	1. 操作正确,熟练 2. 急救意识强 3. 在 5 min 内完成操作

第十三章　改良瓦氏动作转律术

第一节　概　　述

一、认识瓦氏动作转律

阵发性室上性心动过速（PSVT）是急诊就诊中常见的心律失常类型，患者的心动过速会突然发生也会突然中止，常伴有心悸和胸闷不适等症状，少数患者有头晕甚至会晕厥，也有引起血流动力学障碍及心肌损伤。快速转成窦性心律（转复）十分必要。目前，临床上治疗 PSVT 的常用方法包括刺激迷走神经、药物复律、电复律、经食管心脏调搏术及射频消融术。因其他刺激迷走神经的方法均有缺陷：如颈动脉窦按压需要熟练掌握体表定位、按压力度；眼球压迫法通常会使患者感到疼痛而拒绝治疗；潜水反射法操作繁杂；注射药物腺苷而产生的濒死感；同步电除颤治疗 PSVT，会导致患者发生低血压、恶性心律失常、心搏骤停等不良反应，部分患者甚至出现濒死感。REVERT 对瓦氏（Valsalva）动作进行了改良，结果发表在 2015年 8 月的《柳叶刀》（Lancet）杂志上。

Valsalva 动作（Valsalva Manoeuvre，VM）是由 17 世纪的内科医生、解剖学家 Antonio Maria Valsalva 首先提出并命名的。该动作当初被用来检查咽鼓管的通畅程度或排出中耳里的脓液。但经过最近几十年来的研究，VM 常常作为刺激迷走神经的首选方法来治疗室上性心动过速（par-oxysmal supraventricular tachy-cardia，PSVT）。经典 Valsalva 动作嘱患者半卧位在平板床上，上身与床板呈 45°，连接心电监护,用一支新的 10 mL 注射器拔掉针头,让患者吹动注射器到活塞移动——相当于 40 mmHg 压力,持续 15 s 后,保持姿势不要改变,再观察 45 s,同时记录心电监护中心电波形的复律情况。改良 Valsalva 动作在行经典 Valsalva 动作后,让患者立即改变为平卧体位并由医护人员抬高其双腿,使回心血量的增加,提高迷走神经张力,进而终止室上性心动过速。

二、目的与机理

(1) 目的:应用物理方法刺激迷走神经兴奋,使阵发性室上性心动过速患者转为窦性心律。

(2) 机理:改良的 Valsalva 动作由复律成功率 17% 提高至 43.5%,其机理是患者吸气末屏气再用力进行呼气动作,能够增加患者胸腔的内压力,迅速平卧后抬高双腿能够进一步增加患者胸内压,使得短时间内回心血量提升,增加了患者左房的压力,对其颈动脉压产生刺激作用,进而对于迷走神经张力进行刺激,使得患者的心动过速得以缓解。

三、适应证

(1) 常规 12 导联心电图确诊为窄 QRS 波的 PSVT。
(2) 未经其他复律治疗者。

四、禁忌证

(1) 生命体征不稳定,收缩压 < 90 mmHg。
(2) 主动脉夹层、主动脉狭窄、近期心肌梗死、心功能不全。
(3) 青光眼、视网膜病变等。
(4) 无法完成改良瓦氏动作,如无法平卧、无法抬腿、中晚期妊娠。

第二节　技　术　操　作

一、操作程序

(1) 给患者行 12 导心电图检查,经医生确诊为阵发性室上性心动过速。

（2）测量患者血压、血氧饱和度在正常范围，予心电监护，以Ⅱ导联为监护波形。

（3）患者取卧位床头抬高45°，用一次性无菌的10 mL注射器拔掉针头，指导患者深吸一口气后，口唇完全包住注射器乳头不漏气，让患者吹动注射器至活塞移动——相当于40 mmHg压力，持续用力吹气15 s。

（4）吹气结束后立即平卧，同时医护人员迅速抬高患者双腿至45°～90°，维持45 s，观察心电监护波形，必要时复查12导心电图。

（5）每次动作周期后休息2～3 min。如此反复至恢复窦性心律，一般不超过3次为宜。

（6）过程中评估患者，如有头晕、乏力、呼吸困难、心悸等不适主诉立即停止。

（7）如不能成功转律，汇报值班医生予以药物应用等急诊处理。

二、评价

（1）护患沟通有效，患者能掌握正确的吹气方法。

（2）无不良事件发生，患者无头晕、乏力、呼吸困难、心悸等不适症状。

三、注意事项

（1）实施Valsalva动作前，充分评估患者的心电图，经医生确诊为窄QRS波的室上性心动过速。

（2）评估患者，如有Valsalva动作禁忌证者，一律不能使用该方法。

（3）实施前教会患者正确的操作方法，以免反复吹气耗费患者体力，引起不适。

（4）注意安全管理，防止患者坠床。

第十四章 超声引导下中等长度导管置管术

第一节 概　述

一、认识超声引导下置管技术

中等长度导管(midline catheter,MC)是一条 8～25 cm 的外周静脉通路装置，通常为 20～25 cm,大多为聚氨酯或硅胶材料，一般是单腔或者双腔，管腔外径为 2Fr～5Fr,通常是从上臂贵要静脉、头静脉、肘正中静脉穿刺，尖端不超过腋静脉。属于外周静脉导管，因此不需 X 线进行尖端定位。推荐留置时间为 2～6 周。

超声仪可以确定静脉位置和走向，对静脉的深度、直径进行测量，评估血流速度及静脉有无闭塞，并可以引导中等长度导管置管，从而穿刺成功率高，节约护士在静脉穿刺上浪费的时间，降低面对外周静脉穿刺困难的心理压力，并减少了该医疗耗材的浪费。同时，超声可以独立完成对中等长度的尖端位置的准确定位，使得留置更安全。

二、目的

(1) 解决外周静脉穿刺困难的问题。

(2) 可留置 2～6 周，留置并发症相对较少，避免反复穿刺，减轻患者痛苦。

(3) 减少临床护士工作压力，节省护士静脉穿刺时间。

（4）减少因盲穿失败造成的医疗耗材的浪费，节约医疗成本。

三、适应证

适用于所有可使用外周静脉输液治疗或静脉营养的住院患者，尤其是肥胖、休克、低温、水肿、烧伤、有效循环血量低、长期输液等因素造成的外周静脉穿刺困难的急危重症患者。

四、禁忌证

（1）对于连续应用发疱剂，肠外营养和输液渗透压大于 900 mOsm/L 药物时。

（2）有血栓形成，高凝血病史，阻碍肢端的静脉血流如麻痹、淋巴水肿、矫形、神经系统病症。

（3）进行透析的患者（有动静脉瘘）。

（4）对于 pH<5 或 pH>9、渗透压>600 mOsm/L 的药物能否经中等长度导管输注，还需进一步研究。

第二节　技　术　操　作

一、操作程序

（一）评估

1. 一般情况

（1）核对医嘱，签署知情同意书。

（2）评估患者病情、静脉用药情况、既往病史、有无置管禁忌证、合作程度。

2. 专科情况

（1）评估穿刺侧手臂血管条件、穿刺处皮肤的完好性。

（2）超声下查看静脉情况。

（3）告知患者操作的目的及过程中的配合要点。

（二）准备

（1）护士准备：着装整洁，洗手，戴口罩。

（2）物品准备：中等长度导管套件 1 套(内含穿刺针、导丝、导入鞘、扩皮刀、中等长度导管等)，血管超声仪 1 台；穿刺辅料包(止血钳 2 把、纱布 5 块、大棉球 6 个、治疗碗 2 个、弯盘 1 个、压脉带 1 根)，无菌辅料类(大单 1 块、隔离衣 1 件、治疗巾 5 块、孔巾 1 块)；其他必需品：清洁治疗巾 1 块、无菌透明探头罩、无菌耦合剂、穿刺记录单、碘酊、75%酒精、皮尺、胶布、20 mL 注射器 2～3 支、无菌手套 2 副、10 cm×12 cm 透明敷料、生理盐水、10U/mL 肝素钠生理盐水稀释液；根据需要准备：弹力绷带、2%利多卡因、1 mL 注射器 1 支。

（3）环境准备：光线充足、整洁、安静、安全。

（三）实施

（1）携用物至患者床旁，核对患者信息，解释取得合作。

（2）协助患者取平卧位，手臂适度外展外旋，暴露穿刺部位。

（3）连接超声仪电源，开机。使用超声仪检查整个手臂静脉，查看静脉的深度、直径、检查血流情况及有无闭塞，确认静脉走向，测量静脉的深度、直径，选择穿刺点并做好标志。

（4）测量置管深度及臂围并记录。

（5）垫清洁治疗巾于手臂下，打开穿刺包，戴无菌手套。

（6）助手协助，酒精、碘酊消毒整个预穿刺手臂，顺时针、逆时针各三遍。

（7）铺巾，摆放无菌压脉带，建立尽可能大的无菌屏障。

（8）脱手套，穿隔离衣，戴无菌手套，生理盐水充分洗净手套的滑石粉，用纱布擦干。

（9）助手将注射器等物品置无菌区，抽取利多卡因、生理盐水备用。

（10）打开一次性导管包，检查导管完整性、依次预冲导管、插管鞘、肝素帽或正压接头，导管浸泡于生理盐水中。按顺序摆放穿刺针、导丝、扩皮刀、插管鞘。

（11）将超声探头涂上耦合剂后套上探头套上无菌透明保护罩。

（12）扎压脉带，嘱患者握拳，使静脉充盈，再次确定穿刺点。

（13）穿刺点局部浸润麻醉。

（14）超声引导穿刺针，穿刺成功后送入导丝，撤出穿刺针。

（15）适当扩皮，沿着导丝置入插管鞘，撤出扩张器和导丝，通过插管鞘送入导管，撤出插管鞘，判断导管位置，撤出支撑导丝。

（16）冲封管，清理穿刺点、导管及周围皮肤血渍，妥善摆放导管，贴膜无张力固定。

（17）交代注意事项及维护要点。

（18）协助患者取舒适卧位，整理床单位。

（19）处理用物，洗手、记录，填写置管记录单。

二、评价

（1）严格执行无菌操作。

（2）操作熟练、规范、保护静脉。

（3）沟通有效，关爱患者。

三、注意事项

（1）置管护士可以无需取得中心静脉置管资质，但 INS 建议参与任何类型的输液治疗和血管通路装置置入、使用、维护和拔除的临床医务人员均需经过资格认证，并确保其具有能力履行指定职能。

（2）穿刺血管首选贵要静脉，其次为肱静脉；头静脉只在特殊情况下选择（例如肥胖患者或保留贵要静脉），以备今后 PICC 留置使用等情况。

（3）严格无菌操作，无菌屏障最大化。

（4）置管成功后需再次判断导管位置，确认在位，并做好管路刻度记录。

（5）避免同一部位反复穿刺造成血管损伤。

（6）置管后观察局部穿刺点有无渗血，皮下血肿。

（7）术后做好患者注意事项及日常维护要点宣教。

（8）做好导管维护，观察有无导管相关并发症，发现异常及时处理。

（9）每日评估导管状态及必要性，根据情况选择是否需要移除导管。

四、并发症

常见并发症有：① 静脉炎；② 导管相关性血流感染（CLABSI）；③ 静脉血栓；④ 导管异位；⑤ 导管堵塞。

五、操作路径

超声引导中长导管穿刺操作路径归纳列入表 14.1。

表 14.1　超声引导中长导管穿刺操作路径

技术要点	操作步骤
准备	1. 护士准备:着装整洁,洗手、戴口罩和帽子 2. 患者准备:签知情同意书、评估患者病情、用药、询问既往病史、有无置管禁忌证、合作程度;交流、解释取得合作;评估皮肤、静脉,超声下查看双侧上臂静脉情况;清洗置管侧肢体,穿宽松衣服,置管前排尿排便 3. 物品准备:中等长度导管套件 1 套(内含穿刺针、导丝、导入鞘、扩皮刀、中等长度导管等),血管超声仪 1 台;穿刺辅料包(止血钳 2 把、纱布 5 块、大棉球 6 个、治疗碗 2 个、弯盘 1 个、压脉带 1 根),无菌辅料类(大单 1 块、隔离衣 1 件、治疗巾 5 块、孔巾 1 块);其他必需品:清洁治疗巾 1 块、无菌透明探头罩、无菌耦合剂、穿刺记录单、碘酊、75%酒精、皮尺、胶布、20 mL 注射器 2～3 支、无菌手套 2 副、10 cm×12 cm 透明敷料、生理盐水、10 U/mL 肝素钠生理盐水稀释液;根据需要准备:弹力绷带、2%利多卡因、1 mL 注射器 1 支 4. 环境准备:光线充足、整洁、安静、安全
核对	5. 携用物至患者床旁,核对解释
体位	6. 根据病情为患者摆好合适的体位(平卧、半卧位、坐位),术侧手臂外展 90°,暴露穿刺区域,患者可戴口罩、帽子
选择静脉及穿刺点	7. 选择静脉及穿刺点:使用超声仪检查整个手臂静脉,查看静脉深度、直径、血流情况、有无闭塞及静脉走向,确定穿刺静脉(可选贵要静脉、头静脉、肱静脉、肘正中静脉等)及穿刺点,并测量该点下静脉的深度、直径,做好标志,记录静脉名称、深度、直径
测量定位	8. 测置管深度:从预穿刺点沿静脉走向到同侧锁骨中点。 测臂围并记录:肘横纹上 10 cm 处(患儿 5 cm 处)
消毒前准备	9. 免洗消毒液洗手,患者手臂下垫一次性清洁治疗巾,打开穿刺包,戴无菌手套
穿刺点消毒	10. 助手协助抬高患者预穿刺侧的手臂,以穿刺点为中心环形消毒,先 75%酒精消毒 3 遍(第 1 遍顺时针,第 2 遍逆时针,第 3 遍顺时针),再碘酊 3 遍(方法与 75%酒精消毒相同),待干,消毒范围:穿刺点上下,至整臂范围
铺无菌巾	11. 患者手臂下铺无菌治疗巾,摆放无菌压脉带,将患者手臂放下,然后依次铺中单、治疗巾和孔巾
穿隔离衣	12. 脱手套,再次免洗消毒液洗手后穿隔离衣,戴无菌手套,生理盐水充分洗净手套的滑石粉,用纱布擦干
摆放无菌物品	13. 按无菌原则投递注射器、透明贴膜等,20 mL 注射器抽满生理盐水,用 1mL 注射器抽吸 2%利多卡因 0.3～0.5 mL 14. 按无菌原则打开中等长度导管穿刺套件,依次预冲导管、插管鞘、肝素帽或正压接头,检查导管的完整性,最后润洗导管外部,使导管浸泡于生理盐水中 15. 按操作顺序依次摆放穿刺针、导丝、扩皮刀、插管鞘

续表

技术要点	操作步骤
穿刺前准备	16. 由助手协助,取少许无菌耦合剂涂在探头上,在探头上罩上无菌罩,无菌罩和探头之间不可有空气,用橡胶圈固定牢靠
	17. 扎压脉带,嘱病人握拳,使静脉充盈
	18. 再次确定穿刺点:在探头上涂少许耦合剂,再次定位静脉,查看静脉内径和深度
局部麻醉	19. 局部浸润麻醉:穿刺点用 2% 利多卡因 0.2~0.3 mL
穿刺置管	20. 静脉穿刺:左手持探头,借助耦合剂,利用长轴锁定静脉,右手持穿刺针在探头窄边中点沿静脉走向进针,屏幕显示穿刺针尖穿透静脉上壁进入血管且针尾有回血,放低角度,再送入 2 mm,移走探头,左手稳定穿刺针
	21. 通过穿刺针送入导丝:右手取导丝置入穿刺针,导丝进入穿刺针后降低穿刺针角度,继续推送导丝,接着右手松开压脉带,保持导丝在体外 10~15 cm(防止导丝完全滑入体内)
	22. 撤出穿刺针:轻压穿刺针末端处上方的静脉,撤出穿刺针,防止将导丝带出
	23. 沿着导丝置入插管鞘:用扩皮刀平行导丝对穿刺点适当扩皮,将导丝尾端穿入插管鞘,沿着导丝朝着血管走向送入插管鞘(可边旋转插管鞘边推进),使插管鞘完全置入血管内
	24. 撤出扩张器和导丝:左手拇指固定插管鞘,示指、中指按压插管鞘末端处上方的静脉止血,右手拧开插管鞘上的锁扣,将扩张器和导丝一起拔出,检查导丝完整性
	25. 通过插管鞘送入导管:通过插管鞘送入导管,将导管自穿刺鞘内缓慢、匀速置入约 20 cm
	26. 撤出插管鞘:插管至导管体外余 5 cm 左右时,抽回血,见回血后用生理盐水脉冲式冲管,从血管内撤出插管鞘并撕裂,再将中等长度导管继续送入至预定深度
判断导管位置	27. 判断导管位置:由助手对同侧的腋静脉行超声检查,确定尖端位置
连接导管	28. 撤出支撑导丝:缓慢平直撤出支撑导丝,肝素稀释液预冲肝素帽或正压接头,与导管连接,正压封管
固定	29. 撤孔巾,清理干净穿刺点、导管及周围皮肤的血渍
	30. 妥善摆放导管体外部分,以患者屈肘时导管不打折为原则,穿刺点上放置棉球,10 cm×12 cm 透明贴膜无张力性粘贴,胶带蝶形交叉固定贴膜下缘,再以胶带横向固定,用胶带高举平台法固定延长管
标注	31. 脱手套,洗手。在胶带上注明为中等长度导管、外露长度、穿刺日期、穿刺者姓名,根据需要弹力绷带包扎
	32. 再次查对,向患者交代有关注意事项及日常维护要点,处理用物,洗手

技术要点	操作步骤
确认导管位置	33. 必要时行 X 线检查(超声定位清晰时,无需 X 线检查):导管尖端应确保在腋静脉内,不超过第一肋骨外缘,位置不理想或尖端异位时应及时调整,并记录检查结果
记录	34. 填写中等长度导管置管记录单,记录中等长度导管置入长度和尖端位置,导管的型号、规格、批号,所穿刺静脉名称、臂围,穿刺过程描述和患者任何不适的主诉
效果评价	1. 严格执行无菌操作 2. 操作流畅、规范,保护静脉 3. 沟通有效,关爱患者

第十五章　骨髓腔输液术

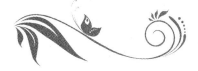

第一节　概　　述

一、认识骨髓腔内输液

骨髓腔内输液是一种能够快速、安全、有效的建立血管通道的方法。骨髓腔不同于外周血管,具有不会塌陷的特点,药物和液体可直接注入骨髓腔进行抢救。在危重患者的抢救过程中,快速建立血管通路至关重要,但由于休克状态下周围循环衰竭,末梢静脉塌陷,或者抢救人员的技术问题而无法建立静脉给药通道延误抢救时机。2014 年《新英格兰医学杂志》全面介绍了骨髓腔内输液并制作了骨髓腔内输液操作的视频,建议医生合理、正确、积极地使用这一技术;美国心脏协会(AHA)在 2015 版心肺复苏指南中明确提出:在不能成功建立静脉通路时,尽早考虑建立骨髓腔内输液;近年来国内开始推广骨髓腔输液(intraosseous infusion, IO)。

二、骨髓腔内输液技术的原理

人体骨髓腔由网状的海绵静脉窦状隙组成,在骨髓腔中有很多高度分化的非塌陷的静脉网,包括垂直的(haversian 管)和水平的(volksmann 管)血流,与血液循环相通。当发生休克或因创伤而大量失血的情况下,患者的外周静脉通常会发生塌陷,此时处于骨骼保护之中的骨髓腔内静脉网,因其特殊的骨质结构仍然保持非塌陷状态且与体循环保持连接。在骨髓腔内的这些非塌陷性的微小静脉网络可以像海绵一样能够快速吸收灌注到其周围的液体,通过骨内静脉窦将其快速转运到体循环之中并加以吸收利用。

三、骨髓腔输液的目的

在紧急抢救状态下快速、有效、安全地为急危重症患者救治提供了一条重要的生命通道,为患者抢救赢得时间。

四、适应证

任何疾病急需经血管通路补液治疗或药物治疗但无法建立常规静脉通路,均可采用骨髓腔内输液技术进行治疗。包括:心脏骤停、休克、创伤、大面积烧伤、严重脱水、持续性癫痫、呼吸骤停、恶性心律失常等。

五、禁忌证

绝对禁忌证包括:穿刺部位骨折、穿刺部位感染、假肢等。

相对禁忌证包括:成骨不全、严重骨质疏松、缺少足够解剖标志、穿刺点 48 h 之内接受过骨髓腔输液等。

第二节　技术操作

一、操作程序

(一)患者准备

骨髓腔内置管是在紧急情况下实施的急救措施,经综合评价后,符合条件者,尽快实施此技术,但在穿刺前需向家属解释该操作的重要性和风险,并签署知情同意书。

(二)物品准备

消毒液、无菌手套、无菌巾、电动穿刺仪和穿刺针、10 mL 注射器一支、2%利多卡因一支、标准接头导管、加压输液袋、纱布、胶带等。

（三）环境准备

操作间宽敞、明亮、温度适宜。

（四）操作步骤

1. 穿刺部位

左、右肱骨近端；左、右胫骨近端；右胫骨远端。

2. 根据穿刺部位和患者体重选择合适的穿刺针

（1）15 mm 穿刺针适用于体重在 3～39 kg 的患者，且只适用于胫骨近端和远端。

（2）25 mm 穿刺针适用于体重在 40 kg 以上的患者，且用于胫骨近端。

（3）45 mm 穿刺针适用于体重在 40 kg 以上患者的肱骨近端。

3. 穿刺步骤

以胫骨近端穿刺为例，骨髓腔内穿刺步骤介绍如下：

（1）定位：伸直下肢，穿刺点位于髌骨下缘约 3 cm（2 指宽）和内侧缘约 2 cm（1 指宽）的胫骨平坦处（见图 15.1）。

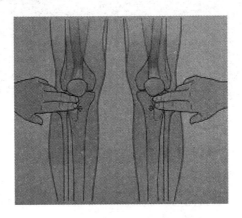

图 15.1　骨髓腔穿刺部位（胫骨）

（2）消毒：戴无菌手套，以穿刺点为中心，直径 15 cm，由内向外对皮肤消毒 2～3 遍，洞巾覆盖。

（3）穿刺：左手拇指与示指固定穿刺部位，右手持传统的骨髓穿刺针或专业的骨髓腔输液设备（图 15.2 所示是专业穿刺枪的应用），穿刺针与骨面垂直进针，达到骨髓腔，穿刺针在骨质内固定。

（4）回抽：拔除穿刺针针芯，外接注射器回抽到骨髓即可确定位置正确。

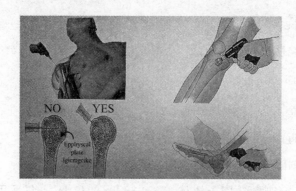

图 15.2　穿刺枪的应用

（5）固定：将穿刺针与皮肤固定，防止松动或移位。

（6）冲管（必要时麻醉）：用 5～10 mL 生理盐水冲洗骨髓腔输液导管（见图15.3），以使输液顺畅。

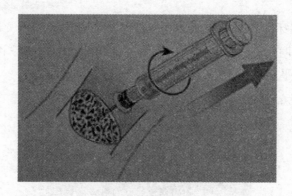

图 15.3　冲管

（7）输液：连接输液管进行输液。

（8）拔针：① 左手固定针柄，并将已抽取封管液（生理盐水）的注射器与针柄连接；② 保持轴向对准，顺时针旋转注射器和针柄拔除骨髓穿刺针；③ 拔除的过程中不要摇动或弯曲针柄；④ 将骨髓针放入利器盒。

（9）按压：无菌敷料覆盖并按压穿刺点，用胶布固定。

二、评价

急救意识强；动作娴熟、操作规范；无并发症。

三、注意事项

(1) 进针角度:胫骨(与骨成 90°角),肱骨(从平面往后下方成 45°角)。

(2) 疼痛处理:对于意识清醒有疼痛感觉的患者,必要时给予利多卡因麻醉。通过骨髓腔内通路输入 2%利多卡因 40 mg,时间应大于 2 min,然后用 5~10 mL 生理盐水冲洗骨髓腔输液导管,而后再输入 2%利多卡因 20 mg,时间应大于 1 min。输液期间疼痛时随时重复给予利多卡因,如果通过骨髓腔内通路给予利多卡因无效时,可考虑全身的疼痛控制。利多卡因过敏者禁忌使用。

(3) 输液前后需使用注射器冲洗骨髓腔,以保证输液速度。

(4) 需加压输液。

(5) 若无穿刺枪可采用人工植入方法。

(6) 若穿刺针芯从针柄上脱落,用止血钳或其他器械迅速夹住针芯,边旋转边往外拉,紧急情况下可请医师帮助。

(7) 骨髓腔内通路建议留置时间不超过 24 小时,特殊情况,最长留置时间不超过 96 小时。

四、并发症及处理

(1) 液体外渗:液体外渗是骨髓腔内输液技术中最常见的并发症,多因穿刺过浅、过深、留置时间过长、导管脱出以及在同一骨骼尝试多次骨髓腔内置管等引起。一旦发现有液体外渗,应立即停止给药,拔出穿刺针。如果有大量的液体外渗而没有被及时察觉,会造成局部肌肉及皮下组织坏死,严重者可引起骨筋膜室综合征。因此必须加强对穿刺点的监测,及时对早期液体外渗进行识别并正确处理,避免严重并发症的发生。

(2) 感染:骨髓腔内通路置入后可能引发蜂窝组织炎、局部脓肿、骨髓炎等感染。其中骨髓炎是较为严重的感染性并发症,穿刺针的移位或留置时间过长、穿刺处污染、患有菌血症等都是骨髓炎发生的危险因素。一旦发生感染,应拔出穿刺针,给予充分抗感染治疗,必要时引流。

(3) 其他少见的并发症:包括误入关节内、穿刺针断裂、骨折、脂肪栓塞等,但并未发现骨髓腔内输液对骨内结构及成分产生明显影响。

五、操作路径

骨髓腔内输液操作路径归纳列于表 15.1。

表 15.1　骨髓腔内输液操作路径

技术要点	操作步骤
准备	1. 护士准备：穿戴整齐、符合规范 2. 环境准备：操作间宽敞、明亮、温度适宜 3. 用物准备：穿刺针（根据穿刺部位和患者体重选择）、0.9%氯化钠预冲好的延长管、消毒液、无菌手套、无菌洞巾、电动穿刺仪、10 mL 注射器一支、2%利多卡因一支、标准接头导管、加压输液袋、纱布、胶带 4. 向患者或家属解释，签署知情同意书
核对	5. 核对医嘱、姓名、腕带
定位	6. 髌骨下缘两横指，约 3 cm 处找到胫骨粗隆，沿胫骨粗隆内侧 2 cm 处即为穿刺点
穿刺	7. 消毒穿刺点的皮肤 8. 将穿刺针刺入皮下或皮下组织，直至针尖接触到骨表面 9. 确认能看见离针座 5 mm 黑线位置 10. 扣动扳机并稍向下用力，直至针座接触到皮肤表面，此时手上会有"脱空"感，确保穿刺针垂直于穿刺部位的骨平面
连接并冲管	11. 旋转去掉针芯，连接预冲好的延长管，回抽，见回血后用正压进行冲管
连接输液	12. 将排好气的一次性输液器（加压输液器）连接穿刺针
固定	13. 敷贴交叉固定
整理记录	15. 整理床单位，妥善安置患者，交代注意事项
输液观察	16. 输液过程中观察骨髓腔穿刺口是否有肿胀、渗液
效果评价	1. 急救意识强、反应敏捷 2. 穿刺骨选择合适 3. 操作熟练、动作规范、无并发症

第十六章 止血、包扎、固定、搬运

第一节 止 血

一、出血的分类

（一）按外伤后皮肤完整性分类

（1）外出血：是指血管破裂后，血液从伤口流出体外，肉眼可见活动性出血。

（2）内出血：是指深部组织和内脏损伤，血液流入体腔或组织间隙，形成脏器血肿和积血，肉眼不可见。

（二）按出血性质分类

（1）动脉破裂出血：色鲜红，自伤口近心端呈喷射状。

（2）静脉出血：色暗红，自伤口远心端较缓慢流出，多不能自愈。

（3）毛细血管渗血：色鲜红，呈点状和片状渗出，可自愈。

（三）按出血程度分类

（1）成人全身血量占体重的 7%～8%。

（2）轻度休克：失血量占全身血量的 20% 以下（800 mL 以下）。

（3）中度休克：失血量占全身血量的 20%～40%（800～1600 mL）。

（4）重度休克：失血量占全身血量的 40%（1600 mL）以上。

二、目的

及时有效的止血,可防止失血过多而导致的生命危险。

三、适应证

周围血管创伤性出血,均需止血。

四、操作程序

(一)评估

(1)现场安全,光线充足。

(2)出血部位及性质。

(3)观察生命体征及皮肤、黏膜颜色有无变化。

(4)导致出血的原因。

(二)准备

(1)消毒敷料、绷带、三角巾、干净的毛巾、床单等。

(2)制式止血带:橡皮止血带、充气止血带、卡扣式止血带。

(3)止血钳。

(4)手套。

(三)止血方法

1. 指压止血法

适用于头部或四肢中等或较大动脉出血(按压部位骨折或有异物禁用)。

(1)头顶部出血——颞浅动脉:压迫同侧耳屏前方颧骨根部的搏动点。

(2)颜面部出血——面动脉:压迫同侧下颌骨下缘、咬肌前缘的搏动点。

(3)头颈部出血——颈总动脉:同侧气管外侧与胸锁乳突肌前缘中点之间的强搏动点,压向第六颈椎横突上。

(4)头枕部出血——枕动脉:同侧耳后乳突下稍后方的搏动点,将动脉压向乳突。

(5)肩部、腋部、上臂出血——锁骨下动脉:同侧锁骨上窝中部的搏动点,压向第一肋骨。

(6)前臂出血——肱动脉:肱二头肌内侧沟中部的搏动点,将动脉压向肱骨干。

（7）手掌、手背出血——尺、桡动脉：手腕横纹稍上方的内、外侧搏动点。

（8）手指出血——指掌侧固有动脉：指部两侧，压向第一指骨。

（9）大腿出血——股动脉：大腿根部腹股沟中点稍下的强搏动点。

（10）足部出血——胫前动脉、胫后动脉：足背中部近脚腕处的搏动点（胫前），足跟与内踝之间的搏动点（胫后）。

2. 加压包扎止血法

适用于四肢、头颈、躯干等体表血管的出血。可用无菌纱布或洁净敷料覆盖伤口，再用绷带加压包扎，力量以能止血且肢体远端仍有血液循环为宜。

3. 抬高肢体止血法

与压迫止血联合应用，适用于四肢出血（前臂和足部）。四肢骨折及脊髓损伤时禁忌抬高肢体。

4. 填塞止血法

适用于颈部、臀部或其他部位较大而深、难以加压包扎的伤口，以及实质性脏器的广泛渗血等。先将无菌纱布塞入伤口内，如仍止不住，可添加纱布，再用绷带包扎固定。一般术后3～5日开始慢慢取出填塞纱布，过早取出可能发生再出血，过晚易引起感染。

5. 钳夹止血法

在伤口内用止血钳夹住出血的大血管断端，连止血钳一起包扎在伤口内，但避免盲目钳夹，以免伤及临近神经及正常血管，影响修复。

6. 屈曲肢体加垫止血法

适用于肘或膝关节以下的肢体出血，禁用于伤肢骨关节损伤处。

7. 止血带止血法

适用于腘动脉和肱动脉损伤引起的大出血，用加压包扎法不能有效止血时以及股动脉不能加压包扎止血时的大出血。

（1）止血带种类：① 橡胶型止血带：弹性好，止血效果好，便于携带。② 充气型止血带：压力均匀，压力可以调节，但不便携带。③ 卡扣式止血带：TPE材质，捆扎更舒适，抽紧力量大小可调节，方便快捷。

（2）止血带使用部位：① 上臂大出血应扎在上臂上1/3；前臂或手外伤大出血应扎在上臂下1/3处；上臂中下1/3处有神经紧贴骨面，不宜扎止血带，以免损伤神经。② 下肢大出血应扎在股骨中下1/3交界处。

（3）止血步骤：先在伤口上方放置衬垫，如纱布、毛巾等，然后以左手拇指、示指、中指拿止血带头端，另一手扭紧止血带绕肢体两圈，将止血带末端放入左手示指、中指间拉回固定。

五、原则及注意事项

（1）根据动脉分布情况，用手指、手掌或拳头在出血部位的近心端，用力将该动脉压在骨上达到止血目的。

（2）指压止血法是一种临时性的止血方法，不能持久，故同时应做伤口的加压包扎、钳夹或结扎止血等其他止血措施。

（3）对颈总动脉的压迫止血应慎重，绝对禁止同时压迫双侧颈总动脉。以免脑部缺血缺氧而昏迷。

（4）止血带应缚扎在伤口近心端，尽量靠近伤口，且有衬垫。

（5）止血带包扎的标准压力：上肢为 33.3～40 kPa（250～300 mmHg），下肢为53.3～66.6 kPa（400～500 mmHg）；如无压力表以刚达到远端动脉搏动消失，阻断动脉出血为度。

（6）应用止血带止血法需记录开始时间、部位、放松时间。佩戴使用止血带卡。

（7）止血带止血应尽量缩短时间，控制在 1 小时内，最多不能超过 5 小时，每隔 30～60 min 放松一次，时间为 2～3 min，放松时改用其他止血措施。不可在同一平面反复缚扎。前臂和小腿不宜上止血带。

（8）伤口远端肢体明显缺血或严重挤压伤等应禁忌使用止血带止血。

六、终末评价

（1）伤口出血停止或止血有效。

（2）患者皮肤、黏膜颜色无变化。

（3）患者生命体征平稳，无并发症发生。

（4）操作熟练，动作迅速，有急救意识。

第二节　包　　扎

一、目的

协助止血,保护伤口,减少污染,固定敷料、药品和骨折位置。

二、适应证

皮肤表面伴有活动性出血的伤口,一般均需要包扎。

三、操作程序

(一)评估

现场安全,适宜操作;患者生命体征;患者伤口部位及大小;患肢活动情况,有无骨折、水肿等。

(二)准备

手套、绷带、三角巾、无菌敷料或便捷材料等。

(三)方法及种类

1. 绷带包扎法

(1) 环形包扎法:最简单、最常用,在包扎原处环形缠绕,后一周完全压住前一周。适用于腕部及肢体粗细相等的部位。见图 16.1(a)。

(2) 蛇形包扎法:斜形环绕包扎,两周间留有空隙。用于临时性包扎或固定夹板时用。

(3) 螺旋包扎法:如螺旋状缠绕,后一周压住前一周的 1/2～1/3。适用于上下肢粗细不同处的外伤部位。见图 16.1(b)。

(4) 回返包扎法:从顶端正中开始,分别向两侧回返,直到顶端包住为止。适用于有顶端的部位,如头顶、指端及肢体残端。见图 16.1(c),(d)。

(5) "8"字包扎法:按"8"字的书写行径包扎,交叉缠绕。适用于包扎屈曲的关节,如肘、膝关节外伤等。见图 16.1(e)。

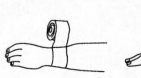
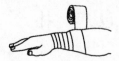
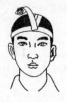

| (a) 环形绷带包扎法 | (b) 螺旋形绷带包扎法 | (c) 回返绷带包扎法 | (d) 回返绷带包扎法 | (e) "8"字绷带包扎法 |

图 16.1　绷带包扎法

2. 三角巾包扎法

适用于大面积创伤的包扎。

（1）头部包扎法。见图 16.2(a)。

（2）头部风帽式包扎法。见图 16.2(a)。

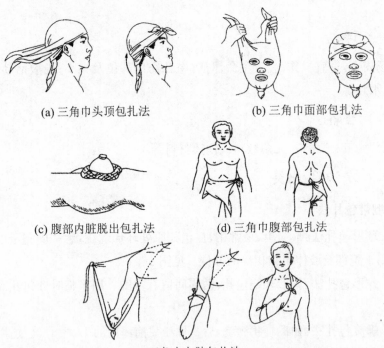

(a) 三角巾头顶包扎法　　(b) 三角巾面部包扎法

(c) 腹部内脏脱出包扎法　　(d) 三角巾腹部包扎法

(e) 三角巾上肢包扎法

图 16.2　三角巾包扎法

（3）面部面具式包扎法：适用于面部烧伤或者较广泛组织损伤，包扎后在相当于眼、鼻、口处，各开一个小孔，以便观察伤情。见图 16.2(b)。

（4）腹部包扎法：发现腹腔内脏脱出的外伤，可将脱出的内脏先用急救包或者大块辅料覆盖，然后用换药碗等扣住，再用三角巾包扎，切不可回纳腹腔，引起腹腔感染。见图 16.2(c)(d)。

（5）胸背部包扎法：背部创伤底边打结应放在胸部。

（6）燕尾三角巾单、双肩包扎法。

（7）臀部包扎法。

（8）上肢包扎法。见图 16.2(e)。

（9）手、足包扎法。

3. 便捷材料包扎

就地取材，如毛巾、床单撕成条状等随处可取用的物品，利用最便捷的方法，采取最快的速度，包扎伤处。

四、原则及注意事项

（1）包扎前，应充分暴露受伤部位，根据受伤的情况选择合适的包扎材料及方法。

（2）先用无菌敷料覆盖，再进行包扎。包扎时注意"三要"和"四不"，三要：动作要轻、快；部位要准确；包扎要牢靠且松紧适宜。四不：不用手和脏物接触伤口；不能轻易取出伤口内异物；不可将脱出体腔的脏器回纳；不可在伤口上应用消毒剂或消炎粉等。

（3）在肢体的骨隆突处应垫棉垫。

（4）包扎应从下向上、从左向右、从远心端向近心端缠绕，包扎时要掌握"三点一走行"，即绷带的起点、止点、着力点（多在伤处）和走行方向顺序，包扎四肢时应将指（趾）端外露，以便于观察血液循环。

（5）固定打结应放在肢体的外侧面，不要在伤口上打结，以免压迫伤口增加疼痛。

（6）不要使用潮湿的绷带，以免干后收缩可能过紧。

（7）密切观察患肢末梢感觉、运动、温度等情况。

五、终末评价

（1）包扎肢体末梢感觉、运动、温度正常。

（2）患者症状减轻。

（3）包扎松紧适宜，肢体处于功能位。

第三节 固 定

一、目的

（1）限制受伤部位的活动，避免再次损伤。

（2）有效防止骨折断端的移位而损伤血管、神经及重要脏器，预防休克。

（3）便于转运，减轻搬运途中患者的痛苦。

二、适应证

所有的四肢骨折均应进行固定，脊柱损伤和骨盆骨折及四肢广泛软组织创伤在急救中应相对固定。

三、操作程序

（一）评估

（1）现场安全，适宜操作。

（2）患者的意识、生命体征及合作程度。

（3）患者骨折部位，有无活动性出血。

（二）准备

（1）夹板：常用的有铁丝夹板、木质夹板、塑料制品夹板和充气式夹板、真空夹板等。

（2）辅料：衬垫如纱布、毛巾、衣物等；固定可用三角巾、绷带等。

（3）颈托、骨盆固定带等器具。

（4）就地取材：树枝、患者健侧肢体、床单等。

（5）手套。

（三）固定方法

（1）夹板固定法：根据骨折的部位选择合适的夹板，并辅以纱布、三角巾、绷带等物品固定，多用于上肢固定。

（2）自体固定法：用绷带或者三角巾将健侧肢体和伤侧肢体捆绑在一起，适用于下肢骨折。

（3）颈托固定法：必须由两名急救人员参与，伤员取仰卧位，其中一名急救人员固定好患者的头部和颈部的位置，使头颈部成中立位；另外一名急救人员，由颈侧面放入后托，再与前托粘贴妥善固定，患者的下颏必须位于颈托的下颏位置。适用于颈椎损伤或骨折。

（4）骨盆固定法：将骨盆固定带送入患者的腰骶部，固定在位后，然后慢慢地增加张力，直至有足够的强度支撑骨盆，避免用力过猛。在固定骨盆的同时，应行双膝关节的固定。也可以使用床单固定，将床单对折打结，打结时力度要轻，缓慢增加压力，适用于骨盆骨折。

四、原则及注意事项

（1）先止血、包扎，抗休克处理。

（2）对于外露的骨折断端暂不应送回伤口，对畸形的伤部也不必复位。

（3）在夹板两端、骨突出部位和悬空部位应加厚衬垫，防止受压或固定不妥。

（4）夹板的长度与宽度要与骨折的肢体相适应，其长度必须超过骨折的上、下两个关节。

（5）夹板应放在伤部的下方或两侧，固定时除骨折部位上、下两端外，还要固定上、下两关节。

（6）先扎骨上下两端，后固定中间，固定要牢靠，松紧要适度。

（7）固定中避免不必要的搬动。

（8）肢体骨折固定时，一定要将指（趾）端露出，以便随时观察末梢血液循环情况。

五、终末评价

（1）固定牢固、有效、松紧适宜。

（2）局部血液循环良好，感觉正常，无不良反应。

（3）无并发症发生。

第四节　搬　　运

一、目的

(1) 使伤员及时、迅速、安全的搬离事故现场,避免病情加重。

(2) 迅速就近医院进行进一步诊治。

二、操作程序

(一) 评估

(1) 现场环境。

(2) 患者生命体征及受伤情况。

(3) 经过何种急救处理。

(4) 明确伤票分类。

(5) 搬运的时机。

(二) 准备

(1) 担架:四轮担架、铲式担架、帆布折叠式担架。

(2) 必要时备急救物品与药品。

(三) 搬运方法

1. 担架搬运法

方便省力,适用于不宜徒手搬运,且转运路途较长,病情较重的伤员。

急救人员由2~4人一组,将伤者水平托起,平稳地放在担架上,足在前,头在后,以便观察。抬担架的步调、行动要一致、平稳前进。上坡时,前面的人要放低,后面的人要抬高,使伤者保持在水平位,下坡时则相反。

(1) 四轮担架:适用于现场环境平稳,地面平缓时的伤员转运。

(2) 铲式担架:适用于脊柱损伤等不宜随意翻动、搬运的危重伤员。

(3) 帆布折叠式担架:适用于一般伤员的搬运,不宜转送脊柱损伤的伤员。

2. 徒手搬运法

(1) 扶行法:适用于清醒、无骨折、伤势轻,可自行行走的伤者。

（2）背负法：适用于老幼、体轻、清醒的伤者。

（3）拖行法：适用于体型较大的伤者，不能移动，现场又非常危险需立即离开者，拖行时不要弯曲或者旋转伤者的颈部和背部，应将伤者的身体以长轴方向拖动，不可以从侧面横向拖动。

（4）轿扛式：适用于清醒的伤者。

（5）双人拉车式：适用于意识不清的患者。

（四）特殊伤员的搬运方法

（1）腹部内脏脱出的伤员：脱出的内脏严禁回纳，以免加重污染。包扎后取仰卧位，屈曲下肢，注意腹部保暖，防止肠管过度胀气。

（2）昏迷伤员：使患者侧卧或俯卧于担架上，头偏向一侧，以利于呼吸道分泌物引流。

（3）骨盆损伤的伤员：先将骨盆用三角巾或大块包扎材料作环形包扎固定后，让伤员仰卧于硬质担架上，双膝微屈并固定后再搬运。

（4）颈椎损伤的伤员：由专人牵引伤员头部，颈下需垫一小软垫，使头部与身体呈一水平位置，颈部两侧用沙袋固定或使用颈托、肩部略垫高，应严防颈部与躯干前屈、后伸或扭转，应使脊柱保持伸直。

（5）胸、腰椎骨折的伤员：急救人员分别托住伤员头、肩、臀、下肢，动作一致把伤员抬到或者翻到担架上，使伤员取俯卧位，胸上部稍垫高，注意取出伤员衣袋内的硬物品，将伤员固定在担架上。

（6）身体带有刺入物的伤员：先包扎好伤口，妥善固定好刺入物，方可搬运。

（7）颅脑损伤的伤员：取半卧位或侧卧位，保持呼吸道通畅，保护好暴露的脑组织，头部两侧应用沙袋或衣物固定，防止摇动。

（8）开放性气胸的伤员：先用敷料封闭伤口，搬运时伤员应取半卧位并斜向伤侧。

（9）颌面部损伤的伤员：伤员应取健侧卧位或者俯卧位，便于口内血液及分泌物向外流出，保持呼吸道通畅，防止窒息。

三、原则及注意事项

（1）搬运前：根据患者的伤情，进行止血、包扎、固定等急救处理和伤票分类，再选择合适的搬运方式。

（2）搬运时：动作轻巧、迅速，根据伤情取合适体位并妥善固定于担架上，注意伤员的安全。

（3）搬运途中：避免不必要的震动，随时观察伤者的伤情有无变化，及时处理。

（4）输液患者：应妥善固定管道，保持通畅，调节滴速。

（5）双人以上搬运时：搬运者动作应协调一致，保持脊柱与肢体在一条轴线上，防止损伤加重。

（6）平车上下坡时：伤员的头部应在高处一端。

（7）自然条件恶劣时：应注意保暖、遮阳、避风、挡雨雪等。

（8）危重患者：重视危重患者的心理支持。

（9）搬运到目的地时：要与接收的医护人员进行详细病情交接。

四、终末评价

（1）搬运伤员方法正确且及时、迅速、安全。

（2）护士动作轻稳、协调。

（3）护患沟通有效，患者积极配合。

（4）无并发症发生。

为了方便读者学习和实际操作，现将本章所介绍的止血、包扎、固定、搬运操作路径归纳列于下表（见表 16.1）。

表 16.1　止血、包扎、固定、搬运操作路径

技术要点	操作步骤
准备	1. 护士准备：着装整洁、洗手、戴口罩 2. 患者准备：评估患者伤情、生命体征及受伤部位，交流解释，取得合作 3. 环境准备：安全，光线充足，适宜操作 4. 用物准备：手套、纱布、纱布垫、绷带、止血带、止血钳、三角巾、夹板、颈托、固定带、担架、被子、枕头等，必要时备伤票，急救物品及药品
评估	5. 快速评估：伤员分类，急救处理
体位	6. 安置体位：取合适体位，充分暴露受伤部位，戴手套，检伤
止血	7. 根据伤情选用正确的止血方法
包扎	8. 伤口：先清创再包扎，选择合适的包扎材料，遵循"三点一走行"等原则进行包扎
固定	9. 正确固定各受伤部位，松紧适度，密切观察末梢血液循环情况
搬运	10. 再次评估患者病情及生命体征，确定能否搬运 11. 及时、准备、安全搬运伤员，途中密切观察伤员的病情变化，并及时给予恰当的处理

续表

技术要点	操作步骤
交接	12. 到达目的地与接收医务人员进行详细病情交接并签字
整理记录	13. 整理用物,洗手,记录
效果评价	1. 操作熟练,达到目的,有急救意识 2. 关心、爱护伤员,医患有效沟通,无意外发生 3. 垃圾分类处理恰当

第十七章 亚低温治疗仪使用技术

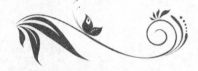

第一节 概　　述

一、认识亚低温治疗

（一）亚低温治疗及其临床意义

亚低温治疗是通过使用镇静药物，配合物理降温，使机体保持低温、睡眠状态，此时由于中枢神经系统受到抑制，对环境及各种疾病生理刺激反应迟钝，神经细胞低代谢、低氧耗，ATP（三磷酸腺苷）消耗随之减少，延缓了神经细胞的凋亡速度，使之能安全度过急性细胞损伤期，对大脑起到保护作用。正是由于机体保持在低温睡眠状态，新陈代谢降低，组织耗氧量减少，高血管通透性得到控制，从而减轻了脑水肿、肺水肿发生。

（二）亚低温治疗仪

亚低温治疗仪又称降温毯、控温毯、医用控温仪等，俗称"冰毯"。是实施亚低温治疗的设备。临床使用的亚低温治疗仪，多采用压缩机提供冷源，经过特殊的冷水循环系统，以毯子与患者身体接触，利用温差降低高热患者的体温。国际上将低温划分为轻度低温（mild hypothermia）33～35 ℃、中度低温（moderate hypothermia）28～32 ℃、深度低温（profound hypothermia）17～27 ℃和超深低温（ultraprofound hypothermia)2～16 ℃。中轻度低温(28～35 ℃)统称为亚低温,医学上亚低温不仅有良好的脑保护作用,而且无明显的副作用。

二、目的

以物理方法将患者的体温降低到预期水平而达到治疗疾病目的。

三、适应证

(一) 脑保护

(1) 重型颅脑损伤。

(2) 缺血缺氧性脑病。

(3) 脑干损伤。

(4) 脑缺血。

(5) 脑出血。

(6) 蛛网膜下腔出血。

(7) 心肺复苏术后。

(二) 高热患者物理治疗

(1) 难以控制的中枢性高热。

(2) 重度中暑。

(3) 高热惊厥。

此外,还有机体局部降温。

四、禁忌证

亚低温治疗无绝对禁忌证。相对禁忌证如下:

(1) 年老且伴有严重心功能不全或心血管疾病。

(2) 合并休克,尚未得到彻底纠正。

(3) 存在活动性大出血和严重凝血功能异常者。

(4) 严重缺氧尚未纠正。

第二节　技　术　操　作

一、操作程序

(一)操作前准备

1. 环境准备

房间气流通畅;配有电源、稳压器和可靠地线;背侧通风孔与物体间距须大于20 cm。

2. 用品准备

亚低温治疗仪、电源线、地线、温度传感器、管路、床单、蒸馏水、冬眠合剂、肌松剂、气管切开用物等。

3. 患者准备

(1) 使用前须向患者或家属解释。

(2) 评估病情。

(3) 使用冬眠合剂:实施亚低温治疗前,氯丙嗪(冬眠灵)50 mg,哌替啶(杜冷丁)100 mg,异丙嗪(非那根)50 mg。加入 5%葡萄糖液或生理盐水中静脉滴注。适用于高热、烦躁的患者;呼吸衰竭者可使用氯丙嗪 50 mg,异丙嗪 50 mg 及杜冷丁100 mg,加0.9%N.S 稀释到 50 mL。使用微量注射泵,静脉注入,待患者逐渐进入冬眠状态后,方可进行亚低温治疗。

(4) 单纯头部物理降温,可不使用冬眠合剂。

4. 仪器准备

连接好管道、毯子、传感器。

(二)操作步骤

(1) 加水:使用前往水箱加水至水位计标线水平。

(2) 铺毯:将降温毯平铺在患者病床。

(3) 连接传感器:传感器一端插入主机接口,另外一端夹于患者腋窝。

(4) 开机:打开电源开关,水温表和体温表显示开机时实测温度。

（5）温度设定范围：亚低温治疗时温度介于 34～35 ℃之间；头部重点降温的患者维持鼻腔温度在 33～34 ℃之间；发热患者的物理降温 37 ℃。

（6）降温：降温速度以每小时降低 1～1.5 ℃为宜。

（7）设定机温和水温。

（8）设置体温下限报警值：体温报警下限设置值比机温设定值低 1～2 ℃。

（9）监护患者：监护患者病情变化、皮肤、肢端情况及生命体征。

（10）治疗时间：当患者颅内压降至正常范围，维持 24 小时即可停止亚低温治疗。疗程通常为 3～10 d。

（11）复温方法：采用复温法使体温逐渐恢复至正常。先停用控温仪，再停用肌松冬眠复合剂，最后逐渐撤除呼吸机。

（12）复温时间：控制在 10～12 h。

（三）结束步骤

（1）让管子和毯子连在设备上 10 min。这样可以让一些水流回设备里；

（2）将探测器从患者身上和探测器插孔中移除；

（3）断开电源线与电源的连接，绕好电源线并将其用尼龙带子固定在后面板上；

（4）断开管子和设备的连接；

（5）移开毯子；

（6）对于可重复使用的毯子，将其连接管子和设备断开。将管子纵向绕好放在毯子的中间，朝中间叠好毯子（左右各叠进 1/3）；

（7）记录患者病情、开停机时间、生命体征变化及评价治疗效果。

二、评价

（1）操作程序正确，熟练，患者无并发症发生。

（2）在操作中注意观察患者的病情，能正确有效地处理突发情况。

三、注意事项

（1）使用前检查治疗仪性能及参数设置等。

（2）运行中，如改变任何控制设备均应该调整参数。

（3）注意观察体温探头位置，检查有无脱落或放置位置是否准确。

（4）严密观察生命体征变化，因低温状态下会引起血压降低和心率减慢，尤其是儿童和老年患者。

（5）亚低温治疗易发生压疮，每1～2小时翻身叩背一次，动作宜缓，以免引起体位性低血压。保持床单位干燥平整，注意肢体温度、颜色及末梢循环。

（6）加强呼吸道管理，并严格执行各项无菌操作，预防感染。

（7）保持亚低温治疗仪软水管通畅，避免折叠或弯曲。

（8）使用过程中，电源须用带有良好接地及相位正确的电源插座，以防止触电。

四、并发症

（1）寒战。寒战是最为常见的并发症。由于机体产热增加，使耗氧量也上升。有研究认为，当镇静剂和麻醉药物都不能有效地抑制寒战的产生时，才可使用肌松药。

（2）心律失常。亚低温会伴有低血压和心律失常，主要是心动过缓。

（3）电解质紊乱。低温期间，钾离子向细胞内转移，可发生低钾血症，复温后迅速回升易致高钾血症。准确记录24h出入量，观察尿液性状，监测电解质及观察临床症状。

（4）凝血功能障碍。低温时，可使血小板减少，凝血因子的酶活性降低和血小板凝血功能减弱，导致凝血功能障碍。

（5）高血糖、酸中毒。低温时，胰岛素分泌减少，组织对胰岛素敏感性降低，易出现高血糖；同时组织无氧代谢增加，使乳酸堆积发生代谢性酸中毒。

（6）压疮、冻伤。低温使皮肤肌肉血管收缩，血液循环差。

（7）感染。如肺部感染、VAP（呼吸机相关性肺炎）等。

五、操作路径

亚低温治疗仪操作路径归纳列于表17.1。

表 17.1　亚低温治疗仪操作路径

技术要点	操作步骤
准备	1. 护士准备：着装整齐，洗手、戴口罩 2. 患者准备：了解患者病情、合作程度等，向患者及家属解释操作目的及方法，取得合作 3. 用物准备：亚低温治疗仪，大单，毛巾 4. 环境准备：温湿度适宜，请无关人员离开

续表

技术要点	操作步骤
核对	5. 查对医嘱、备齐用物携至患者床旁,核对床号、姓名
治疗仪安装	6. 检查及安装外接的冰毯、冰帽,安装体温传感器,并接通电源 7. 确认机器性能良好,备用状态。注意:检查水位,水位不足时加水;在主机背后找到加水口,将蒸馏水或自来水加至显示屏要求水位(要求不低于绿色条线上) 8. 安放位置:将机器退至病床旁,机器的四个侧面与墙壁或其他物体之间的距离至少要保持在 10 cm(一般应超过 10 cm)
安装冰毯、冰帽	9. 将冰毯、冰帽连接口按标记方向接好(注意管道是否通畅,检查有无反折);再将冰毯平铺于患者背下,上垫双层大单,将冰帽放置头下,垫毛巾戴于患者头上
放置传感器	10. 将温度传感器插入患者腋下或肛门内
设置水温、体温	11. 接通电源开关;设置水温与体温
观察	12. 使用中观察仪器的液晶显示与体温设置、水温设置以及传感器脱落报警是否正常 13. 合理摆放患者体位,各导管长度合适,操作时动作轻巧、稳当、正确,及熟练 14. 经常巡回观察,协助患者取舒适卧位,整理床单位,指导患者及家属解释压低温治疗仪使用的目的及注意事项
整理记录	15. 再次核对 16. 整理用物、洗手、签字、记录
效果评价	1. 操作熟练,时间少于 15 min 2. 患者无并发症:压疮、血压降低和心率减慢 3. 体温探头的放置位置正确、机器工作正常

第十八章　指测血糖技术

第一节　概　　述

一、认识指测血糖

为了快速了解患者血糖以全面评估患者病情,临床中常采用便携式血糖仪指测血糖。便携式血糖仪进行的毛细血管血糖检测是最基本的评价血糖方式,能反应实时血糖。不同血糖仪测定范围不同,血糖超过或低于测定范围时,仪器会显示"Hi"或"Low",应抽静脉血测定静脉血浆葡萄糖。

二、目的

监测患者血糖,为临床治疗提供依据。

三、适应证

适用于任何人,尤其是机体血糖变化大的患者。

第二节 技 术 操 作

一、操作程序

(一)操作前准备

(1)护士准备:着装整洁,洗手,戴口罩、帽子。

(2)患者准备:评估患者采血部位的皮肤、有无进餐及酒精过敏史等,向患者解释血糖测定的目的、注意事项,取得患者配合。

(3)物品准备:治疗盘、弯盘、血糖仪、采血针、试纸、棉签、75%酒精、记录单、笔。

(4)环境准备:治疗间清洁、明亮、安静。

(二)操作步骤

(1)携用物至患者床旁,核对床号、姓名、腕带等,再次解释,取得配合;

(2)选择采集部位;

(3)指导患者手臂下垂5～10 s,消毒采血部位,待干;

(4)打开血糖仪,查看血糖仪显示的试纸代码与血糖试纸是否一致,屏幕上出现的血滴符号;

(5)用一次性采血针刺入已消毒过的指尖侧面,第一滴血弃去;

(6)取血糖仪,使血珠贴近试纸顶端弧形位置,让血刚好充满试纸顶面的方格,一般5～10 s显示数值;

(7)采血完毕,按压穿刺处1～2 min;

(8)读取屏幕上的测量结果,数值汇报值班医生;

(9)取出试纸,关闭血糖仪,整理用物及床单位,交代注意事项;

(10)洗手,记录,用物处理符合院感要求。

二、注意事项及影响因素

(1)严格无菌技术操作。

(2)尽量不选择指腹部位为穿刺部位。

（3）采血时从掌跟向指尖处挤，切忌强力挤压针尖处，以防组织液挤出影响血糖结果。

（4）消毒液未干即测量，会影响测定值。

（5）血糖结果偏高：贫血、过度紧张、静脉滴注葡萄糖、非葡萄糖的其他糖类物质、维生素C、高胆红素。

（6）血糖结果偏低：红细胞增多症、谷胱甘肽高尿酸、末梢循环差、脱水或高原地区。

三、操作路径

指测血糖操作路径归纳列于表18.1。

表 18.1　指测血糖操作路径

技术要点	操作步骤
准备	1. 护士准备：着装整洁，洗手，戴口罩 2. 环境准备：清洁、明亮、安静 3. 用物准备：治疗盘内置血糖仪、采血针、血糖试纸、棉签、75%酒精、弯盘、记录单、笔
评估	4. 患者手指：有无水肿、感染，皮肤厚薄及有无角化层等 5. 患者末梢血液循环情况 6. 饮食情况：有无进餐，进食时间 7. 有无酒精过敏史
体位	8. 协助患者取舒适体位，采血侧手臂下垂5～10 s
安装试纸	9. 消毒采血部位，待干 10. 试纸插入血糖仪测量口，推至底部，血糖仪自动开启（确保血糖仪显示的试纸代码与血糖试纸一致） 11. 屏幕上出现血滴符号
采血	12. 用一次性采血针刺入已消毒过的指尖侧面 13. 挤出第一滴血弃掉 14. 使血珠贴近试纸顶端弧形位置，让血刚好充满试纸顶面的方格，保持血滴紧靠在试纸顶端边缘以吸取血样，直至试纸的确认窗完全被血样充满 15. 棉签按压手指1～2 min至出血停止
读取结果	16. 读取屏幕上的测量结果
整理记录	17. 取出试纸，关闭血糖仪 18. 整理用物，洗手，记录
效果评价	1. 操作熟练，关爱患者 2. 采血手法正确

第十九章 洗 胃 术

第一节 概 述

一、认识洗胃

洗胃(gastric lavage)是将洗胃管由口腔或鼻腔插入胃内,反复灌入和吸出洗胃溶液,以冲洗胃腔并排出胃内容物,减轻或避免吸收中毒的胃灌洗方法。

全自动洗胃机洗胃术是临床常用的一项专门技术,其原理是:利用电磁泵作为动力源,通过自控电路的控制,使电磁阀自动转换动作,分别完成向胃内冲洗药液和吸出胃内容物的过程。

二、目的

(1) 解毒。用于急性服毒或食物中毒的患者,清除胃内毒物或刺激物,减少毒物的吸收,服毒后 6 小时内洗胃最佳。

(2) 减轻胃黏膜水肿。如幽门梗阻的患者,可将胃内潴留食物洗出,减少潴留物对胃黏膜的刺激,从而消除胃黏膜水肿与炎症。

(3) 为某些手术或检查做准备,如胃肠道手术前。

三、适应证

(1) 经口吞食各种有毒物质者,如过量药物、农药、重金属、食物中毒等。

（2）手术及其他治疗、检查需要抽空胃内残留物、胃液者。

四、禁忌证

（1）强腐蚀性毒物（如强酸、强碱）中毒。

（2）食道、贲门狭窄或梗阻、食道胃底静脉曲张、胃癌。

（3）近期有上消化道出血及胃穿孔患者、近期上消化道手术患者。

（4）胸主动脉瘤、重度心功能不全、呼吸困难者。

（5）正在抽搐者。

五、几种洗胃方法

（1）口服催吐洗胃术（清醒、合作的患者）。

（2）胃管洗胃术：① 漏斗胃管洗胃术（经济落后地区医院、不宜机器洗胃者）。② 注洗器洗胃术（小儿、幽门梗阻和胃手术前的患者、停电时）。③ 电动吸引器洗胃术（服毒量大、毒物毒性强、不合作患者）。④ 全自动洗胃机洗胃术（服毒量大、毒物毒性强、不合作患者）。⑤ 剖腹胃造口洗胃术（插胃管确有困难的危重病例）。

（3）各种药物中毒的灌洗溶液和禁忌药物列于表 19.1。

表 19.1　各种药物中毒的灌洗溶液和禁忌药物

毒物种类	灌洗溶液	禁忌药物
酸性物	镁乳、蛋清水、牛奶	强酸药液
碱性物	1%～5%醋酸、白醋、蛋清水、牛奶	强碱药液
敌敌畏	2%～4% SB、1%盐水、1：15 000～1：20 000 高锰酸钾洗胃	
1605、1059、乐果（4049）	2%～4%SB	高锰酸钾溶液
敌百虫	1%盐水、1：15 000～1：20 000 高锰酸钾	碱性药液
DDT、666	温开水或等渗盐水洗胃、50%硫酸镁导泻	油性泻药
氰化物	饮 3%过氧化氢饮吐、1：15 000～1：20 000 高锰酸钾洗胃	
巴比妥类（安眠药）	1：15 000～1：20 000 高锰酸钾洗胃 硫酸钠导泻	硫酸镁
异烟肼（雷米封）	同上	

续表

毒物种类	灌洗溶液	禁忌药物
灭鼠药 1. 磷化锌	1∶15 000～1∶20 000 高锰酸钾洗胃、0.1%～0.5%硫酸铜洗胃、0.5%～1%硫酸铜溶液每次 10 mL，每 5～10 min 服一次，刺激舌根引吐	鸡蛋、牛奶、脂肪及其他油类食物
2. 有机氟类（氟乙酰胺等）	0.2%～0.5%氯化钙或淡石灰水洗胃、硫酸钠导泻，饮用豆浆、蛋白水、牛奶等	
3. 抗凝血类（敌鼠钠等）	催吐、温开水洗胃、硫酸钠导泻	碳酸氢钠溶液
除虫菊酯类	催吐、2%～4%SB 洗胃、活性炭 60～90 g 用水调成糊状注入胃内、硫酸钠或硫酸镁导泻	
河豚、生物碱	1%活性炭悬浮液	
发芽马铃薯、毒蕈	1%～3%鞣酸	
酚类、石炭酸、来苏尔（煤酚皂）	温水、植物油洗胃至无酚味为止。1∶15 000～1∶20 000 高锰酸钾洗胃，洗胃后多次服用牛奶、蛋清水	

第二节 技 术 操 作

一、操作程序

（一）评估

（1）患者的病情、意识、瞳孔、生命体征。如遇病情危重者，首先进行维持呼吸循环的抢救，然后再洗胃。

（2）患者的中毒情况：① 中毒毒物的名称、种类、剂型、浓度、性质和量；② 中毒的时间和途径；③ 口鼻腔黏膜情况、有无腐蚀现象和口中异味；来院前的处理措施等。

（3）有无禁忌证。

（4）患者的合作程度及心理状态，有无活动的义齿。

（5）根据病情和毒物种类选择合适的洗胃方法及洗胃溶液。

（二）操作前准备

1. 护士准备

洗手，戴口罩，沉着，动作敏捷。

2. 环境准备

宽敞、明亮、具有私密性，温度适宜。

3. 患者准备

向患者及家属解释洗胃操作的目的、方法、注意事项及配合要点。

4. 用物准备

（1）根据病情及所具条件选择洗胃术并准备用物（以全自动洗胃机洗胃为例）。

（2）选择合适的洗胃液：根据毒物准备拮抗性溶液（见表19.1）。

（3）毒物不明时，可以备温开水或者等渗盐水，量为1万毫升至3万毫升，温度25～38 ℃。

（4）全自动洗胃机洗胃术用物：① 治疗盘内置：无菌洗胃管、口含嘴、纱布、手套、液体石蜡油、棉签，清洁开口器、压舌板、胶布、橡胶单、治疗巾、弯盘、水温计、量杯、听诊器、50 mL注射器，必要时备检验标本容器、拉舌钳等；② 洗胃溶液；③ 水桶2只；④ 全自动洗胃机（根据病情另备吸引、吸氧装置；监护设备；气管插管用物等）；⑤ 必要时备洗漱用物。

（三）操作步骤

（1）带齐用物至床旁，遵医嘱再次核对并解释，取下活动义齿。签署特殊治疗告知同意书。

（2）协助患者取合适体位（中毒较重者取左侧卧位，昏迷者取平卧位，头偏向一侧），铺橡胶单和治疗巾于患者颈前、头下，弯盘放于口角旁，污物桶置床旁。

（3）洗胃：

① 接通电源，将三根橡胶管分别与机器的进液管、胃管、排污管正确连接，启动全自动洗胃机，试吸2次，以排出管道内空气和检查机器性能。

② 备2条长胶布，患者口腔内置口含嘴，取石蜡油、戴手套、取胃管、润滑胃管前端、测量实际应插入胃管长度（前额发际至剑突下，成人45～55 cm）、反折胃管末端、插管（插管时嘱清醒患者吞咽）。

③ 证实胃管在胃内,判别方法有三种:a. 抽吸有胃液;b. 注入空气听气过水声;c. 胃管末端置于水中无气泡逸出。

④ 固定插入胃内的胃管。

⑤ 连接紧密。

⑥ 启动开关,先吸出胃内容物,再对胃进行自动冲洗(必要时留取吸出物送检),反复灌洗,直至洗出液无色、无味,澄清为止。

(4) 洗胃过程中动态观察:

① 患者的病情、意识、瞳孔、面色、脉搏、呼吸、血压等变化。

② 插入胃内胃管的深度是否正确有无移位,洗胃机运转是否正常。

③ 洗出液的性质、颜色、气味、量;保持出入胃内溶液量平衡。

④ 有无洗胃并发症,包括:急性胃扩张、胃穿孔、昏迷患者误吸、过量胃内液体反流致窒息、迷走神经兴奋致反射性心脏骤停等。

(5) 动态评估患者,如有呛咳、紫绀、腹痛、血压下降等,应立即停止洗胃,与医生共同采取相应的急救措施。

(6) 洗胃结束时,先吸出胃内容物,再反折胃管,迅速拔出。

(7) 协助患者漱口、洗脸。必要时更衣,嘱患者卧床休息或进行下一步的诊治。

(8) 整理床单位,处理、补充用物,消毒洗胃机备用。

(9) 洗手、记录(灌洗液的名称、量;洗出液的颜色、气味、性质、量;病情变化及处理等)。

(10) 健康教育:

① 对自服毒物者应耐心有效的劝导,积极鼓励,并给予针对性的心理护理,为患者保守秘密和隐私。

② 向患者及家属介绍洗胃后的注意事项。

二、评价

(1) 正确选用洗胃液。

(2) 操作程序正确,患者胃内毒物得到最大程度的清除,患者无并发症发生。

(3) 在操作中注意观察患者的病情,对洗胃过程中出现的紧急情况,能正确有效的处理。

(4) 护患沟通有效。

三、洗胃术注意事项

（一）操作前

（1）检查机器各管道衔接是否正确、牢固，运转是否正常。严禁无液体时开机操作，以免损坏水泵。

（2）评估患者的病情、中毒情况。根据病情选择洗胃方法及备齐抢救用物。

（3）中毒原因不明时，洗胃液可用温水或等渗盐水，待毒物性质明确后再采用拮抗剂洗胃。

（4）吞服强酸或强碱等腐蚀性毒物，禁忌洗胃以免造成穿孔。可按医嘱给予药物或迅速给予物理性对抗剂，如牛奶、豆浆、蛋清（用生鸡蛋清调水至 200 mL）、米汤等。

（5）禁忌证：消化道溃疡、食道梗阻、食道静脉曲张、胃癌等不洗胃，昏迷患者洗胃宜谨慎，惊厥患者应止惊后再洗胃。

（二）操作中

（1）插管时，动作要轻快，切勿损伤食道黏膜或误入气管，遇患者呛咳时应立即拔管，休息片刻后再插。

（2）每次灌入量以 300～500 mL 为宜。应准确记录灌入量和洗出量，保持进出平衡。

（3）洗胃过程中，应密切观察病情，保持呼吸道通畅。如患者感觉疼痛，且流出血性液体或出现虚脱现象，应立即停止，并报告医生进行处理。

（4）幽门梗阻患者洗胃宜在饭后 4～6 小时或空腹时进行。洗胃后需记录胃内潴留量便于了解梗阻情况。胃内潴留量＝洗出量－灌洗量。

（5）疑为食物中毒患者应另备一容器，收集第一次洗胃液，送有关部门作毒物检验，以明确诊断和治疗，并提供法律依据。

（6）规定服毒时间在 6 小时内进行洗胃，但目前不受此时间限制，对服毒量大或所服毒物吸收后经胃排出，超过 6 小时仍应洗胃，对于洗胃不彻底者也应重新洗胃。

（三）操作后

（1）告知患者及家属注意事项。

（2）应及时清洗、消毒。

四、并发症

急性胃扩张、胃穿孔、上消化道出血、窒息、吸入性肺炎、呼吸和心跳骤停、急性水中毒、洗胃液选择不当所致中毒加剧等。

五、操作路径

全自动洗胃机操作路径示于表 19.2。

表 19.2 全自动洗胃机操作路径

技术要点	操作步骤
准备	1. 护士准备:着装整洁、洗手、戴口罩 2. 患者准备:了解患者病情,评估患者年龄、神志、瞳孔、血压脉搏、血氧饱和度、合作程度、心理状况;对于服毒患者了解毒物名称、剂量、服用时间、口鼻腔黏膜情况、来院前有无洗胃;是否有食道静脉曲张等禁忌证。有活动义齿要取下 3. 物品准备:全自动洗胃机、洗胃液(根据病情及医嘱配制洗胃溶液 1 万～2 万 mL,25～38 ℃)、桶 2 只、医用垃圾袋及垃圾桶、生活垃圾桶、弯盘、橡胶单、治疗巾、治疗盘(内置:水温计、量杯、胃管、压舌板、口含嘴、50 mL 注射器、听诊器、手电筒、石蜡油、手套、纱布、胶布、棉签、标本容器、必要时备拉舌钳、开口器) 4. 环境准备:舒适宽敞、使用隔帘、温度适宜 5. 遵医嘱洗胃,患者家属签洗胃知情同意书
检查	6. 在治疗室内检查机器性能,接通电源,正确连接进液、排污及接胃管管道,开机试运转 2 次,排除管道内空气,在出胃状态关机
置胃管	7. 备齐用物携至床前,再次核对、解释取得患者合作,测血压脉搏、血氧饱和度,开机 8. 协助患者取舒适卧位:中毒轻者取坐位或半坐位,中毒较重者取左侧卧位,昏迷者去枕平卧位,头转向一侧,将橡胶单、治疗巾围在颌下,置弯盘于口角,取石蜡油,备胶布,口腔内置口含嘴 9.戴手套,测量实际应插入胃内长度(一般成人 45～55 cm),润滑胃管前端,插胃管,当胃管插入 10～15 cm(咽喉部)时,嘱患者做吞咽动作;昏迷患者插管:先将患者头向后仰,当胃管插入 10～15 cm 时,左手将患者头部托起,使下颌靠近胸骨柄,以利胃管插入
确认在位	10. 证实胃管在胃内:① 抽吸有胃液;② 注入空气听气过水声;③ 胃管末端置于水中无气泡逸出(此 3 种方法中至少有 2 种方法证实)
固定	11. 固定胃管,将其与洗胃机紧密连接,启动开关自动洗胃,遵循"先出后入"的原则,先抽出胃内容物

技术要点	操作步骤
观察	12. 洗胃过程中密切观察患者神志、面色、瞳孔、血压脉搏、血氧饱和度;洗胃机运转情况;洗出液的颜色;患者有无腹胀等。动态评估,及时处理 13. 反复灌洗,每次进液量 300～350 mL,直至洗出液无色、无味、澄清
拔管	14. 洗胃完毕遵医嘱反折胃管拔出 15. 助患者漱口、洗脸,必要时更衣,再次测血压脉搏、血氧饱和度
整理记录	16. 整理床单位并洗手记录病情、洗胃时间、洗胃液种类、量及性质 17. 清洗并消毒洗胃机,整理、补充用物
效果评价	1. 操作熟练正确,动作轻柔,无机械性损伤发生 2. 患者胃内毒物得到最大程度的清除,中毒症状得以缓解或控制 3. 关心爱护患者,护患沟通有效,告知洗胃后注意事项

第二十章 连续性血液净化技术

第一节 概 述

一、认识连续性血液净化

连续性血液净化治疗（continuous blood purification therapy，CBPT）是连续、缓慢清除机体过多水分和溶质，对脏器功能起支持作用的各种血液净化技术的总称。一般单次治疗时间超过 24 小时的血液净化方法，可以称作连续性血液净化。由于其"连续性"的特点，体内溶质及溶液的清除可以在治疗时间内缓慢、可控、精准地进行，因此特别适合于在危重患者中应用。

随着近年来重症医学领域理论和技术的不断发展，各种新型的器官支持技术也层出不穷，而连续性血液净化治疗以其相对稳定的血流动力学、较低的透析失衡发生率脱颖而出，成为 ICU 内继机械通气后又一重要的脏器支持技术。

二、目的

清除患者体内多余的水分和致病溶质，维持机体内环境稳定。

三、适应证

从内环境紊乱的角度出发，分为容量失衡和溶质失衡。

（1）容量失衡：容量不足；容量过负荷。

（2）溶质失衡：电解质紊乱与酸碱失衡；内源性毒素蓄积；外源性药物或毒素侵入。

四、禁忌证

CBPT 治疗无绝对禁忌证，但患者存在以下情况慎用。

（1）无法建立合适的血管通路。

（2）严重的凝血功能障碍。

五、治疗原理

（1）弥散：以半透膜两端的浓度梯度为驱动力，使溶质由高浓度一侧向低浓度一侧转运的过程。

（2）对流：以半透膜两侧的压力梯度为驱动力，使液体在跨膜压（TMP）的作用下从压力高的一面向压力低的一面移动，而溶质也随之透过半透膜的过程。

（3）吸附：利用滤器膜的吸附能力，将溶液中的溶质吸附到其表面，以达到清除溶质的目的。

六、常见模式

（1）缓慢连续性超滤（SCUF）：以超滤（对流）的方式清除多余的水分。

（2）连续性静脉静脉血液滤过（CVVH）：利用对流原理清除血液中溶质及多余水分。

（3）连续性静脉静脉血液透析（CVVHD）：利用弥散原理清除血液中的溶质。

（4）连续性静脉静脉血液透析滤过（CVVHDF）：既利用了对流的原理，也利用了弥散原理。

（5）血液吸附（HA）/血液灌流（HP）：利用吸附的原理，清除血液中外源性和内源性致病溶质。

（6）血浆置换（PE）：采用血浆分离技术将患者的血浆从全血中分离，同时补充血浆或代血浆制品，从而清除大分子致病溶质。

第二节　技　术　操　作

一、操作程序

（一）评估

（1）一般情况：评估患者病情、意识、合作程度。

（2）专科情况：患者生命体征；凝血功能；留置血液净化导管（置管位置、深度、穿刺点有无红肿、疼痛、渗出、管腔有无回血）。

（二）操作前准备

（1）护士准备：着装整洁，洗手，戴口罩。

（2）物品准备：血液净化机、管路套装，按医嘱准备好置换液和（或）透析液、抗凝剂，预冲液，生理盐水、碳酸氢钠注射液、一次性输液器、导管开管无菌包（5 mL注射器 2 个、20 mL 注射器 2 个、20 mL 生理盐水 2 支、治疗碗内盛碘酊纱布 2 块、无菌纱布 3 块、治疗巾 1 块）、无菌手套 2 副、清洁手套 2 副、胶布、导管封管无菌包（20 mL 生理盐水 2 支、封管液 2 支、治疗碗内盛碘酊纱布 2 块、无菌纱布 1 块）、肝素帽 2 个、弯盘。

（3）环境准备：整洁、安静，光线充足，电源电压稳定。

（三）操作步骤

（1）携仪器及用物至患者床边，核对并解释；

（2）固定仪器、检查电源开关、连接电源、开机，自检至准备状态；

（3）根据病情需要选择合适的治疗模式，正确安装配套管路及加热器，连接各种液体；

（4）再次检查管路连接正确性及严密性，预冲管路及滤器，排尽空气；

（5）预冲结束，通过预冲测试，根据医嘱设定各参数及加热温度；

（6）洗手，戴无菌手套，评估血液净化导管功能；

（7）连接患者，连接冲管生理盐水，开始治疗；

（8）妥善固定导管，告知注意事项；

（9）观察机器运转、各压力监测情况，患者的反应和生命体征的变化，并做好记录；

(10) 治疗期间加强巡视，根据病情及医嘱及时调节参数，及时处理报警；

(11) 治疗完成后，遵医嘱下机，按流程安全回血；

(12) 洗手，戴无菌手套，血液净化导管正确封管并妥善固定，整理床单位；

(13) 统计脱水量并记录；

(14) 仪器维护。

二、评价

(1) 操作熟练、正确。

(2) 尊重、关心爱护患者。

(3) 无菌观念强，用物、污物处置恰当。

三、注意事项

(1) 根据患者病情，制定合理的治疗目标，做到液体平衡目标的动态滴定。

(2) 血液净化治疗期间，严密观察患者生命体征变化，及时发现异常并处理。

(3) 熟悉不同仪器的操作，及时处理各种报警及故障，保证机器正常运转。

(4) 治疗过程中严格无菌操作，减少导管相关性感染。

(5) 严密监测各种压力的变化，及时发现异常并处理。

(6) 妥善固定各管道，防止意外滑脱，保证血液净化导管通畅。

(7) 动态监测患者抗凝效果，观察有无抗凝导致的并发症。

(8) 做好清醒患者的相关知识宣教。

四、并发症

(1) 出血、渗血、血肿、动脉瘤及假性动脉瘤。

(2) 血栓形成。

(3) 导管相关感染。

(4) 过敏反应。

(5) 低体温。

(6) 失衡综合征。

(7) 电解质酸碱平衡紊乱。

(8) 低血压。

(9) 营养不良。

（10）药物清除相关并发症。

五、操作路径

连续性血液净化(CBP)操作路径列于表 20.1。

表 20.1　连续性血液净化(CBP)操作路径

技术要点	操作步骤
准备	1. 护士准备：着装整洁,洗手,戴口罩, 2. 患者准备：评估患者病情、意识、合作程度；生命体征、凝血功能、留置血液净化导管情况 3. 物品准备：血液净化机,管路套装,按医嘱准备好置换液和(或)透析液、抗凝剂,预冲液,生理盐水、碳酸氢钠注射液、一次性输液器、开管无菌盘(5 mL 注射器 2 个、20 mL 注射器 2 个、20 mL 生理盐水 2 支、治疗碗内盛碘酊纱布 2 块、无菌纱布 3 块、治疗巾 1 块)、无菌手套 2 副、清洁手套 2 副、胶布、封管无菌盘(20 mL 生理盐水 2 支、封管液 2 支、治疗碗内盛碘酊纱布 2 块、无菌纱布 1 块)、肝素帽 2 个、弯盘 4. 环境准备：光线充足,无水渍,电源电压稳定
核对	5. 携用物至患者床边,核对,解释
开机	6. 固定仪器、检查电源开关、连接电源,打开开关,机器自检至准备状态
模式选择	7. 根据病情需要选择合适的治疗模式
安装管路	8. 洗手,戴清洁手套,正确安装配套管路及加热器
连接液体	9. 安装有抗凝剂的注射器、连接液体(预冲液、置换液/透析液、碳酸氢钠注射液)
预冲	10. 再次检查管路连接正确性及严密性,预冲管路及滤器,排尽空气 11. 预冲结束,通过预冲测试
参数设定	12. 遵医嘱设定参数(引血速度 50～100 mL/min,治疗后逐步上调)、开加热器,设定合适加热温度
连接患者	13. 脱清洁手套,洗手,戴无菌手套,消毒双腔导管端口,回抽 2mL 回血,观察有无血凝块,20mL 注射器回抽评估导管功能,NS 脉冲式冲管,连接患者(单接或双接),连接冲管生理盐水,治疗巾包裹,妥善固定导管,开始治疗
观察记录	14. 观察机器运转、各压力监测情况,患者的反应和生命体征的变化 15. 脱手套,洗手,清醒患者告知注意事项,协助取舒适体位,给予保暖等适当处理,整理床单位,处理用物,洗手记录
调节参数	16. 加强巡视、根据病情及医嘱及时调节参数

技术要点	操作步骤
回血	17. 治疗完成,核对医嘱,向清醒患者解释,结束治疗,按流程生理盐水回血(回血速度 50～100 mL/min)
冲封管	18. 洗手,戴无菌手套,消毒双腔导管端口,生理盐水脉冲式冲管、根据双腔导管管腔容量弹丸式封管、接肝素帽并纱布包裹固定
整理记录	19. 脱手套,洗手,取舒适体位,整理床单位 20. 戴清洁手套,查看脱水量,卸下管路等装置,关机,拔除电源 21. 酒精纱布擦拭仪器表面后仪器间备用 22. 处理用物,洗手,记录并统计出入量
效果评价	1. 操作熟练、正确 2. 尊重、关心、爱护患者 3. 无菌观念强,用物、污物处置恰当

第二十一章 三腔二囊管应用技术

第一节 概 述

一、认识三腔二囊管

三腔二囊管是一种应用于食道-胃底静脉曲张破裂出血时的紧急压迫止血治疗的医疗器械,作为一种应急止血措施,具有安全可靠、简单经济、止血效果显著等优点,能为患者的进一步治疗赢得时间,在临床上有着不可替代的地位。三腔二囊管内含3个管腔,一通胃囊,可向胃气囊内注入气体;一通食道囊,可由此管腔向食道气囊内注入气体;另一通胃腔,可以注入药物或通过此管腔抽吸或冲洗胃内容物。二囊是指前端有两个气囊,分别为一个圆形或椭圆形的胃气囊和一个圆柱形的食道气囊,充气后分别压迫胃底和食道下段,共同达到止血的目的。

二、适应证

主要适用于难以控制的门静脉高压症合并食道-胃底静脉曲张静脉破裂出血。

三、禁忌证

(1) 近期胃、食道连接部手术史。
(2) 近期因食道下段、胃底静脉曲张接受硬化剂治疗。

（3）严重冠心病、心肌梗死、心力衰竭、呼吸衰竭等。

（4）出血停止。

第二节　技 术 操 作

一、操作程序

（一）操作前准备

1. 物品准备

（1）三腔二囊管：检查三腔二囊管有效期；将胃囊、食道囊充气，常规胃囊内注入 200 mL 气体，食道囊内注入 120 mL，放入内盛 3/4 无菌生理盐水的治疗碗，观察有无漏气；气囊有无松脱；三腔管是否通畅。查看管壁上 45 cm、60 cm、65 cm 三处的标记及三腔通道的外口。

（2）其他：液体石蜡油、无菌纱布若干、50 mL 注射器、胶布、止血钳 2 把、500 mL 生理盐水 1 袋（约 0.5 kg）、一次性治疗碗、绷带、无菌手套。

2. 患者准备

（1）向清醒患者解释，取得合作。

（2）检查有无鼻息肉、鼻甲肥厚和鼻中隔偏曲，选择鼻腔较大侧插管，清除鼻腔内的结痂及分泌物。

（3）取平卧位或半坐卧位。

（4）给予烦躁的患者以适当约束，必要时给予镇静镇痛。

3. 操作者准备

着装整洁，洗手，戴口罩、帽子，必要时戴护目镜。

（二）操作步骤

1. 核对

患者姓名、腕带。

2. 润滑

在气囊和导管的表面涂以液体石蜡油备用。

3. 三腔二囊管置入

患者头部充分后仰,取较大一侧鼻孔将三腔两囊管轻柔缓慢地垂直插入,至鼻咽部时将患者头部尽量向前屈曲,嘱患者吞咽,使三腔管顺利送入至 65 cm 标记处,当回抽出胃液或者血液时,表示管端已至幽门。

4. 气囊内注入气体

向胃囊注气(通常 200～300 mL),对于中心静脉压高的患者可适当增加注气量,充气后胃囊压力一般为 40～50 mmHg。常规操作后需补偿 5 mL 气体,当胃气囊充分膨胀后用血管钳夹闭轻轻外拉,感觉有阻力时说明胃囊已经压迫胃底。如胃囊压迫半小时后仍有呕血现象,则需要向食道气囊注气(100～150 mL),并用水银压力计检测食管气囊内的压力,使其达 30～40 mmHg,再用血管钳夹闭。

5. 牵引与引流

用绷带将三腔二囊管通过一滑轮悬吊一袋 500 mL 生理盐水(约 0.5 kg),鼻腔处三腔管下垫纱布,以免长时间压迫至局部皮肤破溃。将胃吸引管接负压吸引器持续吸引,每 30 分钟用 40 mL 冷盐水冲洗胃管一次,保持胃处于空虚状态。

6. 妥善固定

使用胶布妥善固定导管,贴标签,再次核对,整理床单元。

7. 观察病情并记录

严密观察患者生命体征变化,详细记录胃肠减压引流液及呕血的性质、量,判断出血进展情况,同时预防并发症的发生。

8. 拔管

(1) 拔管前评估,胃管内无血性胃内容物抽出,呕血、黑便现象消失;12 h 内胃潜血、血常规血色素无明显变化、凝血功能正常;生命体征稳定。

(2) 先抽食道囊气体,再抽胃囊气体;口服液体石蜡油 20～30 mL,向前送管 2～3 cm,10 分钟后嘱患者屏气,缓慢轻柔连续不停顿拔管,以免拔管时损伤黏膜再次出血。

(3) 观察囊壁下的血液,了解出血部位,协助诊断。

(4) 清洁口鼻腔,嘱患者及时吐出口咽部分泌物,必要时负压清除。

二、评价

(1) 出血停止或止血有效。

(2) 患者生命体征稳定,无并发症发生。

(3) 操作熟练,动作迅速,有急救意识。

三、注意事项

(1) 困难置管:如患者鼻腔小、咽部弯曲大或抵抗置管等因素,造成置管困难的,可借助导丝置入,即先置入已剪口普通胃管,将交换导管从胃管置入胃内,再拔出胃管,并将三腔二囊管沿交换导管置入。

(2) 间隔放气:初始留置 12 小时后需放气一次,继而逐渐缩短放气时间,后固定为每 6 小时放气一次,放气前需评估凝血功能,了解有无活动性出血。放气流程为先口服石蜡油 20～30 mL,先食道缓慢抽气,避免致黏膜撕脱伤,观察 30 min,如胃管引流血量增多或者呕新鲜血则重新充气。无出血时再放胃囊气体,继续观察30 min,若出现新出血现象,则重新充气,食道囊可暂不充气,继续观察。

(3) 防止窒息:若气囊破裂,导管可上滑堵塞咽喉引起严重的呼吸困难,甚至窒息。一旦有上述情况发生,应立即剪断两个气囊导管使气囊迅速放气,并拔除导管。

(4) 预防误吸:压迫期间告知患者不能经口咽下任何物质包括唾液,应随时吐出或使用吸引器吸出,以免误吸引起肺部感染。

四、并发症

窒息;频发室性早搏;食道黏膜严重糜烂;误吸和肺部感染;心跳骤停。

第二十二章 动脉血标本采集技术

第一节 概　述

一、认识动脉血气分析

动脉血气分析是通过测量人体动脉血液中的 pH 值、氧分压（PaO_2）和二氧化碳分压（$PaCO_2$）等指标，从而对人体的呼吸功能和血液酸碱平衡状态作出评估的一种方法。它能客观地反映人体的呼吸功能和代谢功能，是诊断呼吸衰竭和酸碱平衡紊乱最可靠的指标和依据，对指导氧气治疗和机械通气等具有重要意义。动脉血标本是血气分析前阶段最敏感的样本之一，动脉血标本采集技术性较强，应规范临床操作，提高穿刺成功率，降低标本缺陷率，保障血标本质量及血气报告结果的准确性。

二、目的

抽取动脉血液标本，进行血液气体分析。

三、适应证

（1）各种创伤、手术、疾病所致的呼吸及循环功能障碍者。

（2）呼吸衰竭的患者，使用机械通气者。

（3）心肺复苏后对患者的继续监测。

四、禁忌证

（1）有出血倾向者。

（2）穿刺部位皮肤有炎症、股癣等。

（3）动脉炎或血栓形成等。

五、采血穿刺部位的选择

（1）桡动脉（首选）：穿刺前应进行艾伦试验检查，手掌颜色在 5～15 s 恢复方可进行穿刺。

（2）肱动脉：当桡动脉因畸形、疤痕或外固定等不能使用时，可选择肱动脉进行穿刺；不推荐儿童，尤其是婴幼儿进行肱动脉穿刺。

（3）足背动脉：一般只作为上述两种动脉不能使用或穿刺失败时的选择。

（4）股动脉：股动脉应为动脉采血最后选择的部位；新生儿禁忌选择股动脉进行穿刺。

（5）头皮动脉：常用于婴幼儿动脉穿刺。

（6）动脉导管采血：留置动脉导管者，可通过导管进行采血。

第二节　技术操作

一、操作程序

（一）评估

1. 一般情况

病情、神志、采血时机、合作程度。

2. 专科情况

（1）评估体温、呼吸支持方式、吸氧浓度、凝血功能，并做好信息记录。

（2）评估穿刺部位皮肤、动脉搏动。

（3）选择穿刺部位，桡动脉做 Allen 试验。

（二）准备工作

（1）护士准备：着装整洁，洗手，戴口罩。

（2）物品准备：化验条形码、治疗盘内置安多福消毒液、棉签、根据情况选择动脉采血器或（2 mL 一次性注射器、肝素液和橡皮塞、备用 6 号注射针头 1 个）、换药碗内置纱布一块、体温表、治疗巾、无菌手套、弯盘，必要时备小垫枕。

（3）环境准备：整洁、温度适宜、光线充足。

（三）操作步骤

（1）携用物至患者旁，核对、解释；

（2）采血器准备；

（3）协助患者取舒适体位，暴露穿刺部位，铺治疗巾，根据需要使用小垫枕；

（4）打开动脉采血器，检查活塞（无动脉采血器者，注射器先抽取少量肝素液，湿润注射器后排尽、备用）；

（5）再次确认穿刺部位及动脉搏动；

（6）消毒穿刺部位两次，分别为顺时针、逆时针，直径≥5 cm，待干；

（7）再次核对，洗手，戴无菌手套；

（8）再次确认穿刺点，选择正确角度进针；

（9）采血量到预设位置后拔针，按压穿刺点 3～5 min 至不出血，立即密封；

（10）观察血标本中有无气泡，根据情况排气，脱手套，洗手；

（11）再次核对，标本立即送检。

（12）再次观察穿刺部位，交代注意事项，取舒适体位，整理床单位；

（13）处理用物，洗手。

二、评价

（1）操作熟练，程序流畅，无并发症。

（2）血标本采集正确，符合检验要求。

（3）严格无菌操作，过程无污染。

（4）操作时主动与患者沟通、交流，体现关爱。

三、注意事项

（1）严格执行查对制度和无菌技术操作原则。

（2）根据患者情况选择合适的穿刺部位，桡动脉穿刺点为前臂掌侧腕关节上

2 cm、动脉搏动明显处。股动脉穿刺点在腹股沟股动脉搏动明显处,患者取仰卧位,下肢伸直略外展外旋,以充分暴露穿刺部位。新生儿宜选择桡动脉穿刺,因股动脉穿刺垂直进针时易伤及髋关节。

（3）防止气体逸散,若采血过程引入气泡,应第一时间充分排气,抽出后立即封闭针头,隔绝空气,立即送检。

（4）拔针后局部加压止血,以免出血形成血肿,压迫止血至不出血为止。

（5）患者饮热水、洗澡、运动需休息 30 min 后再进行采血,避免影响检查结果。

（6）对于有出血倾向者慎用动脉穿刺法采集动脉血标本。

四、并发症

（1）动脉痉挛及血管迷走神经反应。

（2）血肿。

（3）血栓或栓塞。

（4）感染。

五、操作路径

动脉血标本采集操作路径归纳列于表 22.1。

表 22.1　动脉血标本采集操作路径

技术要点	操作步骤
准备	1. 护士准备:着装整齐,洗手、戴口罩 2. 患者准备:评估患者病情、意识及合作程度、采血时机是否合理,评估体温、呼吸支持方式、吸氧浓度、凝血功能,并做好信息记录;评估患者穿刺部位皮肤及动脉搏动情况,选择合适动脉,选桡动脉穿刺时应先做 Allen 试验 3. 物品准备:化验条形码、治疗盘内置安多福消毒液、棉签、根据情况选择动脉采血器或(2 mL 一次性注射器、肝素液和橡皮塞、备用 6 号注射针头 1 个)、无菌手套、换药碗内置纱布一块、体温表、治疗巾、弯盘,必要时备小垫枕 4. 环境准备:整洁、温度适宜、光线充足
核对	5. 携用物至患者旁,核对、解释
体位	6. 协助患者取舒适体位,暴露穿刺部位,铺治疗巾,根据需要使用垫枕
穿刺前准备	7. 打开动脉采血器,将针栓推到底再拉到预设位置(无动脉采血器者,注射器先抽取少量肝素液,湿润注射器后排尽、备用)
消毒	8. 消毒穿刺部位 2 次,分别为顺时针、逆时针,直径大于 5 cm,待干、洗手、戴无菌手套

技术要点	操作步骤
穿刺	9. 再次核对,确认穿刺点,左手示指触及动脉,穿刺点固定在手指下方,右手以持笔势持采血器(注射器),微移示指,暴露定位点 10. 针尖斜面朝上,进针方向逆血流方向,推荐的穿刺进针角度为:桡动脉 $30°\sim45°$;肱动脉 $45°$;足背动脉 $15°$;股动脉 $90°$;头皮动脉 $20°\sim30°$
采血	11. 见回血后保持该角度不变固定,待动脉血自动充盈至预设位置后,拔针,棉签或纱布局部按压 $3\sim5$ min,迅速将针尖斜面全部插入橡皮塞内,以达到密封状态 12. 若有气泡,缓慢排出气泡,立即混匀,脱手套,洗手
送检	13. 再次核对,化验条形码上填写 T、FiO_2,立即送检
整理记录	14. 再次观察穿刺点,交代注意事项,取舒适体位,整理床单位 15. 处理用物,洗手
效果评价	1. 操作熟练,程序流畅,无并发症 2. 血标本采集正确,符合检验要求 3. 严格无菌操作,过程无污染 4. 操作时主动与患者沟通、交流,体现关爱

参考文献

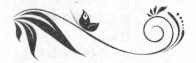

［1］金静芬,刘颖青.急诊专科护理[M].北京:人民卫生出版社,2018.

［2］何庆.危重急症抢救流程解析及规范[M].北京:人民卫生出版社,2007.

［3］金静芬,封秀琴.急危重症护理学分册[M].北京:人民卫生出版社 2019.

［4］李红霞,石多莲,等.急诊急救的护理[M].北京:中国医药科技出版社,2019.

［5］芦良花,张红梅,等.实用护理急诊急救手册[M].郑州:河南科学技术出版社,2017.

［6］宋瑰琦,朱禧庆,张小红,等.急诊急救护理基础与核心技能[M].合肥:中国科学技术大学出版社,2015.

［7］冷雪峰,金健,李蔼建.胸部创伤1250例临床分析[J].中国胸心血管外科临床杂志,2017,24(5):400-403.

［8］周继红,邱俊,许民辉,等.创伤评分学[M].北京:科学出版社,2018.

［9］张波,桂莉.急危重症护理学[M].4版.北京:人民卫生出版社,2019.

［10］Zreik N H, Francis I, Ray A, et al. Blunt chest trauma: bony injury in the thorax[J]. Brit J Hosp Med, 2016, 77(2): 72-77.

［11］Platz J J, Fabricant L, Norotsky M. Thoracic trauma: injuries, evaluation, and treatment[J]. Surg Clin North Am, 2017, 97(4):783-799.

［12］Blyth A. Thoracic trauma[J]. BMJ, 2014, 348: 1137.

［13］Heller M T, Schnor N. MDCT of renal trauma: correlation to AAST organ injury scale[J]. Clin Imaging, 2014, 38(4): 410-417.

［14］Pape H C, Remmers D, Rice J, et al. Appraisal of early evaluation of blunt chest trauma: development of a standardized scoring system for initial clini-cal ows to determine the risk of delayed ARDS in trauma patients with pulmonary contusion[J]. Injury,2016,47(1)：147-153.

[15] Subhani S S, Muzaffar M S, Khan M I. Comparison of outcome between low and high thoracic trauma severity score in blunt trauma chest patients [J]. J of Ayub Med Coll Abbottabad Jomc, 2014,26(4)：474-477.

[16] Daurat A, Millet I, Roustan J P, et al. Thoracic trauma severity score on admission all decision making[J]. J Trauma, 2000,49(3)：496-504.

[17] Chen J, Jeremitsky E, Philp F, et al. A chest trauma scoring system to predict outcomes[J]. Surgery, 2014, 156(4)：988-993.

[18] 王强,张伟.腹部创伤的诊疗进展[J].创伤外科杂志,2019,21(10):721-724.

[19] 薛阳阳,姚红林,顾璐璐,等.严重腹部创伤患者目标温度管理研究[J].护理学杂志,2019,34(7):4-7.

[20] Choi A Y,Bodanapally U K,Shapiro B,et al. Recent advances in abdominal trauma computed tomography[J]. Semin Roentgenol,2018,53(2):178-186.

[21] Hajibandeh S, Hajibandeh S, Gumber A O, et al. Laparoscopy versus laparotomy for the management of penetrating abdominal trauma：a systematic review and meta-analysis[J]. Int J Surg,2016,34(2):127-136.

[22] Vatankhah S,Sheikhi R A,Heidari M,et al. The relationship between fluid resuscitation and intra-abdominal hypertension in patients with blunt abdominal trauma[J]. Int J Crit Illn Inj Sci,2018,8(3):149-153.

[23] Asensio J A,Petrone P,Garcia-Nunez L,et al. Multidisciplinary approach for the management of complex hepatic injuries AAST-OIS grades IV-V：a prospective study[J]. Scandinavian J Surg,2007,96(3):214-220.

[24] 唐佩福.吴新宝.骨盆创伤急救手册[M].北京:人民卫生出版社,2016.

[25] 田伟,王满宜.骨折[M].3 版.北京:人民卫生出版社,2013.

[26] 韩扣兰.急诊医学[M].北京:人民卫生出版社,2019.

[27] 王正国.大批量伤员的紧急救治[J].中华损伤与修复杂志(电子版),2015,10(3):1-3.

[28] 张宝胜,席淑华,卢根娣.上海市 9 家三级甲等综合性医院成批伤事件特点及救护分析[J].中华护理杂志,2015,50(2):201-204.

[29] 沈国良,杨雯娴.突发性成批伤、灾害伤的早期救治[J].中华损伤与修复杂志(电子版),2016,11(3):169-172.

[30] 曹科英,蓝慢肽.大批车祸伤员院内急救护理及组织管理[J].吉林医学,

2015,36(5):971-972.

[31] 于学忠,黄子通.急诊医学[M].北京:人民卫生出版社,2014.

[32] 龙黎明,吴瑛.内科护理学[M].北京:人民卫生出版社,2017.

[33] Sherman S C.临床急救医学[M].吴晓,胡善友,常庆,主译.上海:上海科学技术出版社,2019.

[34] 葛均波,徐永健,王辰.内科学[M].9版.北京:人民卫生出版社,2018.

[35] 万学红,卢雪峰.诊断学[M].9版.北京:人民卫生出版社,2018.

[36] 沈洪,刘中民.急诊与灾难医学[M].3版.北京:人民卫生出版社,2018.

[37] 赵剡.急诊分诊指南[M].武汉:武汉大学出版社,2013.

[38] 史冬雷,刘晓颖,周瑛.急诊预检分诊专家共识[J].中华急诊医学杂志.2018(6):599-604.

[39] 刘凤奎.急诊科症状诊断与处理[M].2版.北京:人民卫生出版社,2018.

[40] 赵久良,冯云路.协和内科住院医师手册[M].2版.北京:中国协和医科大学出版社,2014.

[41] 张小红,程宝珍,秦玉荣.英国早期预警评分结合休克指数在急性上消化道出血病人中的应用[J].护理研究(下旬版),2016,30(36):4525-4527.

[42] 徐莉.Rockall危险性积分在肝硬化急性上消化道出血患者护理中的应用[J].中国实用护理杂志,2012,28(19):11-12.

[43] 李春盛.急诊科疾病临床诊疗思维[M].北京:人民卫生出版社,2009.

[44] 于学忠.协和急诊医学[M].北京:科学出版社,2016.

[45] 刘颖,朱弘月,贺颖,等.综合医院全科门诊中乏力患者特征及就诊原因分析[J].中国全科医学,2020(1):92-95.

[46] 杨丹,王军奎,赵娜,等.以腹痛和下肢麻木为主要表现的主动脉夹层一例[J].临床内科杂志,2016(11):785-786.

[47] 中国医师协会急诊医学分会.急性循环衰竭中国急诊临床实践专家共识[J].中华急诊医学杂志,2016,25(2):146-152.

[48] 王丽霞,王洪萍.妇产科急危重症救治手册[M].郑州:河南科学技术出版社,2019.

[49] 潘曙明.急诊鉴别诊断[M].北京:人民卫生出版社,2017.

[50] 杨慧霞,狄文.妇产科学[M].北京:人民卫生出版社,2016.

[51] 王一镗,陈彦.心肺脑复苏操作规范[M].上海:上海科学技术出版社,2019.

[52] 王立祥.腹部心肺复苏学[M].北京:人民军医出版社,2014.

[53] Truhlár A,Deakin C D,Soar J,et al. European Resuscitation Council Guidelines for Resuscitation 2015:Section 4. Cardiac arrest in special circumstances [J]. Resuscitation,2015,95:148-201.

[54] 陈敦金,陈艳红.2015 年美国心脏协会孕妇心肺复苏指南解读 [J].实用妇产科杂志,2018,34(7):499-503.

[55] 徐杰丰,张茂.美国心脏学会关于孕妇心脏骤停的科学声明[J].中华急诊医学杂志,2017,26(2):147-148.

[56] 吴媛媛,冯玲. 围死亡期剖宫产[J].实用妇产科杂志,2018,34(7):485-487.

[57] 任洪梁,习宏杰.2015 年美国心脏病协会《妊娠期心脏骤停与复苏指南》解读[J].国际妇产科学杂志,2017,44(3):347-349.

[58] Dijkman A,Huisman C M,Smit M,et al. Cardiac arrest in pregnancy:increasing use of perimortem caesarean section due to emergency skills training [J]. BJOG,2010,117(3):282-287.

[59] 中国研究型医院学会心肺复苏学专业委员.中国心肺复苏专家共识之腹部提压心肺复苏临床操作指南[J].解放军医学杂志,2019,44(6):536-540.

[60] 龙村,侯晓彤,赵举.体外膜肺氧合[M].北京:人民卫生出版社,2019.

[61] 中国医师协会体外支持生命支持专业委员会.成人体外膜氧合循环辅助专家共识[J].中华医学杂志,2018,98(12):886-894.

[62] 朱蕾.机械通气[M].3 版.上海:上海科学技术出版社,2012.

[63] 张玲娜.急诊心电图检查存在的问题及管理对策[J].中国卫生产业,2019,16(22):86-87.

[64] 王建国.医用心电图机的临床应用发展展望[J].科技与创新,2017,(1):31-32.

[65] Gómez-Marcos M A,Recio-Rodríguez J I,PatinoAlonso MC,et al. Electrocardiographic Left Ventricular Hypertrophy Criteria and Ambulatory Blood Pressure Monitoring Parameters in Adults[J]. Am J Hypertens,2014,27(3):355-362.

[66] 吴翔,李信政,刘明艳,等.数字心电图机临床应用的安全隐患分析及对策[J].中国医学装备,2018,15(10):121-123.

[67] 李兴,杨森,闫亭亭.心电图机的工作原理和故障[J].医疗装备,2017,30(23):80-81.

[68] 焦曦,吴亮. Valsalva 动作在心血管疾病中的临床应用[J]. 中国现代医药杂

志,2016,18(5):102-104.

[69] 范哲林,周冰之.改良瓦氏动作在终止阵发性室上性心动过速中的应用[J].全科医学临床与教育,2019,17(5):464-465.

[70] 刘仕杰,孙运波.院前急救中修订版 Valsalva 动作治疗阵发性室上性心动过速疗效分析[J].中国医师杂志,2019,21(5):737-739.

[71] 鲍慧慧,程晓曙.2015 年 ACC/AHA/HRS 成人室上性心动过速管理指南解读[J].中国实用内科杂志,2016,38(4):288-291.

[72] Appelboam A,Reuben A,Mann C,et al. Postural modificationto the standard Valsalva manoeuvre for emergency treatment of supraventricular tachycardias(REVERT):a randomised controlled trial[J]. Lancet, 2015, 386 (10005):1747-1775.

[73] Hadaway L C. An overview of vascular access devices inserted via the antecubitalarea[J]. J Intraven Nurs,1990,13(5):297-306.

[74] 王冬芮,林梅,王静.中等长度导管在成人静脉治疗中的应用现状[J].天津护理, 2019, 27(01):126-129.

[75] Dev S P, Stefan R A, Saun T, et al. Videos in clinical medicine. Insertion of an intraosseous needle in adults[J]. N Engl J Med, 2014, 370(24):35.

[76] Lee P M, Lee C, Rattner P, et al. Intraosseous Versus Central Venous Catheter Utilization and Performance During Inpatient Medical Emergencies [J]. Crit Care Med, 2015, 43(6): 1233-1238.

[77] 刘艳艳,汪宇鹏,祖凌云,等.危重症患者建立骨髓腔内通路和中心静脉通路随机对照研究[J].中华急诊医学杂志, 2018,27(8):901-904.

[78] Hampton K, Wang E, Argame J I,et al. The effects of tibial intraosseous versus intravenous amiodarone administration in a hypovolemic cardiac arrest procine model[J]. Am JDisaster Med, 2016, 11(4):253-260.

[79] Smith S, Borgkvist B, Kist T, et al. The effects of sternal intraosseous and intravenous administration of amiodarone in a hypovolemic swine cardiac arrest model[J]. Am J Disaster Med, 2016, 11(4):271-277.

[80] 于庆艳,娄靖,张进军.骨盆骨折院前急救策略[J].中华急诊医学杂志,2019,28(2):260-263.

[81] 尹文,黄杨.急诊与战伤医学[M].北京:人民卫生出版社,2017.

[82] 杨惠花,童本沁.急诊急救护理实践手册[M].北京:清华大学出版社,2016.

[83] 吴隆飞,吴迪,刘向荣.脑动脉选择性亚低温治疗缺血性卒中的研究进展[J].中国脑血管病杂志,2017,14(3):155-158.

[84] 孙一睿,胡锦,周良辅.低温疗法对脑保护作用的研究进展[J].中华神经外科杂志,2016,32(11):1182-1185.

[85] Polderman K H,Herold I. Therapeutic hypothermia and controled normothermia in the intensive care unit:practical considerations,side efects,and cooling methods[J]. Crit Care Med,2009,37(3):1101-1120.

[86] Nielsen N,Sunde K,Hovdense J,et al. Adverse events and their relation to mortality in out-of-hospital cardiac arest patients treated with therapeutic hypothermia[J]. Crit Care Med,2011,39(1):57-64.

[87] Sadaka F,Veremakis C. Therapeutic hypothermia for the management of intracranial hypertension in severe traumatic brain injury:a systematic review [J]. Brain Inj,2012,26(78):899-908.

[88] 李小寒,尚少梅.基础护理学[M].6版.北京:人民卫生出版社,2017.

[89] 陈玉国.急诊医学[M].北京:北京大学医学出版社,2013.

[90] 刘大为,杨荣利,陈秀凯.重症血液净化[M].北京:人民卫生出版社,2017.

[91] 国家卫健委.新型冠状病毒肺炎诊疗方案[EB/OL].试行7版.2020-03-03.

[92] 杜娟,范学杰,陈红梅,等.甲流H1N1流感病毒性肺炎临床特征及CT影像学表现分析[J].中华肺部疾病杂志,2019,12(3):296-300.

[93] 蒋艳,刘素珍,王颖.新冠肺炎防控医院护理工作指南[M].成都:四川科学技术出版社,2020.

[94] 陈佳丽,宁宁,蒋艳,等.新型冠状病毒疫情下医护人员器械相关压力性损伤防护华西紧急推荐[J].中国修复重建外科杂志,2020-02-07.

[95] 中国科学技术大学.战"疫"简报.2020-02-18.

[96] 储爱琴.新型冠状病毒肺炎护理手册[M].合肥:中国科学技术大学出版社,2020.

[97] 李继萍,成翼娟.新冠肺炎防控医院护理工作指南[M].成都:四川科学技术出版社,2020.

[98] 朱瑞杰,朱会珍,甘自立,等.治疗性沟通在护理领域中的应用现状[J].护理研究,2014,28(21):2575-2576.

［99］龙洪,彭芳,黄淦玲,等.治疗性沟通对主动脉疾病术前病人负性情绪影响的研究［J］.护理研究,2015,29(14):1747-1749.

［100］WEISS K H,ASKARI F K,CZLONKOWSKA A,et al. Bis-choline tetra thiomolybdate in patients with Wilson's disease:Anopen-label,multi-center,phase 2 study［J］. Lancet Gastroenterol Hepatol,2017,2(12):869-876.

［101］Damasceno M M,Zanetti M L,de Carvalho E C,et al. Therapeutic Communication between health worker and patients concerning diabetes mellitus care［J］. Rev Lat Am Enfermagem,2012,20(4):685-692.

［102］靳英辉,蔡林,程真顺,等. 新型冠状病毒(2019-nCoV)感染的肺炎诊疗快速建议指南(标准版)［J］.解放军医学杂志,2020(2):1-20.